자가포식

THE SWITCH

Ignite Your Metabolism with Intermittent Fasting, Protein Cycling, and Keto

by James W. Clement with Kristin Loberg

This Korean edition was published by Writing House in 2021 by arrangement with the original publisher, Gallery Books, a Division of Simon & Schuster, Inc. through KCC(Korea Copyright Center Inc.), Seoul.

자가포식

— 기적의 장수 스위치, 오토파지 —

제임스 클레멘트 · 크리스틴 로버그 지음
이문영 옮김 | 김기덕(가정의학과 전문의) 감수

라이팅하우스

이 책에 쏟아진 찬사

《자가포식》을 읽고 나는 깜짝 놀랐다. 제임스 클레멘트는 수년간 생명과학의 최첨단 연구에 깊이 몰두해 단식과 자가포식에 관한 최고의 책을 만들었다. 분명 가치 있는 책이다.

– 데이비드 A. 싱클레어 박사, 《뉴욕타임스》 베스트셀러 《노화의 종말》의 저자

《자가포식》은 의심할 여지 없이 당신의 건강 운명을 바꿀 것이다.

– 데이비드 펄머터, 의사, 《뉴욕타임스》 베스트셀러 《그레인 브레인》의 저자

제임스 클레멘트는 과학계에서 보기 드문 개척자다. 《자가포식》은 건강을 생각하는 방식과 노쇠와 질병을 피하는 방법에 대한 패러다임을 바꾼다. 반드시 읽어야 할 책이다.

– 마크 하이먼, 의사, 《뉴욕타임스》 베스트셀러 《음식 : 이걸 요리하라고?》의 저자

세포를 더 강하고 젊게 만드는 쉬운 방법이 있다. 제임스 클레멘트는 과학을 연구해 우리 모두 젊음을 더 오래 유지할 수 있는 암호를 해독했다. 이 책을 읽어라!

– 데이브 아스프리, 불릿프루프 설립자, 《뉴욕타임스》 베스트셀러 《최강의 식사》의 저자

《자가포식》은 노화와 수명 연장의 원리를 파헤치는 매혹적인 여정으로 독자를 안내한다. 클레멘트는 몸을 회복시켜 더 오래, 더 건강하게 살 수 있게 만드는 인체의 타고난 능력을 깨우는 실용적인 가이드와 함께 수년간의 연구에서 뽑아낸 핵심 정보를 제공한다.

– 트래비스 크리스토퍼슨, 《암, 더 이상 감출 수 없는 진실》의 저자

《자가포식》은 21세기의 획기적인 항노화 서적이다.

– 더크 피어슨, 과학자이자 베스트셀러 《수명 연장》의 공저자

수명과 건강 수명을 연장하는 데 관심 있는 모든 사람이 반드시 읽어야 할 책.

– 스티브 호바스 박사, UCLA 인간유전학 및 생물통계학 교수

1980년대 초, 수명 연장 관련 서적들과 뉴스레터로 이 분야를 연구하도록 이끌어 준 더크 피어슨과 샌디 쇼, 그리고 내가 과학자로서 정리한 자가포식에 관한 연구를 일반 독자가 읽기 쉬운 책으로 탈바꿈할 수 있게 격려해 준 조지 처치 교수와 데이비드 싱클레어 교수에게 이 책을 헌정합니다.

목차

당신 안에 있는 최고의 항노화 스위치

나는 인간 게놈(genome : 유전체)에 중점을 둔 생물학 연구에 몰두해 왔다. 인간 게놈, 즉 유전 정보 또는 DNA는 인체의 개인 사용 설명서인 세포에 들어 있다. 신비의 영역이던 이 놀라운 코드가 환경과 상호 작용하며 작동하는 방식을 알아내고, 그 힘을 활용해 사람들이 젊게 사는 기간을 연장하도록 돕는 것이 내 임무다.

이 연구 분야는 내 생애 동안 기하급수적으로 확장됐고, 특히 지난 10년 동안 더 저렴한 DNA 염기 서열 분석 기술과 유전자 편집 도구가 출현한 덕에 인체를 해킹하고 인류에 닥친 문제들을 치료하고 예방할 수 있게 되었다. 실제로 완전히 새로운 의학의 시대가 이제 막 시작되고 있다. 매일, 때로는 매시간 새로운 연구 결과가 나오고 있으며, 이러한 결과들은 인체 정보 라이브러리에 통찰력을 더하고 노화 과정을 이겨 낼 방법을 우리에게 제시한다.

가장 매혹적인 최근의 발견 중 하나는 '자가포식autophagy'이라는 흥미로운 과정이다. 과학계에서는 수십 년 동안 이 생물학적 활동을 연구해왔지만 2016년에야 비로소 명확하게 이해하는 데 성공했고, 그 공을 인정받아 일본의 세포생물학자 오스미 요시노리가 노벨상을 받았다. 자가포식이라는 단어는 말 그대로 '자기를 먹는다'는 뜻이지만, 그 의미만큼 소름 끼치는 작용은 아니다. 자가포식은 단순히 몸 일부를 재활용하고 재생해 질병과 기능 장애를 피하는 인체의 자연적인 과정이다. 이는 수십억 년 동안 생명의 유전 암호에 보존되어 왔으며, 심지어 우리 인간보다 먼저 있었다.

우리 모두 자가포식을 제대로 이해하고 작동시켜야 좋은데, 이 중요한 메시지를 제임스 클레멘트보다 더 잘 전달할 사람을 나는 알지 못한다. 이 책을 읽으면 자가포식에 관한 모든 정보와 신체 능력을 극대화해 DNA 수준까지 세포를 확실히 복구하는 방법을 배울 수 있다.

내가 제임스를 처음 만난 건 2009년 6월 보스턴의 하버드 클럽에서 그의 유전체 검사 결과(내가 그때 막 공동 설립한 최초의 소비자 대상 전장 유전체whole genome 염기 서열 분석 회사인 놈Knome을 통해)를 설명해 주면서였다. 후에 그는 현재 내가 수석 조사관으로 일하는 하버드 개인 게놈 프로젝트에 자신의 유전체를 기증했다. 나는 2005년에 개인 유전체학과 맞춤의학을 가능하도록 하는 공공 저장소를 만든다는 목표 아래 개인 게놈 프로젝트를 시작했다. 우리는 과학자들이 인간의 유전 정보를 인간의 특성 정보 및 환경 노출과 연결할 수 있게 되기를 바랐다.

대단한 얼리어답터인 제임스는 세계에서 열두 번째로 자신의 전장 유전체를 분석한 인물이었다. 나는 인체생물학을 최대한 연구해 건강 수명을 극단까지 연장해 보려는 그의 추진력이 좋았다. 그는 변호사를 거쳐 의학 연구에서 자신의 소명을 발견했을 것이다. 나는 그처럼 다양한 배경과 의외의 전문 지식을 지닌 혁신적이고도 명석한 사람들이 과학 분야에 뛰어드는 것을 지지한다.

2010년, 제임스는 나를 찾아와 도발적인 질문을 던졌다.

"인체 줄기세포의 유전자를 편집해 점점 더 좋게 만들면 우리가 더 오래 살 수 있지 않을까요?"

나는 그에게 그것은 좋은 아이디어지만 어떤 유전자가 사람들을 더 오래, 더 건강하게 살게 하는지 우리는 여전히 알지 못한다고 말했다. 몇 달 후 그는 내가 관여하지 않을 수 없는 또 다른 생각을 가지고 돌아왔다. 그 생각은 또 하나의 흥미로운 질문을 중심으로 전개되었다.

"100세를 넘기고도 10년 동안 매우 건강하게 지내는 사람들의 전체 게놈에서 무엇을 배울 수 있을까요?"

우리는 결국 106세 이상의 사람들에게 초점을 맞추게 되었다.

나는 그의 슈퍼센티네리언(supercentenarian: 110세를 넘긴 사람-옮긴이) 연구를 위한 과학자문위원회에 처음으로 합류해 그가 다른 고문들을 모집하는 것을 돕고, 그를 멘토링하며, 내가 공동 설립한 회사인 베리타스 제네틱스의 최근 35개 전장 유전체 분석 결과도 무료로 준비했다. 해답을 간절히 찾고 싶던 제임스는 이 게놈들을 전 세계 연구자들에게 무료로 제공하도록 나와 투자자들을 설득했다. 그는 건강한 노화를 위한 귀중한 통찰력을 얻기 위해 현재 이 데이터를 샅샅이 뒤지고 있는 12개 이상의 세계적인 기관들과 협력하고 있다. 이 프로젝트는 그의 비영리 조직에서 진행하는 다른 연구들을 낳게 되었다. 나 역시 참여하는 이 연구들에는 '건강 수명'을 근본적으로 연장하고, 인간 질병을 종식하며, 인간의 인지력과 행복을 향상하고, 우리에게 중요한 생물학적 특징들을 한층 끌어올리는 것을 목표로 하는 연구도 포함된다.

유전자 복권에 당첨되지 않았더라도, 즉 좋은 유전자를 가지고 태어나지 않았더라도 건강하게 오래 사는 방법을 알리는 임무를 제임스가 맡고 있다는 사실에 나는 가슴이 벅차다. 몇 년 동안 나는 제임스가 일반인과 의사들이 읽고 토론할 수 있는 자가포식에 관한 책을 쓰도록 끊임없이 격려했다. 실용적인 이 책에서 그는 우리가 배울 수 있는 매우 중요한 두 가지 세포 작용인 '자가포식'과 '엠토르mTOR'의 활성화 사이를 오가면서 어떻게 노화를 늦추고 심지어 되돌릴 수 있는지에 대한 통찰력을 제시한다. 이는 현재 우리가 알고 있는 최고의 항노화 '스위치'이며, 이미 당신 안에 존재한다. 이 책에 그 스위치를 켜는 방법과 언제 꺼야 하는지에 대한 흥미로운 이야기가 담겨 있다. 스위치를 켜고 끄는 전략은 쉽고, 간편하며, 매우 저렴하기까지 하다.

제임스는 인간의 고통을 줄이고 사람들이 건강하게 100세를 넘겨 살 수 있도록 도움을 줘야 한다는 나의 절박함에 공감하는 몇 안 되는 연구자 중 한 사람이다. 슈퍼센티네리언 조사 연구를 시작하고 2년이 지난 후 60세가 멀지 않은 그가 기본 지식을 더 쌓고 더 좋은 과학자가 되기 위해 박사 과정에 들어가면 어떻겠느냐고 나에게 물었다. 나는 그가 이미 대학원생들이 동경해 마지않는 프로젝트를 진행 중이며, 하루에 읽는 과학 논문이 누구보다도 많고, 무엇보다도 과학자를 만드는 것은 학위가 아니라 상호 심사 과학 논문 발표라고 말해 주었다. 그는 내 충고를 따라 연구를 지속했고, 그 후 노화 방지 연구의 다른 분야로 진출해 점점 더 많은 과학 논문을 저술해 마침내 누구보다 훌륭한 과학자가 되었다.

이 책《자가포식》은 복잡한 생물학을 이해할 수 있게 해 줄뿐더러 무엇보다 재미있다. 당신은 이제 자신에 대해 더 많이 배우게 되고, 제임스와 나만큼 생물학을 좋아하게 될 것이다. 자가포식은 인체의 건강 '코드' 중 하나이며, 우리가 이 힘을 잘 활용할수록 더 건강히 잘 살게 될 것이다.

조지 M. 처치

하버드 의대 유전학 교수

머리말

스위치

인생의 비극은 우리가 너무 빨리 늙고
너무 늦게 현명해진다는 것이다.

—

벤저민 프랭클린

몇 년 전, 의학계에서는 조용한 혁신이 일어나 주요 과학계에 널리 퍼졌다. 하지만 어찌 된 일인지 일반인에게까지 잘 알려지지는 않았다. 다음과 같이 물어보자. 건강하게 오래 사는 '비결' 하면 무엇이 떠오르는가? 장담하건대 혈당 균형과 적정한 체중, 체력이 떠오를 것이다. 이런 요인들은 달성할 목표로는 적절하지만, 핵심 사항은 아니다. 이것들은 단지 탁월한 노화 방지 과정인 '자가포식'을 촉발하는 수단일 뿐이다. 자가포식이란 몸이 병원균*뿐만 아니라 우리 몸에 위험한, 손상된 소기관**을 세포에서 제거함으로써 면역 체계를 강화해 암과 심장병, 만성 염증, 골관절염, 우울증에서 치매에 이르는 신경 질환 등의 위험을 대폭 줄이는 과정이다. 자가포식은 '엠토르'라는 세포 내의 특정 복합체가 꺼질 때 촉발될 수 있다. 나는 이 엠토르 복합체를 '스위치'라고 부른다.

우리 몸은 수십조 개의 세포로 이루어지며*** 대부분 비슷한 활동을 수행하고 비슷한 구조로 구성돼 있다. 이 구조들은 체내 다른 세포들과 유사할 뿐만 아니라, 이 행성의 다른 모든 동물과 동질적이며, 우리의 진화적 조상인 박테리아(세균)와도 대체로 비슷하다. 세포는 건강하게 생존하는 데 필요한 수많은 화학 반응을 끝없이 수행한다. 결국 그로 인해 우리가 생명을 유지한다. 이러한 화학 반응들 사이에는 중요한 상관관계가 존재하며 종종 다양한 경로를 통해 서로 연결된다. 세포 내부에서 일어나는 모든 반응을 '세포 대사'라고 총칭한다. 엠토르 복합체는 거의 모든 세포에서 발생하는 경로 중 하나이다. 사실상 우리가 알고 있는 모든 건강법과 장수법은 이 스위치를 억제하는 작용 덕분에 효과를 발휘한다.

이 책에서 당신이 들어 봤거나 들어 보지 못한 다양한 방식이 어떻게 이 경로에 작용하는지, 그 과정에서 어떻게 주기적으로 자가포식을 껐다가 켜는지, 결과적으로 이 중요한 스위치를 어떻게 조절하는지 등을 자세히 설명할 것이다.

---

* 질병을 일으킬 수 있는 해로운 미생물들.

** 살아 있는 세포 내에 존재하는 모든 특수한 구조물.

*** 인체의 실제 평균 세포 수는 과학자들 사이에서 여전히 논쟁거리다. 아직 미스터리로 남아 있지만, 대부분 30조~40조 개라는 데 동의한다. 몸 안팎에 존재하는 박테리아는 여기에 포함되지 않는다.

이 스위치를 조명의 조광기라고 생각해 보자. 한쪽 끝으로 돌리면 빛이 밝아지고 다른 방향으로 돌리면 빛이 줄어든다. 우리는 이 생물학적 스위치를 성장(엠토르)이나 복구(자가포식, 때로는 장기간의 수리) 방향으로 계속 번갈아 가며 돌리도록 진화했지만, 현대인의 생활 방식은 이를 끊임없이 성장 쪽으로 돌리고 복구 방향으로는 거의 혹은 전혀 돌리지 않게 한다. 그래서 성장기에 이르면 이러한 세포 쓰레기 트럭들이 멈춰 서기 때문에 생물학적 부스러기들, 즉 구조가 변형된 단백질과 병원체, 기능을 하지 못하는 세포 내 소기관들을 제거하는 몸의 능력이 약해진다.

그리스어에서 유래한 오토파지(autophagy : 자가포식)라는 단어는 '자신을 먹는다'는 뜻으로, 세포 안에 들어 있는 신체의 강력한 자기 정화 스위치를 의미한다. 이 중요한 내부 분해 시스템의 존재는 수십 년 동안 입증되었지만, 그것이 어떻게 그리고 왜 기능하는지 알아낸 것은 지난 몇 년 동안의 일이었다. 2016년, 자가포식의 체내 메커니즘을 밝힌 공로를 인정받아 일본 도쿄 공과대학 세포생물학자인 오스미 요시노리 박사가 노벨 생리의학상을 수상했다. 자가포식의 기전을 풀어 의학의 새로운 패러다임을 이끈 그의 연구는 '21세기의 발견'으로 일컬어진다.

21세기의 역설

25세가 넘은 사람에게는 유감스러운 소식이 있다. 엄밀히 말해 당신은 지금 '노화'하는 중이라는 것이다. 그렇다고 해서 이전까지 당신이 노화하지 않았다는 뜻은 아니다. 하지만 당신이 태어난 지 25년 만에 특정한 생물학적 사건들이 기어를 바꾸는 바람에 당신의 신체가 피할 수 없는 삶의 내리막길에 놓이게 되었다는 뜻이다. 세포 과정이 변하고, 성장 호르몬 수치가 달라지며(결국 더는 키가 크거나 신발 크기가 늘지 않는다), 대사가 한 단계 내려가고, 뇌가 마지막 구조 형태에 가까워지며, 근육과 뼈의 양이 정점에 달했다. 처음으로 주름이 생기거나, 어젯밤 늦게 잤다는 이유로 얼굴이 까칠해지거나, 고등학교 때보다 5kg은 더 찐 것 같거나, 설명할 수 없는 체력 저하와 불면증 같은 증상을 경험한다면, 이러한 외적인 단서들이 몸속 깊은 곳 어딘가에서 오랫동안 진행되어 온 것이다. 이러한 일들이 하룻밤 사이에 일어난 것 같지만, 그렇지 않다.

인체과학의 발달과 빠른 속도로 발전하는 분석과 진단 기술 덕분에 개인의 건강이라는 측면에서 우리는 흥미진진한 시기에 살고 있다. 조잡한 데다 종종 고가이던 20세기의 화학과 분자, 광학 기기는 매우 정밀하고 가격도 적당한 21세기 도구들에 자리를 내주었다. 내 실험실은 불과 몇십 년 전에는 들어 보지도 못한 장비로 가득 차 있다. 생물학과 의학 분야에서는 잘 설계된 연구 논문 발표가 기하급수적인 속도로 증가하는 중이다. 그리고 우리는 질병 위험과 수명을 조절하는 새로운 시대로 빠르게 접어들고 있다. 그 결과 인체 세포 안에서 일어나는 작용에 대한 과학자들의 이해도도 급격히 상승하고 있다.

그러나 우리의 생활 방식과 건강 관리를 결정하는 데 많은 영향을 미칠 수 있는 이 중요한 정보들은 의료 조언을 제공하는 정부 관리들과 우리를 돌보는 의사들에게 잘 알려지지 않았다. 건강과 관련한 선택을 하기 위해 우리는 이 새로운 지식이 필요하다. 우리는 1900년처럼 전염병으로 죽을까 봐 더는 걱정하지 않지만, 잘못된 종류의 음식을 과잉 섭취하고 건강한 활동을 적게 해서 점점 더 고통받고 있다. 이런 노화 관련 질병들은 식습관과 생활 방식을 바꾸고 혁신적인 약물과 특정한 보충제를 사용하면 대부분 예방할 수 있다.

2019년, 권위 있는 의학 저널 중 하나인 《랜싯》은 전 세계적으로 사망 5건 중 1건이 건강하지 않은 식단의 결과라는 놀라운 연구 결과를 발표했다.[1] 이 결과는 적절하고 영양가 있는 음식을 먹지 못했기 때문이 아니다. 사람들은 21세기 문명의 주요 질병인 심장병과 암, 당뇨병, 치매를 유발하는 설탕과 소금, 고기를 너무 '많이' 먹고 있다. 다시 말해 매년 1100만 명이 부적절한 음식을 섭취해 지구에서 일찍 사라지고 있는 것이다. 흡연이나 고혈압보다 형편없는 음식 때문에 사망하는 경우가 더 많다. 이 연구에서는 나이와 성별, 거주 국가, 사회 경제적 지위를 고려했다. 이런 요인들을 참작하더라도 나쁜 식습관이 더 큰 요인이었다. 즉 오늘날 세계에서 식단이 만성 질환의 주요 원인이라는 의미다. 이는 우리가 더는 식량을 찾아다닐 필요가 없다는 점을 생각할 때 부끄러운 사실이다.

이 연구는 대사 건강이 양호한 미국인의 비율을 밝힌 노스캐롤라이나 대학교 채플힐의 길링스 세계보건대학의 또 다른 연구에 이어 발표되었다.[2] 대사가 건강하다는 것은 약물의 도움 없이 혈당, 중성 지방(혈중 지방), 고밀도 지단백 콜레스테롤(HDL : 좋은 콜레스테롤), 혈압, 허리둘레 등 다섯 가지 수치가 이상적인 수준이라는 의미다. 이 연구는 2009~2016년에 미국인 8721명이 포함된 국민건강영양조사 자료를 바탕으로 진행됐다. 연구 목표는 만성 질환 위험이 낮거나 높은 성인의 수를 추산하는 것이었다. 정교하게 계산한 결과 미국인의 12.2%, 즉 8명 중 1명만이 대사 상태가 건강한 것으로 나타났다. 우리가 이러한 수치를 통제할 수 있다는 점을 고려하면 이는 또 하나의 부끄러운 사실이다.

잘못된 음식만 우리를 죽이고 있는 게 아니다. 먹는 양도 마찬가지다. 오늘날 만들어지는 식품은 많은 경우 의도적으로 과식을 부추긴다. 우리는 과하게 섭취하지만 영양은 부족하다. 바로 현대인의 역설이다. 우리는 발달한 농업과 유통 덕에 영양가 높은 자연식품을 쉽게 구할 수 있어 어느 때보다도 건강한 식단을 즐길 수 있다. 하지만 동시에 식단은 점점 덜 건강해지고 칼로리가 위험할 정도로 높아지고 있다. 누군가가 베이컨을 곁들여 시럽(옥수수 시럽으로 만든)을 듬뿍 뿌린 보송보송한 버터밀크 팬케이크 한 접시에 치즈 피자를 또 주문하는 모습을 보면 나는 마음이 괴롭다. 나는 이 광경을 직접 목격했는데, 그때 내 눈에는 접시 위에 당뇨병과 함께 심장병이라는 디저트가 보였다. 우리는 더 좋은 음식을 먹을 자격이 있다.

식단이라는 주제를 두고 혼란이 심한 것도 허리둘레와 건강을 개선하려고 애쓰는 사람들에게 엄청난 불안을 일으킨다. 저탄수화물 vs 저지방 또는 채식주의 vs 육식주의 운동은 그저 논쟁을 위한 것이다. 우리는 식품 제조업체들의 미심쩍은 주장뿐만 아니라 언론의 엇갈린 메시지에 무차별 폭격을 당한다. 영양이라는 주제가 매우 양극화되고 정치성을 띤다는 점이 정말 놀랍다. 음식은 두려움과 질병이 아니라 기쁨과 생존의 근원이 되어야 한다. 우리가 음식과 특정 질병 발생 위험의 연관성을 생각하는 경우는 매우 드물다. 흡연이 폐암을 일으킨다는 것은 잘 알고 있다. 하지만 탄산음료나 베이글, 치즈버거를 너무 많이 먹으면 알츠하이머병, 심장병, 대장암에 걸릴 확률이 얼마나 높아지는지에 대해서는 잘 모른다. 아직 그 상관관계가 명백히 밝혀지지 않았기 때문이다.

현대의 식품 가공 산업과 대중을 호도하는 마케팅은 미국인들을 점점 더 아프게 만드는 데 한몫을 해 왔다. 하지만 좋은 소식이 있다. 우리가 바꿀 수 있다는 것이다.

자칭 시민 과학자

나는 1960~1970년대에 중서부에서 자란 전형적인 과학광(특히 우주나 뇌 과학과 관련된 것은 무엇이든)이었다. 대학에서 정치학과 심리학(신경생리학)을 전공했는데, 2학년 때 신경생리학자와 함께 프로젝트를 진행하여《사이언스》에 논문을 발표하면서 공동 저자로 이름을 올렸다. 졸업 후 미주리 상원의장의 임시 직원으로 1년 동안 일한 다음 로스쿨에 다녔다. 샌프란시스코에 있는 UC 헤이스팅스 법대 마지막 해에 나는 더크 피어슨과 샌디 쇼의《수명 연장Life Extension》을 읽고 깊은 영감을 받았다. 당시에 역시 법대생이던 아내는 직업을 바꿔 분자생물학자가 되려는 나를 말렸다. 하지만 그때 타오른 열망의 불꽃은 이후 20년 동안 내 안에서 꺼지지 않고 있었다. 수년간 변호사로 일하다 다양한 사업을 운영한 후 나는 결국 과거의 꿈으로 돌아갔다.

2000년대 초, 나는 초창기 수명 연장 운동에 가담했다. 장수를 지향하는 몇몇 단체에 자원했고, 나중에는 기술의 도움을 받아 인간의 생물학적 한계를 극복하는 일에 전념하는 단체인 세계 트랜스휴머니스트 협회를 운영했다. 좋은 친구인 댄 스토이세스쿠와《h+ 매거진》을 창간해 편집자 R. U. 시리우스와 함께 몇 년 동안 운영했다(스토이세스쿠 박사는 의약화학 박사 학위가 있으며, 당시 35만 달러라는 거금을 내고 세계에서 두 번째로 자신의 전체 유전자 염기 서열을 분석한 사람이었다). 댄의 격려와 지원 덕에 나는 2008년과 2009년 내내 생명공학과 의학 학회에 참석하고, 줄기세포 연구, 복제, 유전자 치료에 종사하는 사람들의 실험실을 방문했으며, 건강 유지 및 장수와 관련한 다양한 분야의 과학 논문을 읽을 수 있었다. 나는 완전히 매료되었다.

2009년 11월, 나는 피터 디아만디스와 레이 커즈와일이 '기하급수 기술'을 활용해 세계의 문제를 해결하기 위해 실리콘밸리에 설립한 비즈니스 인큐베이터인 싱귤래리티 대학교(Singularity University : 싱귤래리티는 '과학 기술이 기하급수적인 속도로 발전해 도달하는 특이점'이라는 의미-옮긴이)의 첫 번째 경영 프로그램에 참석했다. 기하급수 기술이란 주요 산업과 우리 삶의 모든 측면을 빠르게 가속화하고 형성하는 기술이다. 여기에는 인공 지능(AI), 증강 현실 및 가상 현실, 빅데이터 과학과 의학, 로봇공학, 자율 주행차 등의 기술이 포함된다. 디아만디스와 커즈와일은 어떤 프로젝트를 선택하든 학생들이 10억 명을 돕는다는 관점에서 생각하도록 격려했다. 나는 그때 그곳에서 앞으로 모든 사람의 수명을 건강하게 연장하는 데 모든 노력을 집중하겠다고 결심했다.

2010년 초 나는 슈퍼센티네리언들이 암, 심장병, 신경 퇴행성 질환 등 생명을 위협하는 질병을 어떻게 비껴갔는지 알아내기 위해 슈퍼센티네리언 조사 연구에 착수했다. 하버드 의과대학의 조지 처치와 나의 비영리 의학 연구 조직의 과학 고문으로 활동 중인 리버풀 대학교 주앙 페드루드 마갈량이스를 포함해 최고 과학자들의 지원을 받을 수 있었다. 그 후 몇 년 동안 동료 한 사람과 함께 북아메리카와 유럽을 여행하며 106세를 넘긴 사람들의 혈액 표본을 60개 이상 수집했다.

2009년 12월부터 나는 노화생물학과 관련한 과학 논문을 하루에 5~10편씩 읽기 시작했다. 2019년 6월까지 읽은 논문이 8만 권을 넘어섰다. 2013년에는 식이 제한(칼로리와 단백질), 단식(간헐적, 장기) 그리고 바로 그즈음에 자가 실험을 시작한 케토제닉(초저탄수화물) 식단을 깊이 파고들기로 했다. 나는 다음과 같은 질문의 답을 알고 싶었다.

이러한 식단이 유익한 영향을 주는 이유는 무엇일까? 그리고 이 세 가지 방법을 통해 건강과 수명을 개선하는 메커니즘이 유사할까, 다를까?

나는 이 책에서 이 질문들에 답하려고 한다. 이 질문을 탐구하는 500편의 논문 덕분에 나는 엠토르라는 세포 내 복합체와 그것이 꺼질 때마다 시작되는 과정(자가포식)이 무병장수의 비밀이 될 수 있음을 깨달았다. 내가 발견한 바로는 칼로리 제한과 간헐적 단식, 초저탄수화물 식단이 수명 연장에 매우 유익할 수 있는 주된 원인은 이 대사 스위치의 방향이 바뀌기 때문이다.

나는 이 가설의 허점을 찾아내기 위해 500편의 논문을 더 읽었고, 2013년 12월에 나의 멘토인 하버드 의과대학 유전학 교수 조지 처치 박사와 같은 학교의 또 다른 저명한 교수이자 친구인 데이비드 싱클레어 박사에게 내 연구 결과를 보여 주었다. 내가 뭔가를 알아낼 수 있다는 데 동의한 두 사람은 할 수 있는 한 연구를 지속하라고 격려했다. 데이비드는 내가 이 책을 써서 다른 과학자들과 의사들, 대중들과 지식을 나누라고 격려한 사람이다.

한편, 엠토르와 자가포식에 관한 문헌은 폭발적으로 증가하고 있었고, 나는 곧 근본적인 수명 연장의 흔적을 따라가며 연구에 푹 빠져 있는 자신을 발견했다. (곁다리로 말하자면 나는 하버드 개인 유전체 프로젝트 참가자 145번이고, 나의 PGP ID는 hu82E689이다. 관심이 있다면 https://my.pgp-hms.org/profile/hu82E689에서 나의 게놈과 돌연변이, 건강 자료를 다운로드할 수 있다. 나는 2010년 초에 자신의 전장 유전체를 분석한 열두 번째 사람이 되었다.)

나는 현재 인간의 건강 수명을 연장하고 질병 위험을 줄이는 데 중점을 두는 베터휴먼스https://betterhumans.org라는 비영리 의료 연구 단체를 운영한다. 또한 임상시험심의위원회에서 승인한 몇몇 인체 임상 시험의 주요 연구원으로 활동하며, 광범위한 노화 방지 실험과 기초 연구를 진행하는 내 연구실을 감독한다. 수명 연장 연구에 인생을 바친 이후 하버드 대학교, 예일 대학교, 스크립스 연구소, UCLA, 뉴사우스웨일스 대학교, 시나이산 병원, 프린스턴 대학교, 텍사스 대학교 사우스웨스턴 의료센터 등 유명한 연구소의 세계적으로 존경받는 과학자들과 협력하게 되면서 내 프로젝트의 수가 급증했다.

나는 현재의 의학 발전 덕분에 수명이 혁명적으로 연장(건강하게 100년 이상 사는 것)될 것으로 믿는다. 그리고 부모님(80대 후반)과 나보다 나이 많은 친구들, 내가 만난 멋지고 활기찬 백세인들과 슈퍼센티네리언들조차도 진정으로 건강하게(30대만큼 건강하게) 훨씬 더 오래 살 수 있는 날이 빨리 오도록 돕고 싶다. 나는 이 일이 사회를 변화시킬 것임을 믿어 의심치 않으며, 혹자들이 주장하듯 사회의 미래가 맬서스주의적인 디스토피아가 될 것이라고 전혀 생각하지 않는다.

나는 젊은 세대에게도 다가가고 싶다. 지금 우리는 30대와 40대가 치매와 암, 심장병의 초기 단계일 수 있음을 알고 있다. 그들이나 그들의 의사가 이를 깨닫는 데 몇 년이 걸릴 수도, 수십 년이 걸릴 수도 있다. 하지만 적절한 생활 습관을 선택한다면 50대가 70대, 80대를 넘어 그 이후까지도 50년 전처럼 건강하게 살 수 있다. 이전에는 장수에서 생활 습관 요인이 차지하는 비율이 65~75%이고, 나머지는 결국 유전자 덕이라고 생각했다. 그러나 새로운 연구들에서는 놀랍게도 생활 습관 요인이 90% 이상으로 증가하고 있다.[3] (슈퍼센티네리언 유전자를 물려받을 만큼 운이 좋지 않은) 대부분 사람에게 이는 매우 좋은 일이다. 우리가 장수를 원하고 이를 위해 자제력을 발휘할 수만 있다면, 건강한 장수가 우리 손에 달려 있다는 의미이기 때문이다.

오늘날 미국인의 50% 미만이 평균 82세에 사망하며, 그중 3분의 2가 암이나 심장병으로 세상을 등진다. 82세를 넘긴 '운 좋은 절반' 중 다수가 근감소증(근육 조직이 감소하는 병)이나 골다공증(골밀도가 낮아지는 병), 고혈압, 치매, 파킨슨병, 알츠하이머병을 앓는다. 노후가 반드시 이런 식일 필요는 없다. 암과 심장병, 알츠하이머병은 현대화된 국가의 작은 지역을 포함해 세계의 많은 '원시적인' 지역에서는 여전히 드물다. 이 '장수 오아시스'에서는 우리보다 훨씬 더 오래 기억과 건강을 유지한 채 100세를 넘겨 사는 사람이 세 배에 달한다. 이 불일치를 바로잡고 '문명의 질병'으로 고통받는 사람들에게 건강과 장수를 되찾아 주는 일이 나의 임무라고 말하는 것은 절제된 표현이다.

이 책의 주제, 즉 매일 몸에서 일어나야 하지만 아마도 중단되어 수년간 휴면 상태에 있을 자가포식의 힘을 지렛대로 삼아, 물려받은 슈퍼센티네리언 유전자 없이도 수명을 늘리는 방법에 대해 오늘날 전 세계적으로 다수의 임상 시험이 진행되고 있다. 지금까지 정리된 자가포식을 다시 켜는 방법들을 이제 이 책에서 알려 줄 것이다.

이 책의 개요

나는 1970년대에 머나먼 이스터섬으로 떠난 맥길 대학교 캐나다 연구 원정대가 이 중요한 세포 스위치의 실마리를 처음으로 찾은 과정을 설명할 것이다. 그리고 효모, 벌레, 초파리를 과학적으로 연구해 칼로리 제한과 간헐적 단식, 운동이 제공하는 건강과 장수에 자가포식이 매우 중요하다는 점을 어떻게 밝혀냈는지 설명할 것이다. 유전자 조작 쥐와 희귀한 돌연변이 유전자를 가진 사람이 암, 심장병, 당뇨병, 신경 질환을 어떻게 피할 수 있는지에 대해서도 밝힐 계획이다. 영양학이 왜 아직 이 귀중한 자료를 따라잡지 못했는지, 돈과 정치가 결탁해 건강 유지와 관련 없는 식단을 계속 권고하는 이유 등도 설명할 것이다(인기 있는 구석기 식단인 '팔레오paleo'*와 완전 채식주의의 결함이 무엇인지도 이야기하겠다). 각 챕터에서 흥미진진한 관광 여행을 하듯 이 생물학적 현상의 중요한 부분을 둘러볼 것이다.

책의 마지막 부분에서 나는 모든 아이디어를 실행할 수 있는 일반 원칙

---

* 구석기 식단, 즉 인간의 진화가 시작된 시대(약 260만 년 전부터 1만 2000년 전 농업이 태동할 때까지)의 식습관을 모방한 식단을 오늘날 우리 문화에서 대개 '팔레오 식단'이라고 부른다.

을 알려 줄 것이다. 자가포식이 몸속에서 강력하게 작동하지 않아야 하는 때가 있다는 점과 그 이유를 설명할 것이다. 모든 전략은 동물(인간을 포함해)이 자연 속에 살면서 겪는 자연 과정과 닮아 있다. 현대 농업과 식품 보존 기술, 편의성 덕에 매우 빠르게 소화할 수 있는 음식, 특히 당류(고과당 옥수수 시럽 포함)와 단순 탄수화물, 곡물을 먹인 육류(잘못된 종류의 지방으로 가득 차 있음), 많은 유제품(스위치를 성장 쪽으로 돌리는 단백질로 가득 차 있음)을 먹을 수 있게 되어 역설적으로 노화가 빨라졌다. 또한 소화계 건강에 영향을 미치는, 우리의 식단에 형편없이 부족한 섬유질과 마이크로바이옴이라는 미생물군에 대해서도 할 말이 있다. 내장은 관심을 덜 받고 있지만, 대사와 질병 위험에서 엄청나게 중요한 역할을 한다.

이 책을 쓴 이유는 노화의 가속화를 멈추고 자연스럽게 섭취하며 운동하도록 유도해 스위치(엠토르와 자가포식)를 균형 있게 유지함으로써 수 세기 전에는 드물었지만 현재는 널리 퍼져 있는 노화와 관련된 질환을 예방하는 일을 돕기 위해서이다.

이 새로운 분야, 특히 세포 활동을 자극하고 최적화하는 일에 관해 배울 점이 많지만, 좋은 소식은 우리가 이미 발견한 것을 오늘부터 이용할 수 있다는 사실이다. 이러한 권고에는 영양과 약물, 비타민과 보충제, 일반적인 생활 습관 선택과 관련해서 해야 할 일과 하지 말아야 할 행동이 포함될 것이다. 이 권고 중 일부는 무척 놀라울 것이다. 소량의 특정 독소가 몸에 좋을 수 있고, 후광을 받을 만한 특별한 견과류가 있다는 사실을 누가 알았을까? 오늘날 유행하는 팔레오 식단의 인기 버전이 고혈당, 체중 증가, 골 감소, 신장 장애, 암 성장의 위험을 일으킬 수 있다는 것을 누가 알았을까?

이 분야의 많은 연구자가 동의하듯이, 이 스위치를 제어하는 메커니즘은 현대 의학의 가장 중요한 발견 중 하나라고 나는 믿는다. 이러한 지식을 일상의 습관에 적용하면 몸을 망가뜨리고 비용이 많이 드는 생활 습관병에 시달리지 않고 나이 들게 도와줌으로써 사망률 곡선을 직각으로 만들 수 있다.* 또한 거의 알려지지 않은 이 과정에 내가 스포트라이트를 비춤으로써 의사들이 환자를 교육하고 치료하는 데 이 정보를 이용하기를 바란다. 그리고 이 좁은 분야를 널리 알려 더 많은 과학자가 이 생물학적 장치와 그들의 연구 실험이 어떤 영향을 주고받는지 연구할 뿐 아니라, 향후 연구를 위한 민간과 정부의 자금 지원을 독려하기 바란다.

---

* '사망률 곡선을 직각으로 만든다'는 것은 나이가 들어도 질병 위험이 낮게 유지되고 죽기 직전까지 양호한 건강 상태를 유지한다는 의미다. 슈퍼센티네리언들은 이렇게 죽음을 맞는다.

CHAPTER 1

이스터섬과 이식 환자

내가 스위치 개념을 처음 떠올린 건 UC 리버사이드 스티븐 스핀들러 교수의 논문을 읽으면서였다. 칼로리 제한이 쥐의 암을 예방한다는 내용의 논문이었다.[1] 이는 아마도 내가 2013년에 탐독하던 칼로리 제한, 단식, 케톤 생성, 장수에 관한 오백 번째 논문일 것이다. 당시에 나는 부모님이 당뇨와 심장병, 치매와 같은 현대의 재앙을 겪지 않고 100세가 넘도록 장수하는 방법을 알아내는 데 심취해 있었다.

나는 다음과 같은 평범한 조언을 발견했다. 정제된 가공식품, 특히 설탕과 지방, 소금이 많은 음식을 피하라. 몸을 움직여라. 잘 자라. 담배를 피우지 마라. 그리고 술을 너무 많이 마시지 마라. 하지만 나는 전에는 들어 본적 없는, 과학 문헌에 묻혀 있는 많은 자료를 접하기도 했다. 그러한 내용은 논쟁의 여지가 없거니와 설득력이 있었다. 믿거나 말거나, 어떤 견과류는 다른 견과류보다 권할 만하고, 단백질을 너무 많이 섭취하면 해로울 수 있으며(그리고 특정한 동물 단백질은 다른 단백질보다 훨씬 더 나쁘다), 온종일 여러 끼를 먹는 것은 최선이 아니고, 비타민 E와 같은 특정 비타민이 암에 걸릴 위험을 증가시킬 수 있으며, 어쩌다 한 번 담배를 피우면 실제로 장수에 도움이 될 수 있다는 확실한 증거가 있다!

그러한 자료를 접하면서 나는 인체 작용과 세포 관점에서 젊음을 유지할 가능성이 있는지 더 깊이 파고들고 싶어졌다. 그러던 어느 날, 마침내 깨달음이 왔다. 내가 진행한 모든 개인적인 연구와 내가 읽은 많은 문헌이 스위치를 똑바로 가리키고 있었다. 스위치는 하나의 과정을 켜면서 다른 하나를 끄는(거꾸로도 마찬가지) 체내의 메커니즘이었다.

엄밀히 말하면 스위치는 엠토르mTOR라는 단백질 복합체로, 작용 기전상mechanistic(과거에는 '포유류mammalian'를 지칭했음) 라파마이신의 표적Target Of Rapamycin의 줄임말이다. 머리말에서 간략하게 설명했듯이 엠토르는 거의 모든 세포(혈액 세포 제외)가 지닌 스위치로, 세포의 자가 청소 모드(자가포식)를 활성화해 독성 물질과 암을 제거할 뿐만 아니라 지방을 태우게 하거나, 또는 신체가 단백질을 더 많이 만들고, 최대한 많은 에너지(포도당과 지방)를 저장하며, 세포를 더 많이 만들 수 있게 한다[때로는 몸이 단백질을 더 많이 만들고, 지방을 더 많이 저장하고, 세포를 더 많이 만들어야 좋지만(챕터 9를 참조하라), 세포 회복과 자가 청소를 영구히 차단하면 안 된다]. 이런 동화(성장) 과정은 현대인의 생활 습관이 그렇듯이 극단적인 수준에 이르면 질병을 유발할 수 있다.

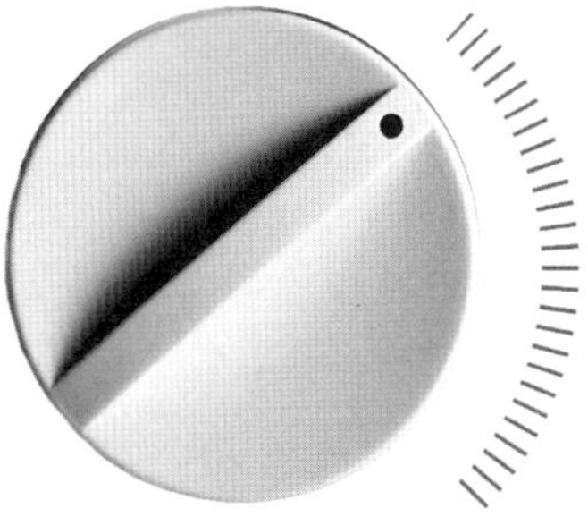

엠토르mTOR의 R는 앞서 말했듯이 박테리아에 의해 실제로 생산되는 물질인 라파마이신을 나타낸다. 엠토르를 완전히 이해하고 세포 스위치라는 개념을 더 큰 그림으로 보기 위해 시간을 거슬러 올라가 보자. 추리소설 같은 이 이야기는 강력한 발명품인 전자 현미경에서 시작된다.

볼 수 없는 것을 보다

20세기 초 전자 현미경의 발달은 의학의 많은 패러다임 변화를 촉발하는 데 도움을 주었다. 그것이 가능한 가장 큰 이유는 전자기 렌즈 출현이었다. 파장이 광파의 10만분의 1인 전자빔을 겨냥해 초점을 맞추는 자기 렌즈를 사용하면 최대 천만 배의 현미경 배율을 얻을 수 있다. 이 렌즈를 이용하면 박테리아와 바이러스, 작은 세포부와 같이 일반적인 현미경으로는 볼 수 없는 것들을 볼 수 있다.

1955년 벨기에 루뱅 가톨릭대학교의 과학자 크리스티앙 드뒤브와 버몬트 의과대학의 과학자 알렉스 노비코프는 화합물을 분리해 소화하는 세포막 비슷한 장벽을 전자 현미경을 이용해 최초로 발견했다. 드뒤브는 이 소기관을 '분해하는 소체'라는 뜻의 리소좀lysosome이라고 명명했고, 1974년에 이 발견으로 노벨 생리의학상을 받았다.

1961년, 전자 현미경 분야의 선구자인 뉴욕 록펠러 연구소의 키스 포터 박사와 박사 과정을 끝낸 그의 학생 토머스 애슈퍼드는 전자 현미경을

두 호르몬 이야기

글루카곤 호르몬은 췌장의 랑게르한스섬에 있는 알파 세포가 생성한다. 글루카곤의 분비는 단백질 섭취, 낮은 혈액 내 포도당 농도(저혈당), 운동 등에 의해 촉진되며, 탄수화물에 의해 억제된다.

인슐린은 음식, 특히 탄수화물에 반응하여 랑게르한스섬에 있는 베타 세포에 의해 생성된다. 인슐린의 역할은 혈류의 포도당 수치를 낮추고 지방과 근육, 간 등 다른 신체 조직의 포도당 저장을 촉진하는 것이다.

인슐린이 양이라면 글루카곤은 음이다. 글루카곤은 인슐린의 작용에 강하게 반대로 작용하여, 글리코겐(간, 근육, 지방 세포에 포도당이 저장되는 형태)의 분해를 촉진하고 간의 아미노산과 글리세롤로부터 포도당이 만들어지도록(포도당 신생 합성이라고 함) 자극함으로써 혈중 포도당 농도를 높인다. 글루카곤은 혈중 포도당 농도를 높임으로써 단식과 운동 중에 혈당 농도를 유지하는 데 주된 역할을 한다.

이용해 췌장에서 만들어지는 호르몬인 글루카곤이 가득 찬 쥐의 간세포를 검사했다. 글루카곤은 무엇보다도 간에서 포도당을 생산하여 혈류로 방출하게 한다. 포터와 애슈퍼드는 자가포식을 관찰한 최초의 과학자로 인정받고 있지만, 이를 이해하는 데는 수십 년이 더 걸렸다.

췌장에서 만들어지는 또 다른 호르몬인 인슐린이 혈류에 충분하면, 인슐린이 혈중에 포도당이 있다고 세포에 알려 인슐린에 의존하는 세포가 포도당을 연료로 태울 수 있도록 한다. 이는 세포의 미토콘드리아에서 일어난다(나중에 설명하겠지만, 미토콘드리아는 에너지를 생산하는 중요한 세포 내 기관이다). 인슐린과 글루카곤은 밀접하게 연결되지만, 일반적으로 양 끝단에서 작용한다. 혈중 포도당의 양은 어느 쪽이 작동하는가에 결정적 요인으로 작용한다. 포도당이 너무 적으면 포도당을 더 생산하기 위해 글루카곤이 분비되고, 혈중 포도당 수치가 높아지면 인슐린이 분비된다.

전자 현미경의 도움으로 애슈퍼드와 포터는 다양한 단계의 분해 과정에 있는 세포 내 특정 막을 관찰할 수 있었다. 그들은 또한 글루카곤이 이 같은 과정을 통해 단백질을 분해한다는 사실이 최근 의학 문헌에서 입증되었다고 언급했다. 이듬해, 독일 과학자들이 세포가 손상되거나 굶주렸을 때 작고 전문화된 세포 내 막 분해 구조를 관찰했다는 사실을 알게 된 드뒤브는 '자가포식'이라는 용어를 만들어 세포막을 형성하고, 화합물을 분리하고, 표적 화합물을 소화하는 과정을 설명했다.

자가포식을 중단하는 데 관여하는 주요 세포 메커니즘 중 하나인 엠토르가 또 다른 연구에서 밝혀진 것은 10년이나 지나서였다. 엠토르는 길이 2만 2530m에 너비 1만 1265m에 불과한 외딴섬의 토양에서 우연히 발견되었다.

스위치를 발견하다

서기 1000년에 폴리네시아인들이 처음으로 정착한 이스터섬은 태평양 남동부의 작은 화산섬으로 원주민들은 라파 누이(Rapa Nui : 세상의 배꼽이라는 뜻)라고 부른다. 이 섬은 남아메리카 해안에서 3200km 넘게, 그리고 19세기에 유명한 왕립 해군 함정의 폭도들이 숨었던 폴리네시아 이웃 섬인 핏케언섬에서는 1800km 떨어져 있다. 원주민 수가 1만 5000명이 넘은 적도 있었지만, 네덜란드 탐험가 야코프 로헤베인이 1722년 부활절 일요일에 이 섬을 발견했을 때는 폴리네시아인이 몇천 명밖에 남아 있지 않았다. 이 날짜를 기념하기 위해 그는 이 섬에 이스터(부활절이라는 뜻-옮긴이)라는 이름을 붙였다. 오늘날에는 칠레 소유의 세계문화유산으로, 13~16세기에 주민들이 만든 모아이라는 900여 개의 거대한 석상을 포함해 고고학 유적지로 유명하다.

1972년 캐나다 맥길 대학교 연구자들은 이스터섬에서 토양 표본을 채취했는데, 그 안에서 화합물을 분비해 경쟁 관계에 있는 곰팡이들의 증식을 막고 최대한 많은 영양분을 흡수하는 박테리아 종인 스트렙토미세스 하이그로스코피쿠스를 발견했다. 연구자들은 이 섬의 원래 이름을 따서 이 화합물에 라파마이신Rapamycin이라는 이름을 붙였다. 라파마이신은 강력한 항균, 항진균, 면역 억제 효과를 지녀 항생제와 비슷한 작용을 한다고 밝혀졌다. 그해 말 라파마이신을 분리한 몬트리올의 아이어스트 연구 실험실의 수렌 세갈 박사는 이 화합물에 종양 억제 특성이 있다는 사실을 발견했다. 그는 라파마이신 표본 하나를 미국국립암연구소에 보냈

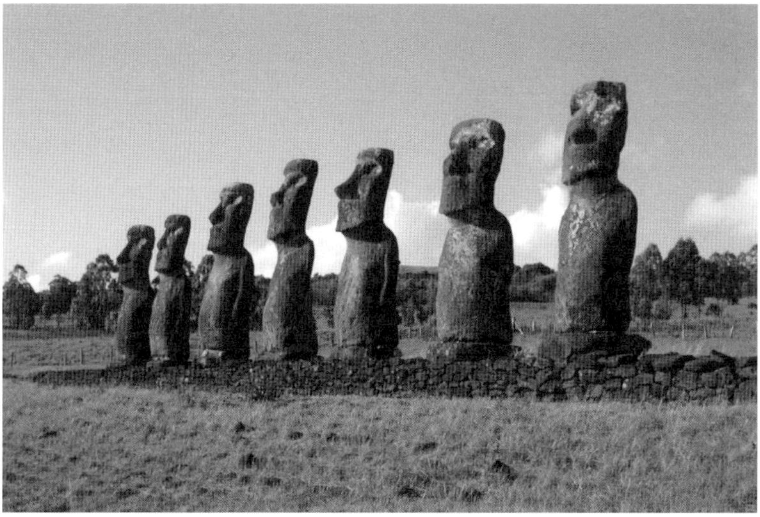

이스터섬의 유명한 모아이 석상

다.[2] 라파마이신은 수많은 암세포주를 억제하는 효과가 훌륭해서 국립암연구소는 이 약물을 우선순위로 개발하자고 제안했다.

1980년대 초 여러 실험실에서 라파마이신을 연구하기 시작했고, 그 후 10년 동안 효모균, 초파리, 둥근 벌레, 곰팡이, 식물, 그리고 우리에게 가장 중요한 포유류의 세포 성장 억제 효과를 보고하는 과학 논문이 연이어 발표되었다. [1994년이 되어서야 과학자들은 존스 홉킨스 의과대학과 뉴욕의 메모리얼 슬론 케터링 암센터 데이비드 사바티니 연구팀의 연구 덕분에 마침내 포유류 버전의 토르(TOR : 라파마이신의 표적)를 발견했다.][3] 이러한 모든 생명체에서 억제 메커니즘이란 '라파마이신의 표적'이라고 이름 붙인 표적 단백질에 결합하는 작용을 말한다. 간단히 말해서, 라파마이신은 자물쇠에 들어맞는 열쇠처럼 토르와 결합하고, 그렇게 함으로써 토르 활동이 저하된다. (앞으로 나는 '작용 기전상mechanistic'이라는 뜻의 m을 넣은 '엠토르mTOR'라는 더 정확한 용어를 사용할 것이다. 이것이 문헌에서 언급되는 방식이고 이 책에서 토르가 작동하는 기전을 설명할 것이기 때문이다.)

엠토르의 발견을 유도한 라파마이신을 발견함으로써 과학자들은 엠토르의 활성화 또는 반대로 억제와 그 효과를 이끄는 생물학적 경로를 설계할 수 있게 되었다. 그러한 관찰 중 하나는 엠토르가 활성화하면 자가포식이 억제되고, 엠토르가 잠잠하면 자가포식이 강화된다는 것이었다. 어떤 의미에서 이는 세포가 동화(성장) 단계인지, 아니면 이화(집 청소) 단계인지를 조절하는 것이라고 할 수 있다. 이는 엠토르 기능을 세포 신호 체계의 중심 허브, 즉 세포의 명령과 제어 센터로 보는 데 도움이 된다. 엠토르가 20억 년 동안 진화 과정을 거치면서 보존된 데는 이유가 있다. 세포 성장과 대사의 마스터 조절자인 엠토르는 세포 대사(생명)가 세포 안에서 어떻게 조절되는지를 알려 주는 비밀 중 하나이다. 그리고 이것이 스위치의 본질이다.

오늘날 라파마이신은 장기 이식 환자의 거부 반응을 막기 위해 사용하며, 연구 중인 가장 유망한 항노화 및 항암 약물 중 하나이다. 라파마이신은 실험실에서 실험한 모든 생물의 수명을 연장했기 때문에 당뇨병과 심장병, 신경 퇴행성 질환, 면역 체계 저하, 일반적인 노화 촉진 등을 줄이는 능력이 있는지도 연구하고 있다. 나 역시 노인이 라파마이신을 장기간 간헐적으로(주 1회) 사용하면 노인성 질병이 감소할 수 있는지를 알아보기 위해 일련의 임상 시험을 진행하고 있다. 이 약이 인간의 생명 활동에 미치는 여러 가지 긍정적인 영향을 조사하기 위해 전 세계적으로 수많은 연구가 진행되고 있다. 특히 수명 연장과 관련한 몇 가지 주요 발견을 검토해 보자.

라파마이신과 노화

세포 과정에 미치는 라파마이신의 영향력을 발견한 것은 풀리지 않는 의문에서 시작되었다. 1990년대에 샌안토니오 소재 텍사스 보건과학센터의 샘&앤 바숍 장수와 노화 연구소의 약리학자 젤턴 데이브 샤프는 뇌하수체성 왜소증이라는 독특한 질환이 있는 쥐를 연구하고 있었다. 이 쥐들은 뇌하수체에 결함이 있어 정상적인 발달에 필요한 성장 호르몬을 충분히 만들지 못한다.[4] 몸집이 작은 난쟁이 쥐들은 놀랍게도 정상 쥐보다 더 오래 살아 단신의 단점을 만회했다. 연관성이 있었을까? 동물을 비정상적으로 작게 만든 유전적 오류가 어떻게 수명을 비정상적으로 연장할 수 있었을까?

잠시 1996년으로 건너뛰면, 스위스 바젤 대학교 생명과학센터의 분자생물학자 마이클 홀이 이끄는 과학자팀은 라파마이신 단백질 표적이 조절하는 효모에서 새로운 생물학적 경로를 발견했다.[5] 그들은 라파마이신을 사용하여 효모에서 이 단백질을 차단했을 때 효모가 굶주린 것과 같은 효과가 나타났다고 밝혔다. 효모 세포는 정상 세포보다 오래 살았고, 더 작았다. (홀 박사는 2017년 앨버트 래스커 기초의학 연구상을 수상했다.) 홀의 발견은 샤프의 과학적 상상력을 자극했다. 그는 엠토르가 '영양소 반응 시스템'인지 알고 싶었다. 식이 제한과 성장 인자 제한이 상관관계가 있느냐가 관건이었다(성장 인자는 증식, 분화, 생존 등 세포 기능의 여러 측면을 자극하는 데 필요한 물질이다). 그는 쥐들이 라파마이신을 먹으면 오래 살 것으로 예측했다. 이때 모순이 발생했다. 수십 년 동안 면역 체계를 약하게 하는 데 사용되던 약이 어떻게 동시에 수명을 연장할 수 있을까?

샤프는 뭔가를 해낼 수 있는 사람이었다. 그는 결국 자신의 탐구를 포기하지 않고 이 심오한 난제를 증명할 데이터를 구축했다. 2000년대 초, 라파마이신이 벌레와 초파리를 더 오래 살게 할 수 있다는 연구들이 발표되었다.[6] 샤프뿐만 아니라 다른 사람들의 연구에서도 엠토르 신호 전달이 왜소한 쥐에서 하향 조절된다는 점이 밝혀졌다. '신호 전달'이란 분자나 세포 사이의 연쇄적인 효과나 의사소통 과정을 의미한다. '하향 조절'은 기본적으로 신호가 잠잠하다는 뜻이다. 이어 샤프와 국립노화중재시험 프로그램 수석 조사관 랜디 스트롱, 메인주 바하버 잭슨 연구소 과학자 데이비드 해리슨이 함께 연구했다. 그들의 연구는 라파마이신을 포유류의 수명을 연장할 수 있는 잠재적 물질로 지목한 주목할 만한 결과를 낳았다. 이 연구는 2009년 명망 있는 학술지 《네이처》에 실렸으며, 미국 전역의 여러 기관에서 일하는 12명의 다른 연구자가 함께 참여했다.[7]

이 연구의 설계와 범위 덕분에 결과가 훨씬 더 설득력이 있었다. 한 그룹의 연구자들이 이 연구에 사용할 쥐를 기르면, 다른 그룹은 라파마이신을 준비하는 작업을 했다. 각 실험실은 잭슨 연구소가 제공한 원종에서 온 자체 쥐를 사육했으므로, 이 약이 한 그룹의 쥐에게 효과가 있을 수 있지만 다른 쥐에게는 효과가 없을 가능성을 배제하는 데 도움이 되었다. 원래는 생후 4개월(청년)쯤에 치료를 시작하려 했지만, 생쥐의 혈중 수치를 유지하는 데 필요한 라파마이신의 양이 엄청나 그 비용을 감당할 수 없다는 게 문제였다. 대부분 약이 장에 닿기 전 위에서 파괴되었기 때문이다. 그래서 연구자들은 약을 위산에서 살아남게 해 비용을 줄일 방법을 찾기 시작했다. 연구자들의 컨소시엄이 쥐의 장에서만 분해되는 폴리머

코팅의 라파마이신을 마이크로 캡슐에 넣어 문제를 해결할 무렵, 쥐들은 훨씬 더 나이가 들었다. 그들은 실험을 위해 전혀 새로운 쥐군을 번식시키기보다는 라파마이신을 사람으로 치면 70세에 가까운 노령(20개월) 쥐들에게 주었을 때 무슨 일이 일어나는지 보기로 했다.

쥐에게 라파마이신을 보충하자 수컷 쥐의 수명이 9%, 암컷 쥐의 수명이 14% 연장되는 결과가 나타났다. 이는 포유류의 수명을 연장하는 약이 발견된 첫 번째 실험이었다. 이전에는 쥐의 수명 연장이 칼로리 제한이나 유전자 조작에 의해서만 가능했다.

라파마이신이 미토콘드리아 DNA나 단백질의 생산을 방해할 수도 있다고 우려한 해리슨은 후에 쥐에게 이 약을 시험하고 골격근의 미토콘드리아를 조사한 팀에 참여했다.[8] 그들은 이러한 수치에서 일관된 변화를 발견하지 못했고, 이 약을 투여한 쥐의 러닝머신 내성이 대조군과 같다는 것도 입증했다. 이는 약을 투여한 쥐의 미토콘드리아가 그렇지 않은 쥐의 미토콘드리아만큼 잘 작동한다는 좋은 징후다.

2012년, 미시간 동물 보호 및 사용 프로그램의 병리학자인 J. 어비 윌킨슨 박사를 포함한 2009년 연구팀과 해리슨 박사는 9개월 된 쥐에게 생후 22개월(진 연구에서 대조군 쥐나 라파마이신을 먹인 쥐가 죽기 전)까지 코팅된 장용정 라파마이신을 먹이고, 이 쥐들과 어린(4개월 된) 쥐들을 비교했다.[9] 그 결과, 라파마이신을 먹은 쥐는 간, 심장, 관절의 퇴행성 변화를 포함한 여러 형태의 노화 관련 질병의 발달이 지연된 것으로 나타났다. 이 결론에서 연구자들은 라파마이신이 항암 효과까지 암시했다. 그들은 "라파마이신은 노화의 여러 측면을 지연하고 직접적인 항종양 효과도 있을 수 있다"고 썼다. 또한 항암 효과는 직접적인 효과가 아니라 지연된 노화 자체의 자연스러운 결과일 수도 있다고 밝혔다.

생물의학 연구에서 그렇듯이, 획기적인 결과는 다른 과학자들이 같은 결과를 반복해서 낼 수 있을 때만 유용하고 유익하다. 2009년 미시간 대학교 면역요법과의 총 천이 이끄는 독립 그룹 역시 연로한 생쥐에게 라파마이신을 투여해 수명을 연장했다고 밝혔다.[10] 그들은 국립노화연구소에서 사용한 생쥐와 품종이 다른 22개월 된 생쥐에게 6주 동안 이틀에 한 번씩 라파마이신을 투여했다. 그 후 30주 동안 쥐들은 플라세보(위약) 주사 대조군보다 생존율이 현저히 증가했다. 이 치료법은 노화한 쥐의 특정 줄기세포의 기능을 높이고 인플루엔자 백신에 대한 반응을 향상시키는 효과도 있었다. 이러한 효과는 노화한 쥐를 치명적인 감염으로부터 보호했다.

국립노화연구소가 이끄는 그룹은 실험을 반복했는데, 이번에는 이전 실험보다 세 배나 많은 라파마이신을 투여해 수컷 쥐의 평균 수명을 23%, 암컷 쥐의 수명을 26% 늘렸다.[11] 이 결과는 꽤 의미심장하다.

이제 연구자들은 라파마이신의 수명 연장 효과에 대한 연구를 다른 종의 동물로 확대해 탐색하고 있다. 예를 들어 워싱턴 대학교의 건강 노화 및 장수 연구소와 텍사스 A&M 수의대는 지속적인 협력을 통해 개에게 미치는 라파마이신 효과를 연구하는 중이다.[12] 이 약이 동물들의 건강 수명, 즉 건강한 기간을 연장할지는 아직 알려지지 않았지만, 과학자들은 이미 이 약을 사용해 10주 후에 심장 기능이 개선되었다는 것과 같은 흥미로운 결과를 발표했다. 텍사스 A&M의 개 노화 프로젝트[13]의 최고 의료 책임자인 케이트 크리비는 이 연구를 계속하기 위해 이 약이 적절한 임상시험을 거쳐 수의학에 사용 승인이 나기를 바라고 있다.

이와 같은 연구들은 이 약이 인간에게 어떻게 도움이 될 수 있는지도 밝혀 줄 것이다. 개는 유전적으로 더 다양한 까닭에 대체 실험 대상으로 다른 실험동물보다 훨씬 더 좋을 수 있다. 그리고 현재 수명 연장과 암 예방에 주력하는 뉴욕 버펄로 로즈웰 파크 종합 암센터의 과학자 미하일 블라고스클로니의 공로도 인정해야 한다. 그는 과학 문헌을 통해 라파마이신과 엠토르의 중요성을 확립하는 데 크게 이바지했다. 그의 2006년 논문은 노화가 엠토르의 과잉 활동으로 인한 질병 과정이라고 밝힌 최초의 논문 중 하나이다.[14]

그러나 이 모든 획기적인 연구에서 여전히 빠져 있는 것은 라파마이신의 신비로운 수명 연장 효과에 대한 생물학적 이해다. 라파마이신이 실제로 생명을 연장하는 데 어떤 역할을 할까? 그것이 어떻게 작용할까? 일부 문제는 라파마이신이 작용하는 경로가 여러 생화학적 과정에 관여한다는 사실에서 비롯된다. 라파마이신의 표적인 엠토르는 핵 바로 옆의 세포질에 있는 커다란 단백질 복합체이다. 이것은 세포의 핵과 긴밀하게 소통하며 작용하는데, 세포 내에서 일어나고 있는 일을 감지한 다음 어떻게 반응할지 핵에 알려 준다. 엠토르는 신경계, 근육, 모든 장기 등 전신의 수많은 활동에 사용되므로 노화 과정에서 그 효과의 정확한 메커니즘을 알아내는 일은 엄청난 도전이다. 의심할 여지 없이 미래의 연구에서 이 기전이 밝혀질 것이다.

건강한 장수에 관한 인체 임상 시험은 지금 마련이 어렵지만, 인체 라파마이신이 건강에 미치는 다양한 이점을 밝히는 연구가 관심을 끌고 있다. 무시하기에는 너무나 많은 것이 여기에 걸려 있다. 이 글을 쓰는 순간에도 크론병과 암에서 알츠하이머병에 이르기까지 모든 질병에 라파마이신을 이용한 1300여 건의 임상 시험이 진행되고 있다. 처음에는 주로 이식 환자용 약이었으나 이제는 일반인에게도 도움이 될 가능성이 보인다. 어쩌면 우리는 이 약을 우리 안에 있는 힘을 '이식'하는 데 사용해 더 오래 그리고 더 건강하게 살 수 있을지도 모른다.

내가 라파마이신을 젊음의 샘인 것처럼 설명했을 수도 있다. 우리 모두 이 약을 먹고 삶을 연장해야 할까? 꼭 그렇지는 않다. 우리가 원하는 것은 체내에 있는 그 능력, 즉 자가포식을 조절하는 것이다.

라파마이신이 자가포식을 통해 퇴행성 질환의 위험을 줄이고 건강을 향상할 수 있다면, 자가포식이란 정확히 무엇이며 어떻게 작용할까?

CHAPTER 2

쓰레기 트럭과 재활용 공장

우리 모두 알다시피 비만은 전 세계, 특히 서구식 식단이 우세한 제1세계 국가에서 중대한 문제가 되었다. 비만율은 1975년 이후 거의 세 배로 증가했고 우리는 그 끝이 어디인지 모른다. 비만은 산업화한 모든 국가와 모든 연령대, 도시와 시골 전 지역에서 유행한다. 사실 지난 수십 년 동안 도시화가 비만을 유행병으로 만들었다는 통념과는 달리, 새로운 대규모 연구에서는 그렇지 않은 것으로 밝혀졌다. 지금 농촌 주민들은 도시인들보다 더 빠른 속도로 살이 찌고 있어 현대 전염병의 주요 동인이 되고 있다. 그리고 연구와 약물 개발에 수조 달러를 썼지만 암, 심장병, 알츠하이머병의 발병 위험은 계속 증가했고 이는 위험한 과체중과 관련이 있는 것 같다(알츠하이머병은 의학적으로 제3형 당뇨병이라고도 한다).

내가 읽은 모든 자료에 비추어 보면 이런 병들은 노화 자체와도 관련이 있다. 젊은 시절에 이런 병에 걸리는 사람은 극히 드물다. 하지만 나는 더 많이 알게 될수록 문제가 복잡하다는 것을 점점 깨닫게 되었다. 그런데 두 가지 사실이 내 마음 한구석에서 떠나지 않았다. 첫 번째는 칼로리 제한과 간헐적 단식을 하면 종종 암과 심장병에 덜 걸려 실험동물의 수명이 크게 연장됐다는 것을 연구자들이 거의 80년 전에 발견했다는 점이다. 신경 질환 치료에 널리 사용되는 케토제닉(초저탄수화물) 식단은 칼로리 제한이나 간헐적 단식보다 연구 자료가 훨씬 적었지만, 항암과 심장 질환 예방에 유사한 이점을 나타냈다. 두 번째는 질병을 방어하는 것으로 보이는 두 가지 흔치 않은 유전자 변이가 슈퍼센티네리언들에게서 이미 발견되었다는 것이다. 이 유전자들(FOXO3와 IGF-1)은 이러한 식단에 영향을 받았고 혈당과 인슐린의 영향과 상관관계가 있었다.

그러고 나서 나는 과학 자료들을 더 깊이 파고들어 칼로리 제한, 간헐적 단식, 케토제닉 식단에 관해 매우 많은 것을 알게 되었다. 앞서 말했듯이 내가 궁금하던 것은 이 식단들이 같은 메커니즘에 의해 작용하는지, 아니면 다르게 작용하는지였다. 3개월 동안 500여 편의 과학 논문을 읽은 끝에 나는 수명 연장, 질병 예방 유전자, 치료, 약물, 비타민과 보충제, 생활양식 등을 다룬 모든 논문에 한 가지 공통점이 있다는 사실을 깨달았다. 이후 나는 엠토르와 자가포식에 초점을 맞춘 600편의 논문을 3개월간 더 읽은 다음 내 느낌이 옳았음을 확인했다. 자가포식을 일으키는 일차적이지만 독점적이지 않은 방법은 인슐린과 이와 관련한 인슐린 유사 성장 인자(IGF-1이라고도 함)가 엠토르를 계속 활성화해 세포가 '생산' 모드로 고

정되는 것을 막는 것이었다.

이번 챕터에서 우리는 자가포식 과정을 자세히 살펴볼 것이다. 자가포식이란 잘못된 기관, 구조가 변형된 단백질, 병원균 등 불필요하거나 기능을 방해하는 성분을 분해하는 세포의 파괴 메커니즘으로, 자연스럽고 능숙하게 통제된다. 이미 정의한 바와 같이, 이는 인체가 끊임없이 해독하고, 수리하고, 궁극적으로 스스로 재생하는 과정이다. 분해된 물질 중 일부는 새로운 단백질을 생산하기 위해 재사용되며, 그중 일부는 미토콘드리아와 같은 새로운 소기관을 만들 수 있다. 임신하는 순간부터 많은 생물학적 과정에서 자가포식이 역할을 담당한다고 믿는 연구자들이 점점 늘고 있다. 자가포식은 발달과 노화, 세포 재생, 면역력에 영향을 미친다. 자가포식의 기능이 시원치 않으면 파킨슨병이나 알츠하이머병과 같은 질병을 포함해 염증성 질환, 암, 신경 퇴행 등 다양한 질환이 발생하는 것으로 보인다.

'자가포식'이라는 용어는 반세기 전 크리스티앙 드뒤브가 세포가 그 구성 요소를 분해하고 재활용하는 과정을 설명하기 위해 만들었지만, 최근에 와서야 과학자들이 이 과정을 낱낱이 밝힐 수 있었다. 시카고 대학교 벤 메이 암 연구과의 암 생물학자인 케이 매클리우드가 말했듯이, 자가포식 분야가 엄청나게 성장해 '온갖 분야'의 과학자들이 모두 참여하는 것은 놀랄 일이 아니다.[1] 모든 사람이 이 게임에 발을 들여놓고 싶어 한다.

자가포식은 다양한 역할을 하는 복잡한 체내 과정이지만, 우리의 타고난 재활용 기계, 즉 세포 내 정비 과정으로 생각하면 된다. 자가포식은 결함이 있는 부분을 제거하고, 건강한 대사를 촉진하며, 암의 성장을 막고, 비만과 당뇨병 같은 대사 장애를 예방함으로써 체내 생리를 더 효율적으로 만든다. 달리 말해, 몸의 자가포식을 증가시키면 염증을 완화하고(앞으로 정의할 중요한 개념), 노화 과정을 늦추며, 특정 질병에 걸릴 위험을 줄이고, 생물학적 기능을 최적화한다는 뜻이다.

자가포식의 해부학

생명은 파괴와 건설이 연속해서 순환하는 과정이다. 분자를 분리하고 새로운 화합물을 만들기 위해 재배열하는 가장 간단한 화학 작용부터 새로운 성분이 만들어지는 일에 이르기까지의 활동에는 세포의 형성과 성장, 유지, 복제가 포함된다. 이런 과정은 효모균에서 인체에 이르는 단일 세포와 다세포 유기체를 모두 통제한다. 파괴든 건설이든 어느 한쪽 기능을 너무 방해하면 생명 과정이 제대로 이루어지지 않아 이 작용이 결국 끝날 것이다. 수정되지 않는다면 말이다.

이미 설명했듯이, 자가포식은 세포 내 파괴를 활용해 건설 과정에서 세포 구성 요소가 폐기되거나 재활용되는 중요한 생물학적 작용이다. 특정 모형에 맞지 않아(예컨대 손상이나 기능 장애 또는 구조 변형) 결함으로 표시된 화합물이나 세포의 부분들이 자가포식 대상이다. 세포 구조의 전문 용어를 모두 알 필요는 없지만, 자가포식이 어떻게 작동하는지는 알았으면 한다. 그러려면 몇 가지 중요한 생물학 개념을 이해해야 한다.

자가포식 중에 일어나는 세포 작용은 뚜렷한 단계를 따른다. 첫째, 파고포어(phagophore : 일시적인 이중 막 구조-옮긴이)라는 소포 전구체가 형성된다. 이것은 작은 초승달이나 컵 모양의 막인데, 세포 내용물이 자가포식 소체라는 구형 이중 막 구조로 자라면 이를 쓸어 담을 수 있다. 세포를 더럽히고 염증 과정에 일조하며 다양한 질병을 일으킬 수 있는 세포 내 찌꺼기들을 집어삼키는 팩맨(일본의 텔레비전 게임 상표명-옮긴이) 같은 구조를 상상해 보라. 염증은 당뇨병과 심장병부터 자가 면역 질환, 치매, 암에 이르기까지 모든 만성 질환의 공통분모다. 가벼운 증상이 산발적으로 발생하는 경우 염증은 부상에 반응하거나 감염을 물리치는 신체의 생존 도구이다. 하지만 많은 사람이 몸이 좋아하지 않는 만성 염증을 앓고 있다. 만성 염증을 부채질하는 것은 무엇이든 염증에 뿌리를 둔 질병으로 이어질 수 있다. 바로 이 점이 염증 경로가 작동하기 전 세포 내 찌꺼기를 제거해야 하는 이유다.

자가포식 소체는 쓰레기봉투나 쓰레기 트럭과 같으며, 많은 종류의 생체 분자를 분해(또는 소화)하는 효소를 함유한 리소좀이라는 또 다른 공 모양의 작은 주머니와 결합한다. 리소좀은 몸속의 작은 재활용 공장이라 할 수 있는데, 쓰레기 트럭이 싣고 온 폐기물을 처리하고 부품을 재사용하는 일을 담당한다. 리소좀 작용 후 남은 물질은 세포질로 방출되어 세포가 재사용할 수 있다. 세포질은 핵 바깥에 있는 세포 내 영역이다. 남은 물질에는 뉴클레오티드, 아미노산, 유리 지방산, 당이 포함된다. 이것들은 아데노신 트리포스페이트, 즉 ATP의 형태로 에너지를 생산하기 위해 미토콘드리아 전자 전달계를 통해 단백질 합성 또는 산화에 사용될 수 있다.

ATP에 관해서는 ATP가 이름처럼 복잡한 분자라는 점과 세포가 일하는 데 필요한 에너지를 제공한다는 사실만 기억하면 된다. ATP는 근육을 수축하고 이완하며, 뉴런을 작동시키고, 생존에 필요한 생화학적 반응을 수행하는 세포의 에너지원이다. 만약 인체가 ATP를 만들지 못한다면 죽게 된다.

단백질과 지질을 재활용하는 이 과정은 세포가 굶주린 상태에서 살아남는 데 도움이 된다. 이제 과학자들은 인체 세포의 미토콘드리아 기능을 실제 조절하는 것이 자가포식이라고 말한다. 이 중요한 개념을 알아야 하는 이유는 사람이 감지하지 못할지라도 미토콘드리아가 실로 '전능'하기 때문이다. 미토콘드리아는 모든 세포(적혈구 제외) 안의 소기관(반복하지만, 작고 특성화된 구조)으로 ATP의 원천이다. 미토콘드리아는 세포 내의 산소를 사용하여 음식의 화학 에너지(예컨대 포도당)를 세포가 사용할 수 있는 에너지 형태로 변환한다. 간단히 말해서 포도당을 ATP로 변환할 때 용광로처럼 작용하는 것이다.

미토콘드리아는 산소를 태우고(이용하고) 이산화탄소와 물을 내주는데, 세포에 공급되는 ATP의 대부분을 생성하기 때문에 종종 세포 발전소로 불린다. 이는 자체 DNA가 있어 고대의 이른바 프로테오박테리아에서 유래했다고 여겨진다. 다시 말해, 한때 자유롭게 사는 단세포 생명체이던 미토콘드리아는 결국 인체 세포 내에 거주하게 되어 우리에게 새로운 화학 에너지원을 생산할 수 있는 능력을 제공한 것이다.*

인체의 세포 수는 수십조 개에 이르며, 세포당 평균 100개의 미토콘드

---

* 미토콘드리아의 기원과 진화 과정을 설명하려면 족히 책 한 권은 써야 할 것이다. 미토콘드리아는 우리가 지구에 등장하기 훨씬 전인 14억 5000만 년 전에 생겨났다. 미토콘드리아는 식물을 포함한 다양한 다세포 종에서 여러 형태로 발생한다. 포유류 그리고 결국 우리 인간이 진화할 때까지 미토콘드리아는 인체 일부로서 생명을 유지하는 에너지를 생산하고 있었다. 미토콘드리아는 다른 많은 세포 기능에도 관여하지만, 그 내용은 이 책의 주제에서 벗어나므로 자세하게 설명하지 않을 것이다.

리아가 있다. 건강한 미토콘드리아는 건강과 질병 예방의 초석이다. 손상되고 기능이 시원찮은 미토콘드리아는 자폐 스펙트럼 장애부터 심장병, 당뇨병, 암, 치매는 물론 일반적으로 노화 가속화에 이르기까지 상상 가능한 모든 질병을 유발할 수 있다. 우리는 미토콘드리아 증식을 자극해 그 수를 늘려야 할 뿐 아니라, 자가포식을 통해 손상된 미토콘드리아를 제거해야 한다.

지난 25년 동안 연구자들은 수많은 신호 경로에 의해 정교하게 제어되는 전체 자가포식 과정의 분자 조절자들을 상세히 설명했다. 아래는 세포 찌꺼기와 독성 물질이 제거되고 재활용될 때의 자가포식 작용을 시각적으로 표현한 그림이다.

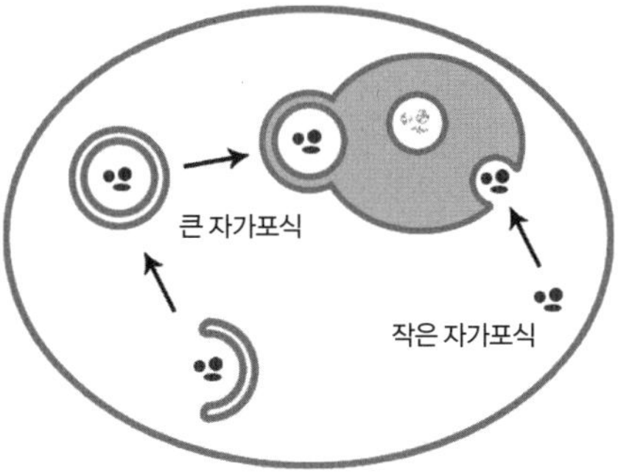

좋은 질문은 세포가 죽지 않으면서 얼마나 그리고 어느 부분이 '먹히느냐'이다. 과학자들은 불필요한 세포 사망을 예방하고 세포 건강을 보장하려면 자가포식의 수준과 정확히 무엇이 제거되고 재활용되는지가 정교하게 관리되어야 한다고 가정한다. 예를 들어, 영양분이 많을 때는 자가포식 다이얼이 꺼져야 하지만, 굶주릴 때는 자가포식이 반드시 가동되어야 한다. 포유류의 경우, 자가포식은 굶주림뿐만 아니라 감염 또는 특정 호르몬과 성장 인자 같은 생물학적 자극 때문에 유발된다. 일반적으로 자가포식은 정상적인 성분을 청소하는 데 사용되지만, 손상된 세포 부분과 해로울 수 있는 나쁜 박테리아를 선택적으로 분해할 수도 있다.

따라서 자가포식은 세포 굶주림의 악영향을 막기 위해 지구 생명체 역사 속에서 진화했을 가능성이 크다. 초기에는 아마도 원시적인 면역 방어 역할을 했을 것이다. 지금은 굶주림과 같은 위험한 상태와 외부 물질의 유입과 같은 불길한 상황에서 생명을 지키는 이중 임무를 수행한다.

정상적인 상황에서 자가포식 과정은 세포가 배가 고픈지 아닌지에 상관없이 기본적인 수준에서 지속적으로 발생한다. 이 과정에서 결함이 있는 단백질과 소기관을 제거해 세포 손상을 막는다. 그러나 스트레스(굶주림이나 세포 증식을 자극하는 성장 인자의 부재 또는 산소 부족 등) 상황에서는 자가포식 과정의 주체(식포)들이 더 많이 모인다. 이때 세포 내 분자가 소화되어 세포의 생존에 필요한 영양분을 제공한다. 장기간의 자가포식으로 세포의 생존에 필수적인 단백질과 소기관이 너무 많이 분해되면 세포 사멸을 초래할 수 있다. 현재 연구 중인 생화학의 복잡한 상호 작용이 일어날 수 있도록 균형이 잘 맞아야 한다.

세포 사멸과 자가포식 관계가 연구자들의 호기심을 자극하는 이유 중 하나는 자가포식이 암이나 알츠하이머병과 같은 신경 퇴행성 질환처럼 무서운 질병을 치료하는 데 도움이 될 수 있다고 믿기 때문이다. 여기서 마법은 세포 사망을 조절하는 자가포식의 능력이다. 달리 말해, 자가포식은 건강한 세포를 보호하고 해로운 세포를 제거하므로 일종의 치료 무기가 될 수 있다.[2]

게놈의 수호자

1999년에 자가포식과 질병의 상관관계를 입증한 최초의 연구 중 하나가 끝났다. 이 연구에서 컬럼비아 대학교의 베스 러바인과 내과 및 외과 대학 동료들은 세포의 베클린1 유전자 2개 중 하나를 제거하면 종양이 발생한다는 사실을 밝혀냈다.[3] 베클린1은 자가포식에 필요한 유전자의 포유류 버전이다. 유방암과 난소암 환자의 40~75%에서 베클린1 하나가 없다. 연구에서 러바인이 인간 암세포에서 베클린1의 발현을 증가시키자 자가포식이 더 많이 관찰되었다. 어설프게 조작된 이 세포들을 쥐에게 주입하자 종양 발생이 줄었다.

뉴저지 의치과대학(현재의 럿거스 생물의학 & 의과학 대학)의 아일린 화이트가 이끄는 연구팀이 진행한 연구 결과에 따르면, 자가포식은 DNA 손상을 막는다.[4] 실험용 쥐의 자가포식을 억제하자 종양 생성 및 이와 관련한 전형적인 염색체 이상이 더 많이 관찰되었다. DNA 손상과 염색체 불안정성을 제한할 수 있다는 사실 때문에 과학자들은 자가포식을 '게놈의 수호자'로 부르게 되었다.

이러한 발견은 전 세계의 많은 과학자가 자가포식의 광범위한 생리적 기능을 연구하는 계기가 되었다. 연구자들은 자가포식이 어떻게 장수를 촉진하는지, 또 신경계, 면역계, 순환계부터 일반적인 대사까지 사실상 인체의 모든 체계에 어떤 혜택을 줄 수 있는지 관찰했다. 현재 펍메드(PubMed : 미국 정부의 생명과학과 생물의학 논문 데이터베이스)에 자가포식이 인용된 것이 4만 건이 넘는다.

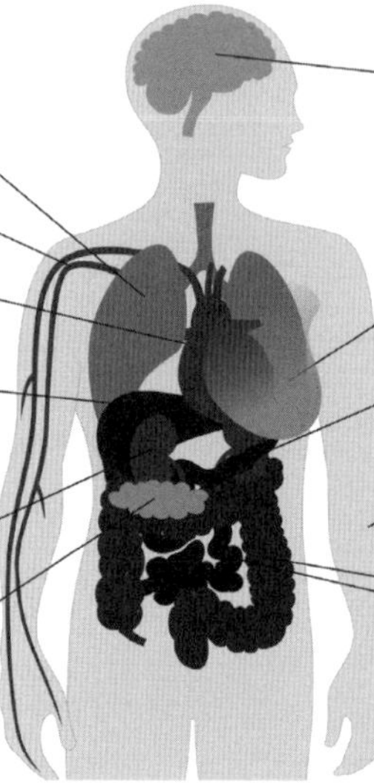

조절에 문제가 생긴 엠토르 신호와 그에 영향받는 기관 및 관련 질병들. 그림에 나타난 질병은 사람의 임상 표본 또는 설치류의 엠토르 신호 인자의 유전적 방해로 조절에 문제가 생긴 엠토르 신호 전달과 관련이 있다. 간략하게 가장 흔하게 영향받는 장기들을 표시했다. 종양 증후군은 여러 장기에서 양성 종양의 성장을 유발한다.

세포 과정과 면역 및 대사 질환 예방과의 연관성을 밝히는 더 새로운 연구 결과들이 발표되었다. 이 놀라운 연구 결과들로 인해 자가포식은 암, 신경 퇴화, 심장병, 당뇨병, 간 질환, 자가 면역 질환, 감염 등을 막는 일종의 중심축으로 찬사받고 있다. 실제로는 몇 종류의 자가포식이 있지만, 방금 설명한 내용은 몸이 스스로 청소하고 정돈하는 데 사용하는 것이다.

챕터 1에서 설명했듯이 우리 종만이 자가포식에서 혜택을 얻는 것은 아니다. 자가포식은 진화하는 내내 효모균, 곰팡이, 벌레, 파리를 포함한 많은 식물과 동물에서 존속했다. 우리가 자가포식 과정에 대해 아는 여러 가지 내용은 효모와 생쥐, 쥐 연구에서 나온 것들이다. 적어도 32개의

자가포식의 수명 연장 효과

자가포식

- 알츠하이머병과 같은 여러 아밀로이드 관련 질환을 초래할 수 있는, 구조가 변형된 이상 단백질을 방어하는 동시에 손상된 단백질, 세포 내 소기관, 다른 세포 구성 요소 등을 재활용한다. 아밀로이드는 인체의 특정 조직에 비정상적으로 쌓일 수 있는 단백질을 일컫는데, 이는 오랫동안 알츠하이머병 환자들의 병적인 뇌와 관련이 있는 것으로 알려져 있다.
- 세포에 중요한 분자 성분과 에너지를 제공한다.
- 에너지 생성에 도움을 주는 세포의 미토콘드리아 기능을 조절한다.
- 신체의 여러 체계를 보호하여 기능을 간소화하고 건강한 조직과 장기의 손상을 방지한다. 신경계에서는 뇌와 신경 세포의 성장을 촉진한다. 결과적으로 인지 기능, 뇌 구조, 새로운 네트워크를 통해 스스로 재전송하고 재형성하는 뇌의 능력(신경 가소성)을 개선한다. 심장에서는 심장 세포의 성장을 돕고 심장 질환을 막는다. 면역 체계에서는 잠재적으로 해로운 병원체를 제거하는 일을 돕는다.
- DNA와 염색체의 안정성을 보호하고 암이나 퇴행성 신경 질환 같은 질병을 예방하는 '게놈의 수호자' 역할을 한다.

자가포식으로 알 수 있는 것

- 20세기 동안 암과 신경 질환이 급격히 증가한 이유

- 알츠하이머병을 때로 제3형 당뇨병이라고 부르는 이유
- 오키나와나 아토스산과 같은 블루존의 공통점과 그곳 사람들이 건강하고 오래 사는 이유(챕터 4 참조)
- 북극고래와 벌거숭이두더지쥐가 암에 걸리지 않는 공통된 이유(챕터 8 참조)
- 슈퍼센티네리언과 에콰도르의 라론 증후군 환자들이 암에 걸리지 않는 공통된 이유(챕터 3 참조)
- 단일 유전자 변화가 수명에 매우 극적인 영향을 미치는 이유
- 칼로리 제한의 효과를 모방한 라파마이신, 메트포르민, 레스베라트롤, 멜라토닌 등 특정 약물이 항노화제 역할을 하는 이유
- 비타민 E와 같은 특정 항산화제를 복용하면 암 발생 위험이 증가하는 이유(챕터 8 참조)

다른 자가포식 관련 유전자가 유전자 검사 연구들에서 확인되었다. 우리는 자가포식이 생존 메커니즘의 핵심에 있다는 것도 알고 있다. 이는 생존에 대한 심각한 위협, 주로 굶주림과 스트레스에 대한 인체의 반응에서 매우 중요하다. 그리고 많은 종에서 이는 마찬가지다. 따라서 우리가 이 과정을 이용해 노화를 이겨 내고 질병을 물리치고 싶다면 굶주림과 스트레스라는 두 가지의 동등한 힘을 매우 예민하고 영리하게 사용해야 한다는 사실이 놀랄 일이 아니다. 그리고 건강한 범위 내에서 가능한 방법들이 있다.

자연스럽게 자가포식 유도하기

자가포식이 건강하게 오래 살기 위한 궁극의 인체 해독기라면 그것을 촉진해야 할 것이다. 그리고 앞서 말했듯이 자가포식 과정을 증폭시킬 건강한 스트레스 요인을 몸에 가함으로써 그렇게 할 수 있다. 다음은 사용할 수 있는 두 가지 주요 수단이다.

식단

최소한의 단백질과 함께 고지방, 고섬유질, 저탄수화물 식단을 꾸준히 유지하는 게 좋다. 정제된 탄수화물과 당류에 작별을 고하고 건강한 지방과 섬유질 채소를 많이 섭취하자. 간헐적 단식도 고려하자. 단식은 자가포식의 강력한 방아쇠다. 당황하지 말기 바란다. 쫄쫄 굶으라고는 하지 않을 것이다.

나는 실제 생활에서 실천할 수 있는 몇 가지 아이디어를 제공해 단식을 가능하게 할 것이다. 오후 7시 이후에 식사를 피하는 것만으로도 매우 편안한 12시간 단식을 시작할 수 있다(야식 금지!). 그러고 나서 다음 날 아침 식사를 포기하면 16시간 단식으로 늘릴 수 있다. 그러면 하루의 첫 식사 시간이 오전 11시경이 된다.

간헐적 단식(시간제한 식사라고도 함)이 효과를 발휘하는 이유는 글루카곤 호르몬을 활성화하기 때문이다. 이 호르몬은 앞서 배웠듯이 인슐린과 반대로 작용해 혈당 수치를 균형 있게 유지하게 한다. 앞 챕터에서 설명했지만, 이 개념을 실제로 파악할 수 있도록 시각화를 해 보자. 시소를 상상해 보라. 한 사람이 올라가면 다른 사람이 내려간다. 이 비유는 생물학적 인슐린-글루카곤 관계를 설명하는 데 자주 사용된다. 몸에서 인슐린 수치가 올라가면 글루카곤 수치는 내려가고 그 반대도 마찬가지다. 몸에 음식을 주면 인슐린 수치는 올라가고 글루카곤 수치는 떨어진다. 하지만 먹지 않으면 그 반대 현상이 나타난다. 인슐린 수치는 떨어지고 글루카곤 수치가 올라가는 것이다.

글루카곤 수치가 올라가면 자가포식이 유발된다. 그래서 간헐적 단식을 안전하게 시행해 일시적으로 인체 영양분을 거부하는 것이 세포를 온전하게 유지하는 가장 좋은 방법의 하나인 것이다. 간헐적 단식은 세포를 젊게 유지하는 작용 외에도 에너지 상승, 지방 연소 증가, 당뇨병이나 심장병과 같은 질병 발생 위험을 감소시키는 것으로 입증되었다(이러한 식단과 간헐적 단식의 과학적 원리는 챕터 4를 참조하라).

운동

당신은 운동이 대사를 촉진하고 심폐 기능을 높여 몸에 좋다는 것을 이미 알고 있다. 하지만 아마도 운동이 몸에 건강한 '스트레스'를 줘 자가포식을 촉진하는 원리는 상세히 설명하지 못할 것이다. 운동은 실제로 간, 췌장, 근육, 심지어 지방 조직을 포함한 인체 대사에 참여하는 여러 장기에서 자가포식 과정을 유도한다. 우리는 종종 운동을 근육을 탄탄하게 하고 성장시키는 방식이라고 생각하지만, 운동은 조직을 분해하고 수리하며 더 강하게 성장하게 한다.

챕터 9에서는 땀을 많이 흘린 지 오래됐더라도 당신이 운동 프로그램을 시작할 마음이 생기도록 할 것이다.

자가포식이 주는 주기적 휴식

삶이 대개 그렇듯이 스위치를 켜고 끄는 것의 균형을 맞춰야 한다. 운동은 좋은 것이지만 한계를 둬야 한다. 예를 들어, 휴식 없이 높은 강도로 장기간 운동을 하면 혜택이 줄어들고 문제가 쌓인다. 마라톤 선수나 지구력을 필요로 하는 운동선수들을 보면 이러한 수확 체감의 법칙을 이해할 수 있다. 그들은 장기간 극심하게 운동한 탓에 심장과 신장 손상의 징후를 보일 수 있다. 자가포식도 마찬가지다. 더 쉽게 조직을 형성하고, 체중을 조절하고(너무 많이 줄이지 않고), 면역 체계를 유지하려면 몸이 체내 정화 메커니즘을 통해 휴식할 시간이 필요하다.

챕터 9에서 자가포식의 양을 줄이고 1년 중 특정 기간에 근육과 면역 체계를 다시 강화할 몇 가지 아이디어를 제시할 것이다. 연중 8개월 동안 자가포식을 작동하고 4개월 동안은 중단하는 식이다. 달을 어떻게 나눌지는 전혀 중요하지 않다(예를 들어, 두 달 자가포식을 자극한 후 한 달 쉬는 방식을 1년 동안 반복할 수 있다). 자가포식은 세포가 스스로 강화하기 위한 행동 계획 또는 도구이지만, 삶의 다른 많은 것처럼 균형이 필요하다. 과하거나 충분하지 않으면 세포에 해로울 수 있고, 그 결과 몸에 해로울 수 있다.

CHAPTER 3

난쟁이와 돌연변이

발견의 발걸음은 믿을 수 없을 만큼 빠르다.

—

제임스 왓슨(DNA 구조의 공동 발견자)

젊음과 아름다움을 유지하고 건강 수명을 늘리고 나이 들면서 원치 않는 악영향을 피하려면 뭘 해야 할지 묻는다면, 당신은 뭐라고 말하겠는가? 아마도 다음처럼 답할 것이다.

- 식단과 운동을 적절히 조절해 이상적인 체중과 체력을 유지하세요.
- 숙면으로 매일 몸을 회복하세요.

- 스트레스와 불안을 관리하세요.
- 장수 유전자를 가진 부모를 둬야죠.

농담 삼아 마지막 항목을 넣은 건 아니다. 지금쯤은 알겠지만 나는 장수한 인간의 유전체학을 연구하는 슈퍼센티네리언 조사 연구의 주요 연구자이다. 2010년부터 나는 106세를 넘긴 전 세계의 초고령자 60명을 만나 혈액 표본을 채취해 왔다. 이탈리아의 최장수자인 엠마 모라노는 117세까지 살았다.

유전자 복권에 당첨된 희귀한 사람이 아니더라도 거의 모든 사람이 적절한 생활 방식을 채택하면 100세까지 살 수 있고 건강을 유지할 수 있다는 것이 나의 주장이다.

유전자는 수명에 관한 한 생각보다 그 영향력이 훨씬 적다는 사실을 알고 당신은 안도할지도 모른다. 과학자들은 최근 대규모 조상 데이터베이스를 분석한 덕분에 이 사실을 알아냈다. 새로운 계산에 따르면, 유전자가 사람의 수명에 미치는 영향은 25~35%로 추산하던 이전과 달리 7% 미만으로 나타났다.

대다수 사람에게 장수는 생활 습관 선택에 기반을 둔다. 우리가 입에 무엇을 넣는지, 얼마나 많이 움직이는지, 어떤 종류의 스트레스를 받는지, 심지어 인간관계의 질과 배우자, 사회적 네트워크의 힘, 건강 관리와 교육에 대한 접근법 등 다른 요소들까지 영향을 미친다.

유전자의 영향력이 지배적이지 않다는 첫 번째 징후는 내가 이미 간략히 언급한 연구에서 나왔다.[1] 이 연구에서는 19~20세기 중반에 태어난 4억 명 이상을 조사해 배우자의 수명을 살펴보았다. 결혼한 부부는 형제자

매보다 수명이 더 비슷했다. 이 결과로 배우자끼리는 일반적으로 유전적 변이를 공유하지 않으므로 비유전적 힘이 강한 영향을 미친다는 것을 알 수 있다.

배우자가 공유하는 다른 요인에는 식사와 운동 습관, 금연, 청정한 식수, 희박한 질병 발생, 교육과 같은 것들이 포함된다. 이는 이해가 간다. 사람들은 생활 방식이 같은 사람과 결혼하는 경향이 있다. 대개 방구석 폐인이 3종 경기 선수와 결혼하거나 술을 입에도 대지 않는 사람이 파티광과 결혼하는 경우는 드물다. 그리고 건강한 생활 습관은 건강한 행동 유전자, 즉 유전자 발현에 도움이 된다.

기대 수명을 넘어 다른 사람들보다 10년 이상 건강한 삶을 사는 사람들에게 배울 점이 많다. 예를 들어, 과체중이거나 비만이더라도 당뇨병이나 암에 걸리지 않는 확실한 방법이 있는지 궁금한 적이 있는가? 알고 보니 이 세상에는 그런 질병에 걸리지 않고 노화를 어느 정도 방어하는 공동체가 있었다. 반드시 100세까지 살지는 않더라도 그들은 무병장수를 꿈꾸는 수백만 명의 노력을 짓밟는 현대인의 삶에서 가장 치명적인 두 가지 병을 피한다. 그들의 비밀은 무엇일까?

라론 증후군과 에콰도르인

앞서 설명했듯이 인슐린과 인슐린 유사 성장 인자IGF-1 수치를 줄이려면 엠토르를 줄이고 자가포식을 유도해야 한다.

즈비 라론은 이스라엘의 의사이다(2019년에 92세가 되었음). 그는 호르몬 기능 장애가 있는 어린이들을 치료하는 소아 내분비학 전문의이다. 1958년, 한 유대인 가족이 어린아이 셋을 데리고 그를 찾아왔다. 다른 5명의 형제자매는 키가 정상이었지만 이 세 아이는 성장이 멈춰 있었다.

키가 작은 난쟁이의 원인은 의학적으로 다양한데, 그중 하나가 성장 호르몬 생산의 감소다. 성장 호르몬은 추측할 수 있듯이 인간과 다른 동물들의 성장과 세포 번식, 세포 재생을 자극하는 물질이다. 뇌 밑부분의 뇌하수체에서 만들어지는 이 호르몬은 발달에 매우 중요하기 때문에 청소년은 성인보다 하루에 두 배 정도 더 분비된다(청소년은 하루에 700마이크로그램, 성인은 하루 400마이크로그램씩 주로 수면의 3~4단계에 분비된다). 성장 호르몬은 미성숙한 몸이 성장해 사춘기를 거쳐 성인이 될 때까지 성숙하도록 돕는 일 외에도 조직 강화(골밀도 향상, 근육 형성)와 치유(피부, 뼈, 내장 내벽 등)에 필요하다. 우리는 나이와 필요에 따라 다양한 수준으로 성장 호르몬을 생산하고 사용한다.

처음에 라론 박사는 이 가족의 유별나게 작은 아이들의 성장 호르몬이 생물학적으로 부족하다고(의학 용어로 결핍증이라고 함) 가정했지만, 이 호르몬을 투여해 아이들을 치료해도 도움이 되지 않았다.

그 후 수십 년 동안 라론 박사의 지혜를 구하는 단신 환자가 점점 많아졌다. 결국 60명 이상의 환자가 찾아왔고, 이들은 '이스라엘 코호트(특정한 기간에 태어나거나 결혼을 한 사람들의 집단과 같이 통계상의 인자를 공유하는 사람-옮긴이)'로 알려지게 되었다. 이 집단의 사람들은 라론이 A. 퍼첼라, S. 만하이머와 함께 쓴 보고서의 이름을 따서 '라론 증후군'으로 진단받았다.[2] 라론 증후군이 있는 성인 남성은 일반적으로 137cm까지, 여성은 최대

122cm까지 클 수 있다.

전 세계적으로 300~500명이 독특한 이 장애를 지닌 것으로 보인다. 2014년 6개국의 라론 증후군 피험자들 유전자를 검사해 족보를 확인한 연구자들은 그들이 공통의 조상을 둔 유대인 혈통의 후손일 것으로 판단했다.[3] 이 후손 중에 중동에 살거나 동유럽으로 이주했거나 2세기경 스페인과 포르투갈로 이주한 사람들이 있었다.

검사를 받은 라론 증후군 대상자의 절반 정도는 세파르디(스페인 출신) 유대계에 속한다. 1492년 말에 '가톨릭 군주' 페르디난드와 이사벨라의 결혼을 통해 스페인이 통일된 후 군주들은 알람브라 칙령을 선포하여 유대인들이 가톨릭으로 개종하지 않으면 출국하도록 강요했다. 그 결과 4만~10만 명의 세파르디 유대인이 스페인을 떠났다. 많은 사람이 북아프리카와 중동에 정착했지만, 일부는 다른 유럽 국가들, 카리브해, 남미, 미국 등지로 떠났다.

1987년, 에콰도르의 의사이자 당뇨병 전문가인 하이메 게바라 아기레 박사는 에콰도르 남부의 로하와 엘오로 지방에 사는 99명의 마을 사람을 연구하기 시작했는데, 이들은 모두 라론 증후군을 보였다. 나중에 알려졌듯이 이 '에콰도르 코호트'는 이베리아반도를 탈출하여 16세기 초에 에콰도르로 이주한 세파르디 유대인의 후손이었다. 리마와 키토 같은 주요 도시에서는 가톨릭교회가 강력해서 그들은 더 외진 남부 마을로 가서 정착해야 했다. 박해가 두렵던 그들은 그 후 4세기 동안 고립된 채 살았고(현재 그들의 자손은 모두 지름이 150km밖에 되지 않는 지역에 살고 있다), 공동체가 너무 작은 나머지 때때로 가까운 친척들과 결혼해야 했다. 이 점이 중요하므로 잠시 유전자 양식에 대해 살펴보자.

유전자형과 표현형

기초 멘델 유전학을 알면 어떤 특성, 예컨대 고립된 지역에서는 장애가 세대에서 세대로 전해져 흔해지지만 다른 지역에서는 드물게 나타나는 현상을 이해하는 데 도움이 될 것이다. (멘델 유전학은 현대 유전학의 아버지로 여겨지는 오거스틴 계열의 수도사 그레고어 멘델의 이름을 딴 유전 법칙을 말한다. 그는 1860년대에 정원에서 완두콩을 번식시키는 실험을 하던 중 이 법칙을 발견했다. 그때는 DNA라는 것을 알기 훨씬 전이었지만, 멘델은 그의 관찰에서 얻은 유전의 기본 법칙을 정리해 냈다.)

유전 코드는 수십조 개에 이르는 거의 모든 체내 세포에서 발견된다. 이 코드는 몸이 기본적인 생존 기능을 작동하고 수행하는 데 필요한 지침을 제공한다. 이 코드는 23개의 염색체로 포장되는데, 이는 DNA 라이브러리의 개별적인 정보량과 같다. 염색체는 DNA 가닥들로 구성된다. 이 가닥들이 코르크스크루 모양으로 배열되므로 DNA는 꼬인 사다리와 비슷한 이중 나선 구조가 된다. 이 사다리의 가로대는 약 30억 개의 염기쌍으로 구성되며 뉴클레오티드라는 4개의 화학 염기로 대표되는데, 이 염기들은 흔히 아데닌A, 티민T, 구아닌G, 사이토신C으로 알려져 있다. 염색체 일부를 형성하는 이러한 뉴클레오티드의 순서가 인코딩된 수만 개의 유전자를 결정한다.

이미 알고 있겠지만, 유전자는 궁극적으로 눈 색깔부터 알츠하이머병이나 심장병에 걸릴 위험에 이르기까지 우리의 모든 것을 결정한다. 유전자는 뉴클레오티드를 특별한 알파벳 문자처럼 생각하도록 돕고, 그 문자

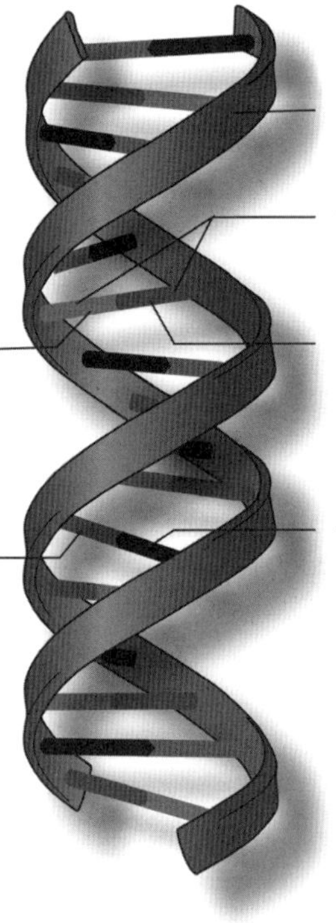

의 배열은 유전자 표현을 결정하는 문장을 만든다.

외모와 달리기 실력부터 성격의 미묘한 특징과 특정 질병을 일으킬 위험에 이르기까지 우리의 개인적 특성은 주로 부모로부터 물려받은 유전자에 의해 결정된다(물론 환경도 중요한 역할을 하지만, 이 논의의 목적상 유전에만 초점을 맞추기로 한다). 우리는 각자 2만~2만 5000개의 유전자를 가지고 있지만, 이 중 약 1%만이 당신과 나를 일반적인 사람이 아닌 독특한 개인으로 만든다.

우리는 염색체를 통해 부모로부터 유전자 한 세트씩을 물려받는다. 모든 유전적 특성은 대립 유전자라는 유전자 변이에 의해 생성된다. 대립 유전자 한 쌍의 각 구성원은 하나의 유전자가 다른 유전자보다 우세하므로 다르게 발현할 수 있다. 이 대립 유전자들이 어떻게 결합해 다음 세대로 전해지는지는 순전히 우연의 문제다.

이 모든 생물학 용어가 헷갈린다면 좀 더 실용적인 용어로 단순화해 살펴보자. 파란 눈을 가진 사람이 갈색 눈을 가진 사람과 자녀를 낳는다면, 대립 유전자가 어떻게 섞이는지에 따라, 그리고 갈색 눈을 가진 사람이 파란 눈의 열성 유전자를 전달하는지 아닌지에 따라 파란 눈과 갈색 눈을 가진 아이들이 섞여서 태어날 수 있다. 갈색 눈의 부모가 파란 눈의 열성 대립 유전자를 가질 수도 있지만 우성인 갈색 눈의 대립 유전자가 이를 가릴 것이다.

성과 관련이 없는 22개의 첫 염색체 가운데 하나에서 발생하는 유전자 돌연변이는 상염색체(성염색체 이외의 염색체-옮긴이)라는 장애를 일으킬 수 있다. 유전된 상염색체의 유전적 돌연변이는 일반적으로 우성이거나 열성이다. 만약 우성이라면 눈에 보이는 장애의 특성을 발현하기 위해서는 한 부모의 유전자 사본이 하나만 필요하다(표현형으로 알려져 있다). 이런 상황이라면 적어도 한 부모가 장애의 신체적 징후, 즉 표현형을 보일 것이다. 열성 유전자 돌연변이는 비정상 유전자(한 부모로부터 물려받은)가 정상 유전자(다른 부모로부터 물려받은)보다 우세하지 않은 경우이다. 이에 영향받은 개인은 비정상적인 표현형의 외적인 징후를 보이지 않지만, 그 유전자 사본을 하나 지니고 있으므로 그 또는 그녀의 아이들에게 전달될 수 있다(그 또는 그녀를 보인자라고 부른다). 비정상적인 유전자가 양친으로부터 유전되면 개인은 눈에 보이는 징후를 보인다. 라론 증후군은 상염색체 열성 장애 중 하나이다.

상염색체 열성 유전

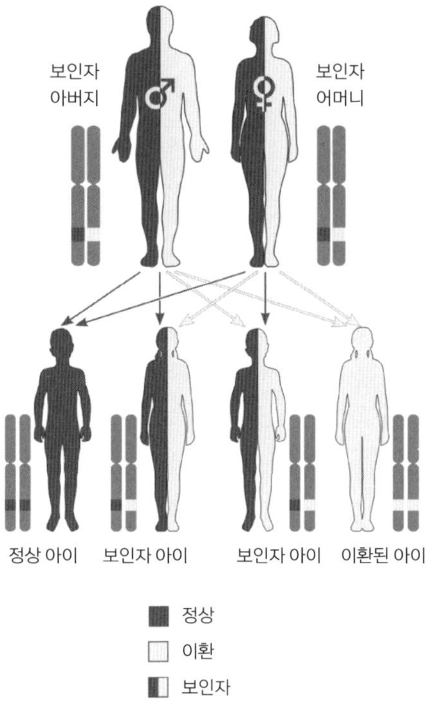

키가 작은 사람과 돌연변이 대립 유전자가 없는 사람이 자녀를 낳는다면, 아이 중 일부는 전달자가 될 수 있지만 키가 작지는 않을 것이다. 부모가 모두 라론 대립 유전자의 전달자라면, 즉 각자가 유전자 사본 하나만 지니지만 장애가 없는 경우라면 생물학적 아이가 전달자가 될 확률은 50%, 비전달자가 될 확률은 25%, 표현형(장애의 관찰 가능한 징후를 나타냄)을 발현할 확률은 25%다. 그러나 부모가 모두 표현형(키가 작음)을 발현한다면, 이는 각 부모가 돌연변이 대립 유전자의 사본을 2개씩 갖게 되므로 그들의 아이들이 모두 단신 표현형을 물려받게 된다는 의미다.

열성 유전자 돌연변이를 전달할 가능성은 혈연관계인 사람끼리 아이를 낳을 때 대폭 증가한다. 보통은 사회적 금기나 세속법으로 제한되지만, 특정한 민족적 배경을 가진 사람들 사이에서는 근친 교배가 다른 사람들보다 더 자주 일어난다. 이들의 조상이 같을 가능성이 크기 때문이다.

에콰도르와 이스라엘의 세파르디 유대인의 경우, 고립된 환경과 같은 종교 내에서 결혼하고 싶은 강한 욕구로 인해 가까운 친척과 결혼할 가능성이 커졌고, 그 결과 그들 중 많은 수가 라론 증후군 장애를 물려받게 되었다. 실제로 라론 박사가 자신의 이름을 딴 증후군을 발견한 첫 번째 가족에서는 부모의 조부모가 사촌지간이었다.

자, 여기서부터 이야기가 흥미로워진다. 유전적으로 비정상적인 단신으로 살 운명은 저주처럼 들릴지 모르지만, 그들은 흔치 않으나 매우 바람직한 특성을 공유한다. 그것은 바로 당뇨병이나 암에 걸리지 않는다는 점이다. 영원히 말이다. 알츠하이머병과 심혈관 질환에 걸릴 위험도 상당히 줄어든다. 당뇨병과 암이 없는 그들의 생물학적 비밀은 무엇일까? 고도가 높은 마을에 살기 때문일까, 아니면 유전적 장애의 유익한 부작용 때문일까?

라론 박사가 호르몬 치료에 효과를 보이지 않는 키 작은 아이들을 진료한 지 8년 만에 방사선 면역 측정법이라는 특수 실험실 기술로 개인의 성장 호르몬 수치를 측정할 수 있게 되었다. 놀랍게도 그는 아이들의 성장 호르몬 수치가 낮기는커녕 오히려 높다는 사실을 발견했다. 그와 동료들은 성장 호르몬과 결합해 IGF-1이라는 물질을 생산하는 간의 특정 수용체에 결함이 있음을 발견했다. 생화학자가 아니라면 IGF-1이라는 어휘가 낯설겠지만, 앞으로 이 물질에 대해 많은 것을 알게 될 것이다. 장수뿐 아니라 멋진 외모 및 몸 상태와 관련이 깊으니까 말이다.

부모로부터 라론 증후군 돌연변이를 물려받은 사람의 IGF-1 혈중 농도는 1밀리리터당 20나노그램 미만이었다. 사춘기 동안 정상적인 발달을 촉진하는 정상 범위는 1밀리리터당 100~600나노그램이다. 사춘기 이후에는 이 수치가 30~200대까지 광범위하다. 이는 한창 성장할 나이에 인체가 요구하는 양보다 훨씬 낮은 수치다. 그러나 식단 선택이 좋지 않은 탓에 미국의 많은 성인이 건강에 부정적인 영향을 미칠 수 있는 높은 수치를 보인다. 나중에 살펴보겠지만, 동물 단백질과 정제 탄수화물을 너무 많이 먹으면 IGF-1 수치가 계속 높아진다.

당뇨병과 암에 걸리지 않는 사람들

2011년 에콰도르의 게바라 아기레, 국립노화연구소의 라파엘 드 카보, 서던 캘리포니아 대학교 장수연구소의 노화생리학자 발터 롱고를 포함한 연구진은 에콰도르 코호트를 22년 동안 추적 연구한 끝에 이들 중 20% 이상이 비만이고 공복 혈당 수치 또한 돌연변이가 없는 지역 주민들과 거의 같지만, 아직 당뇨병 환자가 없다는 논문을 발표했다.[4] 에콰도르 코호트 수백 명 중 암 환자는 한 사람밖에 없었는데, 그것도 치명적이지 않은 암이었다. 이는 유전적 돌연변이가 없는 같은 지역 주민 중 약 5%가 당뇨병으로 사망하고 20%가 암으로 사망한 것과는 엄청나게 다른 결과였다.

현재 진행 중인 연구에서 계속 관찰하고 있는 마을 사람 중 1명은 50대 여성인데, 키가 1학년생의 평균 신장인 약 107cm에 불과하다. 그런데 몸무게는 약 58kg이어서 확실히 병적으로 비만한 범주에 속한다. 그녀의 식단은 탄수화물과 지방이 풍부하지만, 혈압은 아무 문제가 없고 당뇨병이나 다른 질병을 앓은 적도 없다. 과학자들은 그녀가 비만하지만 건강하다고 말한다.

일찍이 라론 박사는 동료들과 함께 IGF-1이 자연적으로 결핍된 전 세계 인구의 절반가량(222명)을 조사한 논문을 발표했다.[5] 이러한 결핍은 줄어든 성장 호르몬이나 라론 증후군(방금 설명했듯이 변이 성장 호르몬 수용체 유전자 때문에), IGF-1 유전자의 제거나 '기능 상실'이 원인이었다. 조사 결과 암에 걸린 사람은 단 한 사람도 없었다. 나중에 IGF-1이나 성장 호르몬 치료를 받았을 수도 있다는 점은 중요하지 않아 보였다.

라론과 동료들이 에콰도르 코호트의 혈액을 채취했을 때, 혈액 속의 무언가가 실험실에서 만든 암 덩어리들에서 가져와 페트리 접시에서 키운 세포들을 보호하는 것으로 보였다(연구자들은 실험실에서 암을 유도해 암 행동을 연구하는 것을 좋아한다). 탄수화물이 많은 식단에도 불구하고 에콰도르 코호트는 인슐린 수치가 낮고 인슐린 민감도가 양호해(즉 인슐린 저항성이 없었다) 당뇨병에 걸리지 않았다(68~69쪽 박스 참조).

더 중요한 것은 연구자들이 이 사람들의 혈액 속에 인체 세포를 배양하자 자기 정화 능력을 관리하는 신체의 주요 단백질 복합체인 엠토르의 발현이 감소했다는 사실이다. 앞서 설명했듯이 이것이 무엇을 의미하는지 알 것이다. 엠토르가 꺼지면 자가포식이 증가하고 세포 재활용 기계가 활성화해 세포 찌꺼기를 치워 몸을 청소하는 것이다.

노화로 피가 끈적끈적해질 때

인슐린이 몸에서 매우 중요한 호르몬 중 하나라는 사실은 이미 알고 있을 것이다. 인슐린은 인체 대사에서 중요한 역할을 맡아 몸이 음식 에너지를 세포로 보내서 연료로 사용하는 일을 돕는다. 인체 세포는 혈류를 통과하는 포도당을 자동으로 흡수할 수 없기 때문에 췌장에서 생산되어 운반체 역할을 하는 인슐린의 도움이 필요하다. 인슐린은 혈류의 포도당을 근육·지방·간 세포로 전달한다. 정상적이고 건강한 세포는 인슐린 세포 수용체가 많아서 이 호르몬에 반응하는 데 아무런 문제가 없다. 하지만 포도당이 끊이지 않아 높은 인슐린 수준에 끝없이 노출되면, 세포는 표면의 인슐린 수용체의 수를 줄여 적응하면서 점점 인슐린을 못 본 체하게 된다.

포도당이 끊이지 않는 이유는 대개 가공식품에 든 정제된 당과 단순 탄수화물을 너무 많이 먹기 때문이다. 인슐린을 못 본 체하는 것을 '인슐린 저항성'이라고 한다. 인체 세포가 이 중요한 호르몬에 둔감하거나 저항하는 것이다. 이는 세포의 자기 보호 메커니즘으로 여겨진다. 알다시피 포도당은 미토콘드리아라는 세포의 에너지 기관에 도움을 줄 수 있지만, 포도당이 너무 많으면 단백질에 달라붙어 치명적으로 기능을 방해할 수 있다.

세포가 이 상태에 있으면 인슐린을 본체만체해 혈액에서 포도당을 얻지 않는다. 대부분의 생물학적 과정이 그렇듯이, 이때 췌장이 반응해 인슐린을 훨씬 더 많이 방출한다. 이제 포도당이 세포에 들어가려면 인슐린

이 더 많이 필요하다.

이 일련의 사건들은 악순환을 만들어 결국 제2형 당뇨병에 이르게 된다. 당뇨병 환자는 고혈당증이 있는데, 이는 혈중 포도당이 높다는 의미다. 복습하자면, 고혈당이 되면 세포에 즉시 에너지를 공급하려고 몸이 필요량보다 더 많은 포도당을 확보하며, 그것을 안전하게 저장하는 일에 초점을 맞춘다. 그러면 포도당이 '끈적하지' 않아 세포에 해를 덜 입히는 포도당 형태인 글리코겐으로 바뀐다.

글리코겐은 주로 간과 근육에 저장되어 혈당 수치가 감소하면 쉽게 이용할 수 있는 에너지원을 제공한다. 간과 근육에 글리코겐 저장고가 존재하면 연료로 연소되지 않은 지방이 지방 조직에 저장된다. 제2형 당뇨병 환자 대부분, 즉 약 80%가 과체중이거나 비만한 것도 이 때문이다. 혈중에 당이 남아 있으면 '끈적한' 포도당 분자가 단백질(안쪽 혈관을 구성하는 단백질처럼)에 붙어 기능 장애를 일으키는 최종 당화 산물을 만들어 내는 등 큰 피해를 준다. 당화는 당뇨병이 조기 사망, 관상 동맥 심장병, 뇌졸중, 신장병, 실명의 주요 원인이 되는 이유 중 하나이다.

라론 박사와 동료들의 연구에서 우리가 알게 된 것은 IGF-1의 활동과 특정 질병 및 사망 위험에 영향을 미치는 인체 성장 호르몬, 그리고 인슐린의 상관관계가 중요하다는 사실이다. 이를 더 깊이 이해하기 전에, 인간을 실험하지 않고 이런 생물학적 현상을 연구하는 방법을 어떻게 확립했는지 알아볼 필요가 있다. 그러기 위해 유명한 쥐 몇 마리에게 관심을 돌려 보자.

앞서 설명한 유전학과 키 작은 사람들에 관한 모든 내용은 자가포식과는 전혀 관련이 없어 보일지 모르지만, 다음 이야기를 이해하는 데 도움이 되니 참을성 있게 읽어 보라. 라론과 다른 사람들의 연구에서 얻은 교훈은 자가포식이 작동하는 방식과 우리가 몸을 살짝 속여 병에 걸림으로써 일찍 죽을 위험을 피하는 방법과 매우 관련이 깊다.

에임스와 스넬 '난쟁이' 쥐

1950년대에 아이오와주 에임스의 아이오와 주립대 연구용 쥐군에서 자연 돌연변이 DNA가 있는 쥐가 태어났다. 특정 유전자에서 이러한 '기능 상실' 돌연변이가 발생해 세 가지 중요한 호르몬인 성장 호르몬, 프로락틴, 갑상샘 호르몬 수준이 감소했다. '기능 상실'이란 돌연변이가 유전자를 소멸시키거나 비활성화해 특정 호르몬을 생산하는 단백질을 코딩하는 일과 같은 유전자 기능을 수행할 수 없다는 뜻이다.

에임스 난쟁이 쥐는 태어날 때는 별다를 게 없지만, 성장이 느려 다른 가족의 절반 정도로밖에 자라지 않는다. 다 자란 에임스 난쟁이 쥐는 혈중 IGF-1 수치가 극히 낮다. 역설적으로 이 쥐들의 음식 섭취량과 산소 이용도는 몸집에 비해 예상보다 더 높다. 이 쥐의 공복 인슐린과 포도당 수치도 감소하여 우수한 인슐린 민감성을 나타낸다(즉 인슐린 저항성이나 당뇨병 직전 단계와는 거리가 멀다).

여러 가지 면에서 에임스 난쟁이 쥐는 칼로리를 제한하지 않아도 칼로리를 제한한 동물이 보이는 노화 지연이나 장수 효과 같은 이점을 지닌다. 보통 쥐들은 평균 약 900일을 살고, 칼로리를 제한하면 평균 1200일까지 살 수 있다. 그러나 에임스 난쟁이 쥐는 칼로리 제한 없이 약 1300일을 살고, 칼로리를 제한하면 거기에 100일을 더 산다.

에임스 난쟁이 쥐처럼 스넬이라는 난쟁이 쥐는 성장 호르몬을 포함한 특정 호르몬을 생산하는 다른 유전자에 결함이 있다. 이 두 종류의 쥐에는 작은 차이가 있지만, 병리학적 또는 생물학적 특성은 비슷하다.

난쟁이 쥐의 진기한 장수를 연구하는 작업은 1990년대와 2000년대 초에 시작되었는데, 그중 많은 연구가 건강한 기간에 미치는 라파마이신의 영향을 조사하던 같은 연구자들에 의해 진행됐다. 2001년에 처음 발표된 연구 중에서, 메인주 잭슨 연구소의 데이비드 해리슨의 잭슨 연구실은 챕터 1에서 설명했듯이 스넬과 에임스 난쟁이 쥐에서 발견된 돌연변이로 인하여 수명이 연장될 수 있다는 사실을 밝혔다.[6] 연구자들은 두 쥐 모두 성장 호르몬과 IGF-1 수치가 줄었다고 판단했다. 그들의 연구는 스넬 난쟁이 쥐가 특정 면역 세포와 콜라겐 교차 결합에서 노화를 지연시켰다는 것을 밝혀내, 이 쥐의 수명 연장이 노화 속도가 정말로 느려졌기 때문이라는 결론을 뒷받침했다.

(교차 결합이란 콜라겐 같은 특정 단백질이 서로 결합해 부작용이 나타난다는, 오랫동안 인정받은 노화 이론을 말한다. 예를 들어 당뇨병 환자들은 건강한 환자들보다 교차 결합 단백질 수가 두세 배 많다. 이는 주로 '끈적한' 포도당의 혈중 농도가 높기 때문인데, 앞서 설명했듯이 이로 인해 최종 당화 산물이 만들어진다. 단백질의 교차 결합도 심장 비대와 콜라겐의 경화를 유발할 수 있으며, 이는 다른 부정적인 결과 중에서 특히 심장 마비에 대한 취약성을 증가시킬 수 있다.)

스넬 난쟁이 쥐 역시 정상 쥐보다 암 발병률이 낮았다. 더 나아가 저명한 학자이자 서던 일리노이 의과대학 내과생리학 교수인 안드레제 바트케 박사는 생후 2~6주 쥐에게 성장 호르몬을 보충하면 이러한 긍정적인 건강 효과가 상쇄된다는 것을 증명했다. 바트케 박사의 실험실은 단일 유전자 돌연변이가 포유류의 수명을 연장할 수 있음을 처음으로 밝혀, 에임스 난쟁이 쥐의 수명 증가가 성장 호르몬 결핍 때문이라고 결론을 내린 최초의 실험 중 하나로 인정받는다.[7]

에임스와 스넬 난쟁이 쥐 변종은 모두 근친 교배된 쥐의 뇌하수체를 조절하는 유전자의 자연 돌연변이에서 비롯되었다. 반면, 성장 호르몬 수용체를 없앤 쥐 변종은 라론 증후군 쥐에서 발견되는 성장 호르몬 수용체 결함을 재현하고자 의도적으로 설계되었다. 장수 세계 기록을 보유하고 있는 이 쥐 변종은 연구자들이 인간을 연구할 때 발생하는 윤리적이고 실질적인 제약 없이 이 돌연변이를 이해할 수 있도록 개발되었다. 실험실에서 개발된 이 돌연변이 쥐들은 라론 증후군 환자의 증상을 그대로 복제해 심각한 성장 지연, 균형 잡힌 왜소증, 매우 낮은 혈청 IGF-1 농도를 보인다. 게다가 이 쥐들은 공복 혈당과 인슐린 수치가 줄어들고 인슐린 민감도가 증가했을 뿐만 아니라 포도당 내성이 감소했는데, 이는 모두 건강상 유익한 효과였다. 그리고 이 쥐들은 한배에서 태어난 야생 쥐보다 30~40% 더 오래 산다.

2017년 미네소타주 메이오 클리닉을 비롯해 브라질, 폴란드, 독일 등 전 세계에서 모인 과학자 컨소시엄은 이 장수 쥐 연구에서 밝혀진 매우 놀라운 생명 작용과 관련해 〈노화 연구를 위한 새로운 동물 모델〉이라는 논문을 공동 발표했다.[8]

흥미롭게도 성공적인 노화의 가장 좋은 예인 백세인도 100세를 살지 못하는 사람보다 혈장 IGF-1 수치가 낮다. IGF-1 유전자의 단일 돌연변이로 인해 몸집이 왜소한 수많은 동물 품종(예컨대 매우 작은 개와 고양이, 돼지 등) 역시 정상 크기의 동물 품종보다 두드러지게 오래 산다.

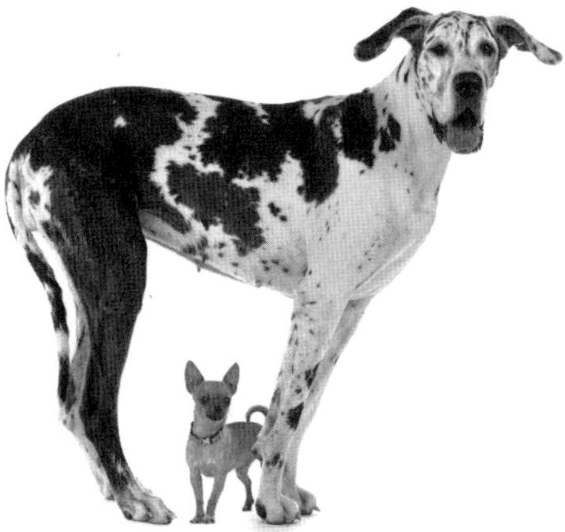

돌연변이가 없는 쥐보다 상대적으로 오래 사는 실험용 쥐를 만든 과정을 간략히 설명한 이유는 몸이라는 기계가 장수하려면 어떤 방법을 꾀해야 하는지, 그리고 더 중요하게 우리가 기본적인 생활 습관 교정을 통해 이러한 돌연변이 효과를 어떻게 모방할 수 있는지를 이해하기 위해 이러한 독특한 돌연변이를 연구하는 방법이 있음을 알리기 위해서다.

IGF-1의 수준이 낮다는 것은 곧 수명이 길다는 의미다. 하지만 돌연변이 유전자가 꼭 있어야만 이런 결과를 얻는 것은 아니다. 흥미롭게도 동물의 수명을 연장하는 가장 현실적인 방법인 칼로리 제한은 우리의

IGF-1 수준을 상당히 감소시킬 것이다. 핵심은 건강한 균형을 유지하고 IGF-1과 성장 호르몬 및 인슐린의 연관성을 인식해 노화와 자가포식을 최적화하는 것이다.

성장과 장수의 시소 게임

조직의 성장과 에너지 대사에 많은 영향을 미치는 성장 호르몬은 다양한 상황이나 환경에 반응해 분비되는데, 운동과 혈당 감소, 탄수화물 제한, 단식 등이 가장 중요하다. 앞서 설명했고 이름에서 알 수 있듯이 성장 호르몬은 성장 촉진 호르몬으로 근육과 간에서 단백질 합성을 증가시킨다. 또한 에너지를 위해 지방 세포의 자유 지방산을 결집하는 경향이 있는데, 이는 체중 감량에서 중요한 요소이다.

지금까지 이야기하지 않은 중요한 사실이 있다. 성장 호르몬이 간을 자극하여 IGF-1을 생산한다고 말했지만, 인슐린이 있을 때만 그렇다. 높은 인슐린 수준(예를 들어 페퍼로니 피자나 치즈버거 등 단백질과 탄수화물이 함유된 식사를 한 후)과 함께 높은 성장 호르몬 수준은 IGF-1 수준을 높이고 성장을 촉진하는 체내 반응을 증가시킨다.

반대로 단식을 하거나 탄수화물을 제한하는 동안에 나타나듯이 인슐린 수치가 낮으면서 성장 호르몬 수준이 높으면 IGF-1 수준이 올라가지 않아 많은 유익한 효과를 불러온다. 자가포식을 자극함으로써 오래되고 쓸모없고 잠재적으로 해로운 단백질과 세포 찌꺼기를 모두 제거하는 것이다. 동시에 단식은 성장 호르몬을 자극해 멋지고 새로운 세포와 조직을 만들라고 세포에 알린다. 그 결과 새롭고 완전한 개조, 즉 오래된 것을 버리고 새로운 것을 받아들여 신체 건강이 향상된다.

이는 집을 개조하는 것과 비슷하다. 부엌을 예로 들어 보자. 만일 벽에 1960년대 스타일의 청록색 찬장이 달려 있다면 떼어 내고 새로운 찬장을 설치해야 한다. 이는 제거하거나 파괴하고 창조하거나 건설하는 이중의 과정이다.

신체의 성장을 촉진하고 일정 수준의 IGF-1을 순환시켜야 할 시기와 상황이 있다. IGF-1 수치가 너무 낮거나 너무 높으면 전체 원인 사망 위험이 증가한다. IGF-1은 발달을 촉진하고 따라서 회복을 위해 중요하지만, 같은 메커니즘이 암을 촉진할 수도 있다는 의미이다. 다음은 IGF-1의 장단점을 요약한 내용이다.

장점

- 근육량과 힘을 유지하는 데 도움이 되고, 근손실과 전반적인 쇠약을 줄인다.
- 염증 반응을 줄이고 산화 스트레스를 억제한다.
- DNA 손상과 같은 위험한 상황에서 세포의 생존을 돕는다.
- 새로운 뉴런의 성장을 촉진하고 아밀로이드 플라크의 축적을 방지하며 천연 항우울제 역할을 해 뇌 건강을 증진한다.
- 혈관 항염증 및 항산화 효과를 지녀 심장병을 예방하고, 기존 플라크를 안정화하며, 플라크가 더 쌓이는 것을 방지한다.
- 골밀도를 높이는 데 도움을 준다.

- 면역 체계를 지원한다.

커다란 단점

- 암 성장의 위험을 높인다. IGF-1은 암 촉진제이다.
- 수명을 단축한다.

뭐라고? 어떻게 이럴 수 있지? IGF-1 신호 전달의 여러 긍정적인 효과와 함께 중대한 단점을 두 가지만 열거했다. 과학계에서는 이 난제를 IGF-1의 역설이라고 부른다. IGF-1으로 인한 세포 증식과 생존을 강화하는 특성에도 불구하고 선충류, 파리, 포유류를 포함한 여러 생물의 수명 연장에서 IGF-1 신호가 감소한다고 밝혀졌기 때문이다. 이 분야는 오늘날 활발히 연구되고 있다.

역설의 반대편에서 탐구되는 이론 중 하나는 ATP 형태로 화학 에너지를 생성하는 세포의 작은 기관인 미토콘드리아 역할에 관한 것이다. 기억하겠지만 미토콘드리아는 인체 세포의 일꾼이다. 미토콘드리아는 적혈구를 제외한 모든 세포에서 발견되며, 핵의 DNA와는 별개로 고유의 DNA를 가지고 있다. 우리는 이제 미토콘드리아가 알츠하이머병, 파킨슨병, 암과 같은 퇴행성 질환 발달에 중요한 역할을 한다고 생각한다. 실제로 미토콘드리아 관련 질환에는 기능이 떨어진 미토콘드리아로 인한 신경학적·근육성·대사성 질환이 포함된다. 당뇨병과 치매처럼 동떨어진 질병들도 모두 미토콘드리아 문제와 관련이 있다.[9] 미토콘드리아에 손상이나 기능 장애가 있으면 질병과 노화가 뒤따르기 마련이다.

핵심은 이렇다. 자가포식은 미토콘드리아의 정상적인 교체에 중요한

인체가 원래 지닌 항노화 분자를 활성화하는 방법

자가포식을 최적화하는 가장 안전하고 효과적인 방법 하나는 최근 인체 세포에서 발견된 5' 아데노신 모노포스페이트 활성화 단백질 키나아제 AMPK, 즉 인체의 자연 노화 방지 효소를 활성화하는 것이다. AMPK가 활성화되면 자가포식을 통해 체내 오염 물질을 제거하라는 지시가 세포에 전달된다. 이것은 AMPK를 활성화시키는 물질을 사용하는 많은 사람의 복부 지방 저장고 감소로 입증된 바와 같이 세포가 더 젊게 행동할 수 있게 해 준다(AMPK는 세포가 무엇보다도 체내 지방을 파괴하도록 신호를 보낸다). 실제로 인기 있는 당뇨병 약인 메트포르민은 미토콘드리아에서 ATP의 생산을 감소시키는 작용을 하며, 이로 인해 AMPK 활성을 자극하여 인슐린 민감도를 증가시킨다. 예상할 수 있듯이 AMPK가 신호를 보내면 IGF-1 작용이 거부된다. 게다가 AMPK가 인체의 천연 항산화제 생산을 담당하는 '항산화 유전자'를 활성화할 수 있다는 것도 우리는 알고 있다.

다음 세 가지 전략은 이 중요한 항노화제를 활성화하는 데 도움이 된다. 나중에 설명하는 프로그램에서 이 내용이 다시 나올 것이다.

- 운동, 특히 고강도 인터벌 훈련
- 음식 : 콩과 식물(콩, 렌즈콩 등), 과일, 채소와 같은 점성 식이 섬유, 녹차 등 폴리페놀이 풍부한 차, 강황에 든 활성 물질인 쿠르쿠민
- 간헐적 단식을 통한 칼로리 제한과 단백질 제한(다음 챕터 참조)

역할을 할 수 있다. IGF-1 수준이 지속적으로 높으면 엠토르가 켜지고 자가포식은 꺼져 미토콘드리아 기능 장애와 세포 생존율 감소로 이어진다. 또한 미토콘드리아 돌연변이와 기능 장애는 나이 들면서 자연적으로 증가할 수 있으므로 IGF-1 수준이 높아지는 환경에서 기능 장애 미토콘드리아가 덜 제거되는 것은 노화성 질환에서 의미가 있을 수 있다.[10]

타이밍이 전부다

속담에도 있듯이 인생은 타이밍이 전부다. 그리고 삶에서 많은 일이 그렇듯이 좋은 면과 나쁜 면이 항상 혼재한다. 우리는 어느 정도는 생존을 위해 IGF-1이 필요하다. 적절한 시기에 적절한 양으로 우리 몸에 염증과 콜레스테롤, 체지방이 필요한 것처럼 말이다. 하지만 무엇이든 과하면 문제가 생긴다. 우리는 이 모든 생물학적 사건이나 물질들을 균형 있게 유지하고 가장 필요할 때 이것들의 힘을 이용하려고 노력해야 한다.

암의 위험이 상대적으로 낮은 발달기 어린이에게 IGF-1은 부상 회복뿐 아니라 성장과 발달을 돕는 친구다. 임신이나 수유와 같은 특정한 상황에서는 IGF-1 신호를 계속 켜야 할 수도 있다.* 하지만 나이가 들면 저울이 다른 방향으로 기울어지므로 IGF-1 신호 전달을 억제하는 것이 이롭다. 특히 중년기에 접어들면 자연적인 세포 노화와 세포의 DNA 돌연

* 임신과 수유는 IGF-1 신호를 계속 켜야 하는 많은 상황 중 두 가지에 불과하다. 고려할 만한 특별한 질환이 있다면 의사와 상담하라.

변이가 쌓여 암 위험이 놀랍도록 증가하기 시작한다. 따라서 정제된 탄수화물과 동물 단백질이 풍부한 현대식 식단은 도움이 되지 않는다. 더욱이 수도사의 식단을 따르면 IGF-1을 줄이고 자가포식을 유도하는 데 유리하다고 밝혀졌다. 앞으로 이런 내용을 자세히 설명할 것이다.

동물 단백질이 높은 식단이 암 발병 위험을 증가시키는 데는 생물학적으로 확실한 이유가 있다. 그런데 그 이유가 IGF-1과 관련이 있다. 알다시피 단백질을 아주 많이 먹으면 간은 생산성을 높이는 쪽으로 반응해 IGF-1을 쏟아 내며 세포에게 기본적으로 이렇게 말한다.

"성장할 시간이야! 엔진을 가동해서 더 늘려. 뭔가를 만들 수 있는 여분의 단백질이 많아."

문제는 이 성장 호르몬의 부추김으로 만들어진 부가물이 종양일 수 있다는 것이다. 특히 자가포식이 너무 오랫동안 꺼져 있던 탓에 세포의 DNA를 더욱 손상하는 돌연변이성 자유 라디칼을 생산하는 기능 장애 미토콘드리아가 많다면 더욱 그렇다. 다 자라 성인이 되면 세포 성장이 빠르지 않고 느려져야 한다(성장을 유도하는 항노화 호르몬과 보충제를 파는 장돌뱅이들이 뭐라고 하든). 따라서 목표는 적절한 단백질 섭취를 유지하되 지나치게 많이 먹지 않는 것이다. 그리고 여기서 단백질이란 주로 동물 단백질을 의미한다. 식물 단백질에는 IGF-1의 수치를 증가시키는 아미노산이 훨씬 적다. 따라서 간헐적 단식을 결합한 지중해식 식단이 균형 잡힌 식단을 실천하기에 이상적이다.

다음 챕터에서 살펴보겠지만 아토스산의 그리스 정교회 수도사들은 지구상에서 가장 건강한 사람들에 속한다. 연구 결과에 따르면 조밀한 조직인 수도사 공동체 내에서 암은 전례가 없다시피 하고, 뇌졸중과 심장 마비가 거의 없으며, 알츠하이머병과 파킨슨병과 같은 질병도 극히 드물다. 또한 이 수도사들은 그리스 본토에 사는 남성들보다 평균 몇 년 더 오래 산다고 한다. 실제로 그들의 생활 습관에는 우리가 귀 기울일 만한 놀라운 비밀이 몇 가지 있다.

CHAPTER 4

오키나와인과 수도사

모든 사람 안에는 의사가 있다. 우리는 그 의사를 돕기만 하면 된다.
우리 각자의 자연 치유력은 회복을 돕는 가장 큰 힘이다.
우리의 음식은 약이어야 하고, 우리의 약은 음식이어야 한다.
하지만 아플 때 먹으면 병을 키운다.

—

히포크라테스

일부 오키나와인, 그리스인, 제7일 안식일 예수 재림교인의 공통점은 무엇일까? 라론 증후군 난쟁이들처럼 세포 내 자가포식 과정이 건강한 조화로움 속에서 활발히 진행되어 무병장수를 누린다는 것이다. 그들은 어떻게 그럴 수 있을까? 같은 행성에 살고 있으면서 건강과 장수에서 우리의 결과를 능가하는 이 놀라운 세 집단을 탐색해 보자. 그들의 라이프스타일을 들여다본다면 그 성공 비결을 찾아내 우리 삶에서 실행할 수 있을 것이다. 그러려면 다음과 같은 인체의 세 가지 생물학적 경이로움을 탐구해야 한다.

- 칼로리 제한
- 간헐적 단식
- 단백질 순환

먼저 오키나와인을 살펴보자. 그들은 단백질과 칼로리 섭취를 모두 줄이면 유익하다는 단서를 제공한다.

칼로리가 적을수록 수명은 늘어난다

오키나와는 일본의 최남단 현(주 혹은 도와 비슷한 행정 구역)을 구성하는 열도 중 가장 큰 섬이다. 도쿄에서 남쪽으로 1600km 정도 떨어져 있으며 아열대 기후이다. 오키나와 주민들은 대부분 당뇨병, 심장병, 뇌졸중, 암과 같은 주요 노인성 질병이 없거나 늦게 발병해 일본 내에서 기대 수명이 가장 긴 것으로 유명하다. 그들은 전 세계적으로 이러한 질병 발병 비율이 가장 낮다. 일본 인구는 미국 인구의 40%에 불과하지만, 현재 110세를 넘긴 슈퍼센티네리언이 더 많다.

일본의 최고령자이던 오카와 미사오는 1898년 본토인 오사카에서 태어나 2015년 117세의 나이로 사망했다. 심장마비로 사망하기 한 달 전인

117세 생일에 그녀는 자신의 삶이 짧은 것 같다고 말했다. 장수의 비결을 묻자 그녀는 농담조로 이렇게 대답했다.

"나도 그게 궁금해요."

오키나와인은 천천히 늙으며, 심장병 발병률이 서구인의 20%에 불과하다. 1970년대 스즈키 마코토 박사가 시작해 지금은 유명해진 오키나와 백세인 연구와 협업하는 브래들리와 크레이그 윌콕스 박사 형제에 따르면, 오키나와인은 유방암이 매우 드물어 유방 조영술을 정기적으로 받을 필요가 없고 대부분의 노인 남성은 전립선암을 화제로 삼거나 걱정조차 하지 않는다.[1] 일반적으로 그들은 생애의 97% 동안 어떤 장애도 없이 보낸다. 하지만 연구들에서 밝혀진바, 그들이 예를 들어 일본 본토나 하와이로 이주하면 빠르게 건강이 나빠진다. 이는 오키나와인의 장수가 유전과 강력한 상관관계가 없다는 뜻이다. 우연하게도 오키나와는 일본에서 가장 가난한 지역이다. 수십 년 동안 그들은 배가 80% 찰 때까지만 먹는 관습이 있었다. 문화적인 이유에서든 부득이 검소해져서든 오키나와인은 전통적으로 일본 본토 성인들보다 칼로리를 20% 적게 섭취했다.

오키나와 노인들이 장수하는 데는 무술과 걷기, 정원 가꾸기, 오키나와 전통춤을 통한 신체 활동, 물질에 연연하지 않는 태도와 낮은 스트레스 수준, 사회적 지원, 좋은 의료 체계 등 여러 요인이 작용한다. 하지만 성공의 밑바탕에는 식단이 있다.[2] 의료인류학자이자 노인학자인 오키나와 백세인 연구의 크레이그 윌콕스가 설명했듯이, 이 지역의 전통적인 식습관에는 다음과 같은 특징이 있다.

1 비녹말 채소(아티초크, 아스파라거스, 아보카도, 브로콜리, 양배추, 콜리플라워,

셀러리, 오이, 녹색 채소, 버섯, 양파, 고추, 시금치, 여름호박, 토마토, 주키니호박) 같은 당지수가 낮은 채소를 많이 섭취한다. 당지수는 40여 년 전에 식품, 특히 탄수화물 함유 식품이 혈중 포도당 수치에 미치는 영향을 측정하기 위해 개발되었다. 당지수는 순수 포도당을 기준점으로 삼아 특정 식품의 값을 0~100으로 매긴다. 순수 포도당은 당지수가 100이다. 당지수가 높은(일반적으로 70 이상) 식품은 빠르게 소화되고 흡수된다. 그러면 혈당 수치가 빠르게 상승해 혈류에서 포도당을 빼내 세포로 보내 사용하게 하는 인슐린 수치가 급증한다. 당지수가 낮은 식품(일반적으로 1~55)은 더 천천히 소화되어 혈당과 인슐린 수치가 서서히 상승한다. 일부 저당지수 식품은 혈당 수치를 거의 바꾸지 않는다. 당지수가 56~69인 식품은 '중간'으로 간주한다.

2 콩과 식물을 많이 섭취하는데, 주로 두부와 미소(된장)의 형태로 먹는다. 오키나와의 두부는 일본 두부보다 수분 함량이 낮고 건강한 지방과 단백질 함량이 더 높다.

3 해산물을 적당히 먹는다(일일 칼로리의 약 1%). 특히 해안 지역에서.

4 육류와 육류 제품을 적게 먹는다(일일 칼로리의 1% 미만).

5 유제품을 적게 먹는다(일일 칼로리의 1% 미만).

6 알코올을 적당히 섭취한다.

7 칼로리 섭취량이 적다.

8 어류를 통한 오메가-3 지방 섭취량이 많다.

9 포화 지방 대비 단불포화 지방 비율이 높다.

10 보통 당지수가 낮은 탄수화물을 많이 섭취한다.

11 과일을 적게 먹는다(일일 칼로리의 1% 미만).

12 단백질을 적게 먹는다(하루 39g 정도).

13 섬유소를 많이 먹는다(하루 23g 정도).

전통적인 오키나와 식단은 엠토르를 꺼서 IGF-1 수준을 상당히 내릴 만큼 단백질 함량이 낮다.

채소, 특히 고구마와 콩의 섭취량이 많고 단백질의 주요 공급원으로 고기나 유제품이 거의 없다는 점이 주목할 만하다. 칼로리 밀도가 낮은 오키나와 고구마는 1600년대부터 대략 1960년까지 오키나와 식단의 주요 탄수화물로 칼로리의 50% 이상을 차지했다. (당지수가 높으리라 생각하겠지만, 당지수가 약 85인 구운 흰 감자에 비하면 아무것도 아니다. 삶은 고구마는 당지수가 40대 중반이며 탄수화물과 칼로리가 적다).

오키나와 백세인 연구진이 섬의 8세대들 디하이드로에피안드로스테론DHEA 수치를 측정하여 캘리포니아 샌디에이고 북부 언덕에 자리한 지역 사회인 랜초 베르나르도의 미국 기준 인구와 비교한 결과, 오키나와인의 수치가 높은 것으로 밝혀졌다. 이를 오메가-3 지방산인 도코사헥사에노산DHA과 혼동하지 않기 바란다. DHEA는 인체가 만드는 호르몬이다. 부신에서 만들어지며, 가장 풍부한 순환 호르몬 중 하나로 에스트로겐이나 테스토스테론과 같은 다른 호르몬의 전구체 역할을 한다. DHEA 수치는 나이가 들면서 꾸준히 떨어져 사람의 노화 속도를 보여 주는 좋은 생물 지표이다. 오키나와인은 또한 같은 나이의 미국인보다 자연 에스트로겐과 테스토스테론이 더 많다고 밝혀졌다. 나이 든 오키나와인이 이러한 호르몬들을 매우 높은 상태로 유지하는 것은 건강한 식단과 지속적인 신체 활동 덕분이라고 여겨진다.

식단이 오키나와인 무병장수의 주된 비결이라면, 그들의 식습관 중 결정적 요인은 무엇일까? 앞서 열거한 특징 중 한 가지가 시선을 끈다. 칼로리 제한은 현재 효모균에서 포유류에 이르는 다양한 종의 노화를 지연하고 장수를 늘리는 가장 강력한 방법으로 인정받고 있다. 이는 특히 포유류의 암을 예방하는 가장 강력하며 반복해서 입증할 수 있는 생리학적 방식이기도 하다.

생물체가 칼로리 섭취를 급격히 줄여 더 오래, 더 건강하게 살 수 있다는 생각은 새로운 이론이 아니다. 1935년 코넬 대학교의 유명한 영양학자 클라이브 매케이가 메리 크로웰, 레너드 메이너드와 함께 쓴 논문이 《영양학 저널》에 발표된 이후 칼로리 제한이 수명과 건강에 제공하는 이점을 다룬 연구들이 광범위하게 발표되고 검토되었다.[3] 이 논문은 지난 수십 년 동안 수천 차례 인용되었다. 매케이 연구팀은 단순히 칼로리 섭취를 줄여 영양실조 없이 쥐의 수명을 거의 두 배로 연장한 결과를 최초로 내놓았다. 그들의 연구로 노화를 늦출 수 있다는 점이 입증됨으로써 미래 연구의 토대가 마련되었다. 거의 반세기가 지난 후 리처드 와인드러치와 로이 월퍼드는 쥐의 '성인기(12개월)에 시작된' 열량 제한으로 쥐의 수명이 늘었을 뿐만 아니라 자연적인 암 발생률이 50% 이상 감소했다고 보고했다.[4]

그로부터 수십 년 후 실험실 연구는 벌레와 파리에서 설치류와 영장류에 이르는 동물 실험을 통해 열량 제한이 항노화 혜택을 제공한다는 점을 반복적으로 입증했다. 이로써 영장류인 우리 인간도 마찬가지라는 것을 강력하게 추론할 수 있다. 다양한 형태의 생물에서 혜택이 입증되었다면 보존 효과가 높다고 해석할 수 있으므로 진화학적으로 공통 유전자가 작용할 가능성이 크다는 의미다.

서구식 식단이 영향을 미치기 전(제2차 세계 대전 이후 미국은 오키나와에 군사 기지를 배치해 수만 명의 오키나와인 직원과 그 가족을 고용하고 미국의 식료품점, 식당, 패스트푸드점 등을 들여왔다) 오키나와인은 칼로리 제한의 본보기였다. 그 전에 오키나와인은 매일 약 1780Cal를 섭취했는데, 이는 체중 유지를 위한 일반적인 권장량보다 11~15% 적은 양이다(일반적인 성인의 평소 식단은 약 2000Cal이다). 칼로리 제한 식단을 따르지 않은 젊은 오키나와인은 모든 연령대에서 체질량 지수가 높았을 뿐 아니라 제2형 당뇨병 발병률이 더 높고 심장병 발병 위험도 더 컸다.

칼로리 제한이란 영양실조나 필수 영양소 결핍 없이 칼로리를 적게 섭취한다는 뜻이다. 이는 신체 작용에 많은 영향을 줘 궁극적으로 라파마이신과 같은 약물의 장수 혜택을 모방하게 한다. 칼로리 제한의 효과를 조절하는 분자 메커니즘에 대한 연구와 토론이 여전히 진행 중이지만, 칼로리 제한과 수명 연장이 인슐린 신호 전달의 감소 및 자가포식 증가와 관련 있다는 가설이 더 널리 인정된다.

2017년 위스콘신 대학교 매디슨 캠퍼스와 국립노화연구소의 연구진이 포함된 연구자 협력 단체는《네이처》에 장기적인 칼로리 제한이 사람과 같은 방식으로 노화하는 영장류인 붉은털원숭이에게 측정 가능한 건강 이점을 제공한다고 보고했다.[5] 와인드러치를 포함해 일찍이 명성을 얻은 연구자들은 원숭이에게는 늦은 중년이라고 할 수 있는 16세 때 30% 칼로리 제한 식단을 시작한 원숭이 한 마리를 소개했다. 이제 40세가 훨씬 넘은 이 붉은털원숭이(이름은 칸토)는 같은 종에서 장수 기록을 세웠다. 원숭이의 40세는 사람의 130세와 맞먹는다.

챕터 3에서 소개한 서던 캘리포니아 대학교의 발터 롱고가 이끄는 또 다른 최근 연구에서 연구팀은 평생 만성적인 배고픔을 겪지 않고도 노화 방지 혜택을 얻을 수 있다고 했다. 연구팀은 3개월 동안 한 달에 5일만 단식하고 필요에 따라 간격을 두고 반복하는 이른바 '단식 모방 다이어트'를 추천했다. 롱고 박사는 이 방식은 "노화와 노인성 질병의 위험 요소를 줄이는 데 안전하고 실현 가능하며 효과적"이라고 말한다.[6]

연구팀 제안대로 사람들은 첫날 50% 칼로리 제한 식단(총 1100Cal)과 다음 4일간 70% 칼로리 제한 식단(약 700Cal)으로 먹었으며, 그 후 한 달 동안 원하는 것을 맘껏 먹었다. 이 치료 요법의 근본은 이 식단의 재생 효과가 단식 후 회복 기간에 발생한다는 것이다. 단 5일간의 식단이지만 이 방식이 모두에게 맞는 것은 아니다.

이 식단은 실천하기가 어려워서 실험 대상자 중 25%가 중도에 포기했다. 하지만 끝까지 버틴 사람들, 특히 비만하거나 건강이 좋지 않은 사람들은 여러 가지 혜택을 얻었다. 3개월 후 참가자들은 근육량 손실 없이 체질량이 감소했고 혈당과 혈중 지방, 콜레스테롤 수치가 건강한 범위로 돌아왔다. 이 결과는 평소 식단으로 돌아간 후에도 최소 3개월 이상 유지되었다.

다양한 사람이 수년에 걸쳐 자발적으로 극도의 칼로리 제한을 실천해 왔다. 이 사람들은 칼로리를 제한하면 수명이 늘거나 어쨌든 건강을 유지할 것으로 믿는다. 국립노화연구소가 요약했듯이 이들을 연구한 결과 심혈관 질환과 당뇨병 같은 특정 질병의 위험 요인이 현저하게 낮은 것으로 밝혀졌다. 하지만 이러한 혜택에는 대가가 따를 수 있다. 이 연구에서는 장기적으로 이득인지 위험인지 불확실한 다양한 생리 효과가 나타났을 뿐 아니라 성욕이 감소하고 추운 환경에서 체온 유지 능력이 감소하는 것으로 밝혀졌다. 그런데 이 사람들은 일반적으로 다양한 영양 보충제를 복용하고 있어서 특정 효과가 다른 요인이 아닌 칼로리 제한에서 기인하는지 판단하기가 쉽지 않다. 따라서 오키나와 식단과 같은 안전한 행동으로 충분하다는 것을 확신해도 된다. 칼로리 제한을 극단적으로 실행할 필요는 없다. 수확 체감의 법칙을 고려해야 한다.

더욱 엄격한 인체 칼로리 제한 연구를 수행하기 위해 국립노화연구소는 듀크 대학교 의과대학 관리 아래 '에너지 섭취 감소의 장기 효과 종합 평가'라는 선구적인 임상 시험을 지원하고 있다.[7] 이 연구는 루이지애나주 배턴루지에 있는 페닝턴 생물의학연구센터, 보스턴 터프츠 대학교 장 마이어 USDA 노화에 관한 인간영양연구센터, 미주리주 세인트루이스 의과대학의 워싱턴 대학교 등에서 진행하고 있다. 이 연구는 여전히 진행 중이지만, 2007년에 시작된 이후 결론이 난 몇 가지 자료가 우리 수중에 들어와 있다.

연구자들은 정상 체중이거나 적당히 과체중인 젊은이와 중년 성인 218명을 모집해 이들을 무작위로 두 집단으로 나누었다. 실험군에 속한 사람들은 2년 동안 칼로리 제한 식단을 따랐고, 내조군은 평소대로 먹었다.

이 연구는 실험군의 사람들이 연구 이전에 먹던 일일 칼로리양보다 25% 적게 섭취하도록 설계되었다. 이렇게 많이 줄이기가 어려워 참가자들은 목표치를 달성하지 못했지만, 하루 칼로리 섭취량을 12% 줄여 혜택을 누릴 수 있었다. 피험자들은 2년 동안 평균 10% 감량한 체중을 유지했다. 실험이 끝나고 2년 후 실시한 후속 연구에서 피험자들은 감량한 체중을 상당히 오래 유지한 것으로 밝혀졌다.

여기서 나는 칼로리 제한 요법이 쫄쫄 굶는 식단이 아님을 재차 강조하고 싶다. 앞의 연구 실험에서 칼로리 제한으로 피험자들의 체중은 줄었지만 여전히 정상 또는 과체중 범위 내에 있었다. 그러나 많은 질환의 위험 요인이 감소했다. 대조군과 비교해 칼로리 제한군에서는 당뇨병, 심장병, 뇌졸중 등 노화와 관련된 질환의 위험 요인(혈압이 낮고 저밀도 지단백질LDL 콜레스테롤 수치가 낮음)이 감소했다. 그들은 일부 염증 요인과 갑상샘 호르몬 수치도 감소했다(곧 갑상샘과의 연관성을 자세히 설명할 것이다). 이러한 수치 감소가 수명 연장과 노화와 관련된 질병 발생 위험 감소와 관련이 있다는 증거가 있다. 그리고 칼로리 제한군에서 삶의 질과 기분, 성 기능, 수면과 관련한 부정적인 영향이 발견되지 않았다.

칼로리 제한 요법으로 골밀도, 제지방량(즉 근육량), 유산소 능력(운동 중 산소를 사용하는 신체의 능력)이 약간 감소했다. 그러나 이러한 감소는 일반적으로 피험자들의 체중 감량에 기초해 예상한 양에 지나지 않았다. 다른 단기 연구에 따르면, 신체 활동과 칼로리 제한을 결합하면 뼈와 근육량, 유산소 능력의 손실이 방지된다. 이는 우리가 유념할 또 하나의 단서이다. 즉 운동이 제한된 칼로리 섭취의 잠재적인 부작용을 없애는 데 도움이 된다는 것이다.

덧붙이자면 앞의 연구 실험군은 전 세계의 다양한 연구자들에 의해 계속 평가를 받고 있다. 예를 들어, 2019년 브라질과 캐나다의 한 팀은 2년 동안 칼로리 제한에 참여한 건강한 사람들이 원하는 대로 먹은 대조군에 비해 작업 기억력에 대한 긍정적인 결과를 얻었다고 결론지었다. 연구자들은 이 같은 결과는 "인지적 손실을 예방하고 치료할 수 있는 새로운 가능성을 열어 준다"고 밝혔다.[8]

칼로리가 많이 결핍되면 몸에서 무슨 일이 일어날까? 박탈감 없이 칼로리를 줄이는 비결은 무엇인가? 두 번째 질문은 나중을 위해 남겨 두고, 첫 번째 질문부터 살펴보자.

칼로리 제한이 성장 호르몬, 그리고 결과적으로 인슐린과 IGF-1에 미치는 영향은 인체의 '성장' 스위치(엠토르)를 줄여 자가 청소 과정(자가포식)을 늘리는 데 확실히 중요하다. 정상 쥐보다 훨씬 오래 산 안드레제 바트케의 난쟁이 쥐가 성장 호르몬이 결핍된 까닭에 장수할 수 있었다는 사실을 기억할 것이다. 이는 자가포식과 직접 연결된다. 성장 호르몬 수치가 낮을수록 집을 청소하는 자가포식이 증가한다.

칼로리 제한과 자가포식은 어떤 관계가 있을까? 칼로리 제한의 형태로 몸에 가벼운 스트레스를 가하면 자가포식 다이얼이 올라간다. 그 결과 단백질 순환과 세포 회복이 증가한다. 다시 말해, 몸이 수리와 개조를 강요당한다! 부엌을 개조할 때 예전 가전제품을 버리고 새로운 기구를 들여놓듯이 몸에서도 같은 과정이 일어난다. 어떤 단백질과 조직은 파괴되어 새로운 단백질이 그 자리를 대신할 수 있다. 이것이 바로 자가포식의 원리이다.

가장 설득력 있는 노화 이론 중 하나는 단백질 순환이 결핍되어 노화가 발생한다고 가정하는 것이다. 몸이 새로운 단백질을 만들 때 오래된 단백질을 분해하고 폐기하지 못하면 손상된 단백질이 쌓여 막대한 문제가 발생할 것이다(단백질은 심장, 피부 등 몸 어디에나 있기에 단지 근육에서만 그런 문제가 생기는 것은 아니다). 이렇듯 균형 잡힌 단백질 순환은 매우 중요한데 칼로리 제한이 이를 촉진한다.

실험동물을 이용하는 많은 연구는 칼로리 제한 효과에 초점을 맞춘다.

칼로리 제한은 노화 속도를 조절하기 위해 제안된 많은 과정에 영향을 미친다. 여기에는 염증, 포도당 대사, 단백질 구조 유지, 세포 과정에 에너지를 제공하는 능력, DNA 수정 등이 포함된다. 칼로리 제한의 영향을 받는 또 다른 중요한 과정이 산화 스트레스인데, 이 과정에서 세포와 조직을 손상할 수 있는 산소 대사의 독성 부산물(자유 라디칼)이 생산된다. 독자들이 한 번쯤 들어 보았을 '자유 라디칼'은 쌓이면 해로울 수 있고 항산화제로 대항할 수 없는 체내의 불한당 미립자와 같다.

방금 언급한 여러 과정은 유사하게 에너지 섭취 감소의 장기 효과 종합 평가 실험의 칼로리 제한 영향을 받았다. 피험자들이 칼로리 섭취량을 줄이자 몸이 자가포식을 늘려 전반적인 노화 둔화를 포함한 여러 혜택을 얻었다. 이 의학 분야의 많은 전문가가 동의하는 일반적인 원칙은 25세부터 15% 덜 먹는 것이다. 배턴루지에 있는 페닝턴 생물의학연구센터에서 인간의 건강과 수행력을 연구하며 이 연구를 이끈 과학자 중 한 사람인 에릭 라부신 박사에 따르면, 이러한 칼로리 제한으로 4.5년을 더 오래 살 수도 있다.[9]

언급할 가치가 있는 또 다른 연구는 세인트루이스 대학교의 에드워드 바이스와 그의 동료들이 진행했다.[10] 그들은 50~60세 남녀를 연구했는데, 이들은 담배를 피우지 않고 비만하지 않으며 건강은 좋지만 비교적 비활동적이었다. 지원자들은 칼로리 제한군, 운동군, 대조군 등으로 나뉘어 1년을 보냈다. 칼로리 제한군은 하루에 300~500Cal를 줄였다(쉽게 줄이는 방법이 궁금하다면 94쪽의 박스를 참조하라). 운동군 지원자들은 평소 식단을 유지하며 규칙적으로 운동을 했다. 칼로리 제한군과 운동군 모두 체지방량이 비슷하게 변화했지만, 칼로리 제한군만 갑상샘 호르몬 수치가 낮아졌다.

많은 사람이 갑상샘 호르몬 수치가 낮으면 나쁘다고 생각해 갑상샘 기능 저하를 바로잡기 위해 갑상샘 호르몬 보충제를 복용한다. 갑상샘 항진증도 있을 수 있지만, 기능 저하가 훨씬 더 흔하다. 목의 아랫부분에 있는 갑상샘에서 생성되는 갑상샘 호르몬은 다양한 생물학적 기능에 중요하다. 이 호르몬은 성장과 대사율, 에너지 소비를 담당하며 인지력과 뼈, 심혈관 건강을 유지하는 데 도움을 준다. 이런 이유로 갑상샘의 모든 기능 장애와 그 결과가 건강에 해로울 수 있다.

자, 다음이 흥미롭다. 밝혀진 바에 따르면, 어떤 형태든 갑상샘 기능이 저하되면 많은 종에서 수명이 늘어난다. 그리고 갑상샘 호르몬 수치가 낮은 경향은 장수하는 가족의 유전으로 보인다. 연구자들은 갑상샘 호르몬의 활동이 낮아지면 성장과 증식에서 멀어져 방어적 관리(자가포식)에 도움이 되어 더 건강하고 오래 살 수 있다고 제안한다. 낮은 갑상샘 호르몬 수치가 왜 이로운가에 대한 또 다른 설명은 낮은 산화 스트레스와 관련이 있다. 중요한 점은 기능 '저하'가 '정상 범위를 벗어났다'는 의미가 아니라는 것이다. 정상적인 범위 내에서 갑상샘 기능이 저하되면 건강한 갑상샘의 이점과 수명이 길어질 가능성이 커지는 혜택을 모두 얻을 수 있다.

바이스 박사는 특히 칼로리 제한과 운동을 병행할 때 얻는 이점을 밝히기 위해 연구에 계속 매진하고 있다. 그는 최근 연구에서 칼로리 제한과 운동을 함께 행하면 감량한 체중이 같더라도 한 가지만 할 때보다 대사가 훨씬 더 향상한다는 사실을 발견했다.[11] 챕터 9에서 소개하는 프로그램을 읽으면 꾸준히 실천할 수 있는 칼로리 제한 요법을 찾는 데 도움이 될 것이다. 이제 장수한 수도사들에게 눈을 돌려 보자.

하루에 500Cal를 쉽게 줄이는 방법

1. 빵을 생략해 샌드위치 대신 샐러드를 먹는다.
2. 탄산음료 대신 물을 마신다.
3. 커피는 감미료나 다른 첨가당(믹스 커피도 안 됨)을 넣지 않고 블랙으로 마신다.
4. 집에서 밥을 해 먹는다. 배달 음식을 먹거나 외식을 하거나 조리 식품을 데워 먹으면 칼로리를 훨씬 더 많이 섭취하게 된다.
5. 식사 속도를 늦춘다. 《미국 영양학 협회 저널》에 실린 연구에 따르면, 천천히 먹으면 한 끼에 300Cal를 덜 섭취할 수 있다. 따라서 천천히 먹으면 하루에 500Cal가 훨씬 넘는 열량을 줄일 수 있다.[12]
6. 아침 식사 전에 운동을 한다. 2015년 일본의 한 연구에 따르면, 아침을 먹기 전에 운동하면 저녁 운동보다 하루의 대사량이 약 280Cal 증가한다.[13] 오후 7시 이후에는 먹지 않는다는 규칙을 더하면 총 520Cal를 줄일 수 있다. 2013년 《영국 영양학 저널》에 발표된 한 연구에 따르면, 야식을 없앴더니 사람들이 하루 240Cal 적게 섭취하는 데 도움이 되었다.[14]
7. 식사 중에는 전화기를 치운다. 《미국 임상영양학 저널》에 실린 연구에 따르면, 소셜 미디어를 읽든 인터넷을 샅샅이 훑든 게임에 빠지든 점심시간에 휴대전화를 보는 사람은 무엇을 먹었는지 잘 기억하지 못하는 경향이 있고, 포만감을 덜 느끼며, 오후에 간식을 더 많이 먹고, 하루에 약 200Cal를 더 섭취했다.[15]

수도사처럼 (오래) 살아라

일부 그리스 수도사들은 암과 심장병, 알츠하이머병에 걸리지 않는다. 또한 일반적인 그리스인보다 약 10년 더 산다. 이 사람들은 누구일까? 이들은 그리스 북동부의 산악 반도인 아토스산에 있는 약 20개의 수도원에 사는 2000여 명의 그리스 정교회 수도사들이다. 아토스산에서의 삶은 지난 수천 년 동안 거의 변하지 않았다. 수도사의 하루 대부분은 청소와 요리, 채소밭 가꾸기 같은 집안일로 이루어진다. 1994년 이래 수도사들이 정기적으로 검사를 받은 결과, 국제 평균의 4분의 1에 해당하는 11명만이 전립선암에 걸렸다. 폐암과 방광암은 없었다.

그리스 신화에 따르면, 거인 아토스가 제우스에게 바위를 던지자 제우스가 이를 마케도니아 근처 땅에 떨어뜨려 바위 끝이 아토스산의 신성한 봉우리가 되었다. 아토스산은 그리스 본토와 연결되어 있지만, 난기류 바다에 둘러싸인 가파른 경사지를 지닌 기다란 반도로 이루어져 있다. 기원전 5세기에 그리스 역사학자 헤로도토스는 페르시아인들이 아토스산 앞바다에서 폭풍으로 300척의 배와 2만 명의 병력을 잃고 이로 인해 페르시아 장군 마르도니우스가 소아시아로 후퇴했다고 썼다. 기원전 411년, 스파르타인들은 이 위험한 바다에서 50척의 함대를 잃었다. 오늘날까지 이 반도는 사실상 페리를 타고서만 접근할 수 있다.

전해 오는 이야기에 의하면, 성모 마리아는 그리스도가 죽은 후에 나사로를 만나기 위해 복음서 저자 성 요한과 함께 배를 타고 키프로스로 향하고 있었다. 그들이 탄 배가 갑작스러운 폭풍에 휩싸여 아토스 반도의 산으로 날아갔다. 해안을 걷던 마리아는 곧바로 이 땅의 아름다움에 감복했다. 그녀는 섬을 축복한 뒤 아들 예수에게 이 섬을 자신의 정원으로 해달라고 부탁했다. 전설에 따르면, "이곳을 그대의 유산과 정원, 구원을 원하는 사람들을 위한 천국과 구원의 안식처로 삼을지어다"라는 목소리가 들렸다고 한다. 그때부터 성모 마리아에 대한 경의의 표시로 이 산은 여성의 출입이 금지되었다.

수도사들이 아토스산에 도착한 것은 약 3세기로 추정된다. 수도사들이 여자 양치기들과 너무 친해져서 금녀의 산이 되었다는 이야기가 있는가 하면, 몇몇 수도사가 성모 마리아의 환영을 보았다고 보고한 후 오직 마리아에게 헌신하고자 한 수도사들이 다른 어떤 여성도 허용하지 않기로 했다는 전설도 있다. 적어도 9세기 이후 그리스의 이 자치 국가는 수도사들의 거룩한 장소로 선포되었으며, 남성들만 이 섬에 발을 디딜 수 있었다. 지금도 일일 방문객 수를 제한하고, 여성은 여전히 출입할 수 없다. 유네스코 세계문화유산 중 유일하게 문화(1000년 전의 종교 미술 작품들과 문헌이 소장되어 있다)와 자연 경관의 가치를 모두 인정받고 있다.

아토스산의 수도사들에게는 비밀이 많은데, 그중에서도 가장 많이 회자하는 것 중 하나는 대체로 오키나와인과 비슷한 식습관에서 기인한 유달리 양호한 건강이다. 수도사들은 지중해식 식단으로 하루에 두 끼씩 먹는다. 두 끼 모두 단 10분 동안에 먹는다. 아침은 딱딱한 빵과 차가 전부다. 저녁 식사에는 생선, 빵, 콩과 식물, 신토불이 과일과 채소, 적포도주(축산과 가금류 사육이 금지되어 유제품과 달걀이 주변 지역에서 공급되는데, 수도사들은 치즈와 달걀을 먹는다)가 포함된다. 바닷가 수도원 중 일부는 바위에 부딪혀 살이 부드러운 진미인 문어를 전문적으로 잡는다. 물고기는 수도사들이 쥐를 잡기 위해 보호하는 아토스산 고양이들의 먹이가 되기도 한다(암고양이는 금녀 정책으로 축산과 가금류 사육이 금지되는 아토스산에서 허용되는 유일한 암컷이다).

일주일에 3일간 수도사들은 완전 채식 식단을 따르며 단식한다. 그리스 정교회의 단식은 육류와 특정 생선, 유제품(우유, 치즈, 요구르트), 기름, 포도주를 금하는 것을 의미한다. 드물게 오는 축제일에만 수도사들은 케이크나 아이스크림과 같은 단것을 먹는데, 그때도 적당히 먹는다. 정교회 기독교《성서》에서는 연간 총 180~200일의 단식을 권장한다.

크레타 대학교의 카테리나 사리는 그리스 정교회 단식이 혈중 지방과 비만에 미치는 영향을 살펴보았다.[16] 그녀는 크리스마스 40일 전, 사순절 48일 전, 성모 승천일 15일 전과 같은 성스러운 시기에 단식을 한 60명의 대상군과 단식하지 않은 비슷한 그리스 성인들을 비교했다. 사리는 그리스 정교회에서는 새우, 오징어, 갑오징어, 문어, 바닷가재, 게와 같은 해산물과 달팽이(모두 척추뼈가 없다) 등이 연중 모든 단식일에 허용되므로 일부 해산물을 포함한 주기적인 채식주의 식단이 그리스 정교회 단식의 특징이라고 설명했다. 단식한 사람들은 단식하지 않은 사람들보다 총콜레스테롤 수치가 12%, LDL 수치가 16% 낮았다. HDL 수치는 약간 낮았지만, LDL/HDL 비율은 더 좋았다.

때로 시간제한 식사라고도 불리는 간헐적 단식의 역사는 수천 년 전으로 거슬러 올라간다(대부분 종교에서 단식을 시행하는 데는 이유가 있다). 추측할 수 있듯이, 단식 자체가 칼로리 제한을 초래하기 때문에 단식과 칼로리 제한에는 공통되는 부분이 있다. 그리고 앞서 설명한 롱고 박사의 식이요법 같은 방식에서는 단식하는 날과 칼로리를 줄이는 날을 혼합한다.

기원전 5~4세기에 살던 그리스 의사 히포크라테스는 서양 의학의 아버지 중 한 사람으로 불리며, 〈히포크라테스 선서〉라는 유산을 남겼다. 그는 자신의 글에서 음식과 음료를 완전히 끊으면 질병과 뇌전증(간질)을 모두 치료할 수 있다고 했다. 그리스·로마 시대의 철학자 플루타르코스는 '건강 조언'이라는 제목의 글에서 "약을 사용하는 대신 하루 동안 음식을 먹지 마라"고 말했다. 아랍의 훌륭한 의사 아비센나는 종종 3주 이상 단식을 처방했다.

고대 그리스인들은 단식과 칼로리 제한 식단을 이용해 뇌전증을 치료했다. 그리스 의사 에라시스트라투스는 "뇌전증 성향이 있는 사람은 인정사정없이 단식하고 음식을 적게 먹어야 한다"고 선언했고, 2세기 로마 제국에서 활동한 그리스의 유명한 외과 의사인 갈레노스는 '간소한 식단'을 추천했다. 단식에 기초한 뇌전증 치료법은 1920년대 미국의 접골사이자 신앙 요법사 휴 콩클린에 의해 부활했다. 그는 18~25일 동안 '물 다이어트'를 추천했다.

고대에는 단식을 신체를 해독하고 완전하고 자연적인 건강에 도달하는 한 방법으로 여겼으며, 마음을 정화하는 데에도 사용했다. 그리스 철학자 피타고라스는 제자들에게 자신의 철학을 가르치기 전에 40일 동안 단식을 하게 했다. 그는 40일 동안 단식을 해야만 마음이 충분히 정화되고 명료해져 삶의 신비를 다루는 심오한 가르침을 이해할 수 있다고 주장했다. 벤저민 프랭클린조차도 "모든 약 중 최고는 휴식과 단식이다"라는 의견을 내놓았다.

발터 롱고 박사와 미국국립보건원 연구자 마크 맷슨 박사는 2014년 동료 심사 논문에 다음과 같이 적었다.

"우리는 이제 단식이 케톤 생성을 초래한다는 사실을 알고 있다. 단식은 스트레스 저항, 지방 분해, 자가포식과 같은 대사 경로와 세포 과정의 강력한 변화를 촉진하고, 어떤 경우에는 발작 감소와 발작 관련 뇌 손상, 류머티즘성 관절염 개선 등 승인된 약물만큼 효과가 있으므로 의학 치료에 사용할 수 있다."[17]

존스 홉킨스 의과대학의 신경과학 교수이자 미국국립보건원 국립노화연구소 신경과학연구소장인 마크 맷슨은 이 분야의 논문을 많이 발표하는 연구자이다. 그는 단식이 발작 성향인 사람에게만 유익한 것이 아님을 알고 있으며(뇌전증과 케토제닉 식단의 역사를 다룬 다음 챕터에서 훨씬 더 많은 내용을 설명한다), 내가 이미 소개한 일부 연구들에 관여해 왔다. 그는 단식으로 인지 기능을 향상하고 신경 퇴행성 질환의 위험을 줄이는 방법에 특히 관심이 있다. 맷슨 박사는 동물의 격일 단식 연구를 진행하며 단식과 단식 사이에는 10~25% 칼로리 제한 식단으로 먹였다. 그에 따르면 "어린 동물이 단식을 반복하면 30% 더 오래 사는"[18] 것으로 밝혀졌다. 동물의 신경 세포가 퇴화에 대한 저항력을 높이기 때문이다. 그리고 몇 주 동안 여성을 대상으로 비슷한 연구를 한 결과, 체지방이 더 많이 빠지고 근육량이 증가하며 혈당 조절이 향상되는 것으로 나타났다.[19]

아이러니하게도 이러한 생물학적 반응을 유발하는 메커니즘 중 하나는 스트레스다. 단식 기간에 세포는 가벼운 스트레스를 받는데, 그에 대처하는 능력과 질병에 저항하는 능력을 향상함으로써 스트레스에 반응한다. 다른 연구들에서도 이 사실이 확인되었다.[20] 단식을 올바르게 하면 혈압을 낮추고, 인슐린 민감도를 높이며, 신장 기능과 뇌 기능을 강화하고, 면역 체계를 재생시키며, 암을 포함한 질병에 대한 내성이 증가한다.

단식의 힘을 활용하는 비결은 자가포식을 작동시키는 요법을 따르면서 대사의 왕성함을 유지하는 것이다. 사람의 경우 신체 활동 수준에 따라 12~24시간 단식하면 일반적으로 혈당이 20% 이상 감소하고 간에서 글리코겐이 고갈되어 지방을 태워 에너지로 사용하게 된다.

다양한 '단식 식단'이 인기를 끌고 있어 아마도 간헐적인 단식에 대해 이미 들어 봤을 것이다. 이런 프로그램들(그리고 이와 유사한 책들)은 하루에 한 끼만 먹으면 원하는 것을 모두 먹을 수 있다고 홍보하면서 일주일에 2~3일 단식하고 나머지 날에는 원하는 만큼 먹으라고 제안한다. 그러나 진실은 다음과 같다. 이러한 방식이 건강을 향상하고 질병의 위험을 낮추는 데 필요한 자가포식을 자극한다는 명확한 증거가 없다. 여러 가지 단식법을 챕터 9에서 설명할 것이다. 지금까지 밝혀진 증거에 따르면, 약 16시간 단식이 적절하다. 이는 저녁 7시 이후에 금식하고 다음 날 아침을 거르기만 해도 쉽게 할 수 있다.[21] 실행하기가 아주 간편하다. 그런데 공통으로 이야기하는 하나의 식단 원칙이 우리의 통념과 어긋난다. 우리는 '정오나 이른 오후까지' 하루 식사량의 대부분을 먹어야 한다고 여긴다.

지구상에서 가장 오래 사는 사람들의 식습관을 연구해서 하나의 결론을 얻는다면, 여기에는 분명히 전형적인 미국인의 식습관인 하루 세 끼와 간식이 포함되지 않을 것이다. 만약 당신이 밤에 자는 동안 단식을 하고 일주일에 두어 번 아침을 거르면서 다른 날에 칼로리 섭취를 줄인다면 더 건강하고, 더 강하고, 생기 있는 사람이 될 것이다. 단 특정 시간, 말하자면 오후 2시 이후에 많이 먹는 것을 삼가야 한다. 실제로 2019년 페닝턴 생물의학연구센터의 에릭 라부신은 앨라배마 대학교와 협력한 한 연구에 참여해 시간제한 식사가 대사와 노화 지표, 자가포식에 미치는 영향력을 밝히는 굉장한 논문을 발표했다.[22] 이 연구는 피험자가 11명에 불과한 작은 연구였지만 놀라운 결과를 기록했다. 실험 대상자들이 오전 8시부터 오후 2시까지만 음식을 먹자 24시간 포도당 수치, 24시간 생체 리듬 신호, 노화 및 자가포식과 관련한 유전자 발현이 눈에 띄게 개선되었다. (식사 시간이 헷갈릴 수 있겠지만, 시간제한 계획을 스스로 고안하지 않아도 된다. 내가 몇 가지 선택지를 줄 것이다.)

종종 무시되는 또 다른 주요 식단 전략은 단백질 제한이다. 그렇다. 단백질을 너무 많이 먹어서는 안 된다. 앞에서 체내 단백질 순환의 힘을 설명했는데, 단백질 제한은 이와 관련이 있다. 일반적인 칼로리 제한은 체중 감량에 이롭지만, 실제로 건강상 이점을 낳는 것은 단백질 제한이다. 칼로리 섭취를 줄이는 것이 끔찍한 제안으로 들리고 살을 뺄 필요가 없다면, 좋은 소식이 있다. 칼로리를 제한하지 않고 단백질 섭취를 제한하는 방법은 인간의 건강한 노화를 촉진하는 가장 유망한 방식 중 하나로 떠올랐다. 그리고 이 방식은 '제한'한다는 느낌을 주지 않으므로 단백질 순환으로 부르는 것이 더 적절하다.

단백질이 과하면 위험하다

단백질은 몸이 성장하고 스스로 회복하는 데 필수적이다. 고기와 달걀, 생선, 콩류, 유제품 등 단백질이 풍부한 음식은 위에서 아미노산으로 분해되어 소장에 흡수된다. 그러고 나서 간이 몸에 필요한 아미노산을 선별한 뒤 나머지는 소변으로 배출한다. 단백질은 체내 모든 세포의 구조를 지탱하며, 피부, 관절, 뼈, 손톱, 근육 등의 구성 요소다. 간단히 말해 단백질은 면역 체계 기능, 호르몬 조절은 물론 한 기관에서 다른 기관으로의 신호 전달에도 관여한다.

특별히 활동적이지 않은 성인은 하루에 체중 1kg당 약 0.75g의 단백질을 섭취해야 한다. (이는 UN, WHO, 영국, 유럽 등의 기준이며, 국가별로 선호하는 음식이 다르고 음식에 따라 소화되는 정도의 차이가 있어 나라마다 단백질 섭취 권장량에 차이가 있다. 우리나라는 소화가 더 잘되는 달걀이나 소고기보다는 대두와 같이 소화가 덜 되는 식물 단백질의 비율이 많아 소화율이 낮기 때문에 전체적인 단백질 권고 수준이 더 높다. 우리나라의 성인 권장 단백질 섭취량은 1kg당 0.91g이다.-감수자) 평균적으로 남성은 55g, 여성은 45g 정도인데(앞서 언급한 것들을 바탕으로 평균 체중을 가정할 때 30세 이상인 국내 성인의 단백질 섭취 권장량은 남성은 60g, 여성은 50g이며, 65세 이상인 경우에는 여기에서 5g을 빼고, 20~30세는 5g을 더하면 된다.-감수자) 이는 양 손바닥만 한 크기의 육류나 생선, 두부, 견과류 등에 해당한다.

단백질을 충분히 섭취하지 않으면 근육량이 감소하면서 근육의 강도와 기능 상실, 얇은 머리카락, 피부 트러블, 체중 감소로 이어질 수 있다. 그러나 이러한 부작용은 매우 드물며 주로 섭식 장애가 있는 사람에게서만 발생한다. 더 흔한 골칫거리는 단백질 과다 섭취이다.

오키나와인이나 그리스 수도사처럼 유전이나 생활 습관으로 인해 지역 주민이 탁월한 건강과 장수를 누리는 세계 각지의 블루존을 꼽은 자료를 읽다 보면 미국의 장수촌으로 언급되는 곳을 발견할 수 있다. 바로 로스앤젤레스 시내 동쪽에 인접한 캘리포니아의 로마 린다(스페인어로 '아름

다운 언덕'이라는 뜻)이다.

2005년 《내셔널 지오그래픽》 잡지는 로마 린다를 세계 3대 장수 지역 중 하나로 선정했다. 스모그로 덮인 로스앤젤레스와는 달리 로마 린다는 인구가 적으며, 2만 3000명의 주민 중 약 9000명이 제7일 안식일 예수 재림교인이다. 식탐과 과잉이 없는 건강한 삶을 옹호하는 제7일 안식일 예수 재림교회의 교리를 따르는 주민들은 미국의 다른 마을과 도시에 사는 사람들보다 약 10년 더 오래 산다. 이들은 운동을 하고 담배와 술, 향정신성 약물 등 해로운 물질을 피한다. 콩과 식물, 통곡물, 견과류, 과일, 채소와 함께 달걀이나 요구르트, 치즈, 보충제와 같은 비타민 B12 공급원을 먹으며 육류 섭취를 피하는 균형 잡힌 채식주의 식단이 권장된다.

요약하자면, 로마 린다 주민의 식단은 평균적인 미국인보다 단백질(특히 동물 단백질)이 훨씬 적다(이 분야를 연구하는 최고 과학자들에 따르면, 대다수 미국인은 필요한 단백질의 두 배 정도를 섭취한다고 한다).

단백질 중심의 건강 운동을 이끄는 추세 중 하나인 '팔레오' 또는 '혈거인(구석기)' 식단과 같은 육식 위주의 식단에 열광하는 사람들이 있다. 높은 인기를 끌고 있는 구석기 식단은 정제된 탄수화물과 당을 제한하는 데 초점을 맞추므로 장점이 있다. 하지만 이런 식단에는 어두운 측면이 있다. 동물 단백질을 너무 많이 섭취하게 되어 여러모로 몸에 불리하게 작용한다는 점이다.[23]

다음은 고단백 식단으로 인한 놀라운 결과다.

- **신장 손상 :** 단백질을 많이 섭취하면 단백질을 구성하는 아미노산에 든 과도한 질소를 걸러 내야 하는 신장에 고역이다. 이는 특히 신장 질환이

있거나 그러한 질병에 취약한 사람에게 문제가 된다.

- **체중 증가 :** 단기적으로는 체중 감소가 일어나지만, 결국에는 과다한 단백질이 모두 지방으로 저장되고 여분의 아미노산은 소변으로 배설된다.

- **심장 질환 위험 증가 :** 고단백 식단은 종종 포화 지방과 콜레스테롤을 더 많이 포함하며, 그로 인해 심혈관 질환 발병 위험을 증가시킬 수 있다. 게다가 2018년 연구에 따르면, 붉은 고기를 장기간 섭취하면 장에서 만들어지는 화학 물질인 트리메틸아민 N-옥사이드가 증가하는데, 이는 심장병을 유발한다.[24]

- **암 위험 증가 :** 고단백 식단은 대부분 붉은 육류 위주의 단백질로 이루어진다. 여러 연구에 따르면, 붉은 육류와 가공된 육류를 많이 먹으면 특정 종류의 암, 특히 유방암, 전립선암, 대장암이 발생할 수 있다. 실제로 20년 가까이 성인의 대량 표본을 추적한 2014년 연구에서, 연구자들은 중년기에 동물 단백질이 풍부한 식단으로 먹으면 저단백 식단을 따르는 사람보다 암으로 사망할 확률이 네 배 더 높다는 사실을 발견했다.[25] 그 원인은 단백질 섭취로 인한 성장 호르몬 IGF-1 수치 증가 때문이다. 이 연구에서 IGF-1이 1밀리리터당 10나노그램씩 증가할 때마다 중년기에 고단백 식단으로 섭취한 사람들이 저단백 식단으로 먹은 사람들보다 암으로 사망할 확률이 9% 더 높은 것으로 나타났다. 2014년 같은 연구에서도 고단백 식단으로 먹는(일일 칼로리의 20% 이상이 단백질에서 비롯된다는 의미) 50~65세 사람들의 총사망률이 75% 증가했고 당뇨병 관련

사망률은 무려 일흔세 배나 높은 것으로 나타났다. 단백질을 적당히 먹는(단백질에서 얻는 칼로리가 10~20%) 사람들은 저단백질 집단(단백질에서 얻는 칼로리가 10% 미만)보다 당뇨병 사망 위험은 스물세 배 정도, 암 사망 위험은 세 배 정도 높았다. 그렇다면 대사는 어떨까?

- **대사 장애 위험의 증가 :** 흔히 당분을 너무 많이 먹으면 포도당 내성, 인슐린 저항성, 제2형 당뇨병 위험이 커진다고 한다. 그렇다면 단백질은 어떨까? 밝혀진바 단백질 역시 이런 질환의 위험을 극적으로 증가시킬 수 있다. 1990년대 중반의 연구들에 따르면, 고단백 식단은 포도당 내성, 인슐린 저항성, 제2형 당뇨병 발생률 증가와 관련이 있다. 《미국의사협회 저널》에 실린 2017년의 한 연구에서는 심장병, 뇌졸중, 제2형 당뇨병으로 2012년에 사망한 70만여 명을 조사했다.[26] 그들은 사망자의 50%에 가까운 사람들이 형편없는 음식을 먹었다는 사실을 발견했다. 이미 당뇨병에 걸린 사람들이 가공육을 더 많이 섭취하면 사망 위험이 높아진다(지난 50년 동안 가공육 소비량이 33% 정도 증가했다). 14~28년 동안 추적한 남녀 의료 전문가의 종단 연구 자료를 하버드 공중보건대학원 연구진이 분석한 결과, 카드 한 벌 크기만 한 붉은 고기를 매일 먹으면 성인 당뇨병 위험이 19% 증가하는 것으로 나타났다.[27] 이는 다른 위험 요인을 조정한 후의 결과였다. 최악의 악당은 핫도그나 베이컨 같은 가공된 붉은 육류였다. 매일 가공된 붉은 육류를 앞서 언급한 양의 절반만 먹어도 위험이 51% 증가했다(미국 성인이 10년 내 당뇨병에 걸릴 위험은 평균 10% 정도다). 핀란드 연구자들이 2017년에 발표한 또 다른 연구는 42~60세 중년 남성 2300여 명의 식단을 분석한 것이었다.[28] 처음에는

> 참가자 중 누구도 제2형 당뇨병을 앓고 있지 않았다. 19년 후에 진행한 후속 연구에서는 이 가운데 432명이 당뇨병을 가지고 있었다. 연구자들은 동물 단백질을 더 많이 섭취하고 식물 단백질을 덜 섭취한 사람들은 당뇨병에 걸릴 위험이 35% 더 높다는 점을 발견했다. 동물 단백질에는 가공되거나 가공되지 않은 붉은 육류, 흰 육류, 혀나 간과 같은 내장육 등 모든 육류가 포함되었다.

나는 무엇보다 다음을 강조하고 싶다. 단백질은 탄수화물만큼 인슐린 분비를 자극한다! 우리는 종종 인슐린 분비와 당만 연관시키는 경향이 있어서 단백질을 고려하지 않는다. 인슐린이 하는 일 중 하나는 분해된 단백질에서 나온 아미노산을 근육과 같은 제지방 조직으로 보내는 것이다. 하지만 차이점이 있다. 단백질은 탄수화물처럼 포도당을 빠르게 공급하지 않는다. 이 과정이 저지되지 않고 진행된다면 인슐린 분비가 혈당 수치를 너무 억제하기 때문에 고단백 식사를 할 경우 저혈당이 생기게 된다. 다행히 고단백 식사를 할 때 분비되는 글루카곤이 인슐린 효과를 상쇄해 저혈당을 예방한다.

그러나 채소보다 육류와 유제품에 더 많은 류신이나 이소류신 같은 특정 아미노산은 인슐린 분비를 크게 자극할 뿐만 아니라 다른 아미노산과 달리 글루카곤 분비를 촉진하기보다 차단한다. 따라서 다른 아미노산보다 인슐린 분비를 훨씬 더 많이 증가시키는 트립토판과 더불어 이들 아미노산은 육류와 유제품의 만성적인 과다 섭취로 발생하는 비만과 인슐린 저항성 증가에 크게 이바지하는 것으로 여겨진다.

건강에 유익한 자가포식은 이러한 단백질 작용과 어떤 관련이 있을까?

단백질 섭취, 특히 동물 단백질을 줄이면 인슐린 수치는 낮아지고 글루카곤 수치가 높아져 자가포식이 활성화될 것이다. 단백질 순환 또는 단백질 섭취를 주기적으로 줄여 주면 단식과 비슷한 효과를 볼 수 있는 이유도 이 때문이다.

단백질 순환이 젊음을 되돌리는 데 효과가 있는 주된 이유 중 하나는 몸이 스스로 단백질을 만들 수 없기 때문이다. 대신에 몸은 이미 있는 단백질을 재활용할 방법을 최대한 찾을 수밖에 없다. 우리 몸은 단백질이 없는 기간을 버틸 수 있다. 생각해 보면 이는 종종 사냥에 성공하지 못한 채 오랫동안 생존해야 하던 수렵-채집인을 포함한 우리 조상들로 거슬러 올라간다. 단백질 순환은 자가포식을 향상하는 일 외에도 칼로리 제한 및 간헐적 단식과 함께 당뇨병, 암, 심장병 등 앞서 다룬 질병의 위험을 줄이는 데 도움이 될 것이다. 이런 병들은 과다 섭취의 질병으로도 알려진 문명병이다.

단백질 순환은 대사를 개선해 질병 없이 오래 살 기회를 늘리는 가장 강력한 도구가 될 수 있다. 특히 칼로리 제한과 단식이 혹독해서 실천하기 힘들다고 생각하는 사람들에게 도움이 된다. 챕터 9에서 각자의 취향에 맞게 조정할 수 있는 몇 가지 다른 전략을 제시할 것이다. 칼로리 제한, 단식, 단백질 순환을 혼합해서 반복적으로 효과를 보는 사람이 있는가 하면, 덜 까다로운 방식이 맞는 사람들도 있다. 내가 깨달았듯이, 우리는 모두 달라서 건강 문제, 목표, 위험 요소, 생활 습관 선택이 제각각이다. 핵심은 1년 내내 따라야 할 기본 틀을 정하고, 실행이 가능하고 효과적이어서 목표 달성에 도움이 된다고 생각하는 습관을 기르는 것이다.

마지막으로 유제품에 관해 좀 더 이야기해 보자.

우유를 쏟아 버려라

유제품이 몸에 미치는 영향(그리고 자가포식 감소 효과)을 연구한 결과는 매우 설득력이 있다. 성인이 소의 우유로 만든 유제품을 정기적으로 다량 섭취해서는 안 된다고 경고하고 싶다. 초기 호미닌(분류학상 인간의 조상으로 분류되는 종족-옮긴이)은 다른 모든 포유류와 마찬가지로 사육기에 같은 종의 젖을 마셨을 것이다. 하지만 동물이 가축화되기 이전에는 젖을 뗀 후 다른 포유류의 우유와 유제품을 섭취하는 일이 거의 불가능했을 것이다. 야생 포유류를 잡아 젖을 짠다고 상상해 보라. 양은 기원전 9000년에, 염소와 소는 기원전 8000년에 가축화되었다. 하지만 역사적으로 유제품의 증거는 기원전 4100~3500년으로 거슬러 올라가 유지방의 잔여물 형태로 영국의 도자기에서 발견되었다. 이 단서를 통해 유제품이 적어도 진화학적 시간으로는 호미닌 식단에 상대적으로 새로운 식품이었음을 알 수 있다.

1980~1990년대의 유명한 '우유 마셨어요?Got milk?'와 '우유 콧수염Milk mustache' 공익 광고를 보고 자란 우리 대부분은 '우유를 다 마셔요'라는 표현을 잘 알고 있다. 건강하고 튼튼해지고 싶다면 매일 우유를 마시라고 간곡히 권하는 광고를 어디서나 볼 수 있었다. 성장기와 발달기에는 우유를 마셔야 하지만, 어른이 되어서 유제품을 많이 먹는 것은 다른 이야기다. 우유 캠페인이 시작된 이래 건강식품으로 추앙받던 우유의 영광은 비만과 당뇨병, 알레르기, 소화기 질환, 기타 만성 건강 문제를 잠재적으로 증가시킬 수 있다는 우려로 흠집이 났다. 다양한 집단의 환자 대조

군(관찰) 연구들에서 혈중 IGF-1 농도와 전립선암의 연관성이 강력하고 일관되게 나타났다.[29] 암성 전립선 세포의 성장을 촉진하는 실험실 연구에서 IGF-1이 증가한다고 밝혀졌다.

유제품의 또 다른 문제는 저온 살균 과정이다. 이 과정으로 인해 우유가 오염될 소소한 위험이 줄지만, 우유의 유익한 박테리아(프로바이오틱스)가 없어지고, 자연 상태의 우유 단백질이 변화하며, 영양소인 우유가 일부 사람에게 건강 문제를 일으킬 수 있는 근원으로 바뀐다. 또한 저온 살균을 하면 우유의 유당이 몸에 더 빨리 흡수되는 베타 락토스 당으로 바뀌어 혈당이 급등한다.

많은 사람이 유장(유청 단백질)과 카세인 단백질 때문에 소의 우유를 소화하는 데 어려움을 겪는다. 유청 단백질을 섭취하면 인슐린 수치가 올라가며(앞서 설명했듯이 인슐린 내성과 고혈당 수치로 이어질 수 있다) 카세인은 IGF-1의 분비를 촉진한다(앞서 언급했듯이 엠토르를 활성화하고 자가포식을 차단한다). 카세인은 또한 일부 사람에게 면역 반응을 유발한다고 밝혀졌는데, 물론 이로 인해 신체의 염증 수준이 올라간다.[30] 많은 보디빌더가 여드름이 나는 이유 중 하나는 유청이 든 단백질 셰이크와 단백질 바(그리고 사용해도 역시 도움이 되지 않는 합성 스테로이드)를 먹었기 때문이다. 유청과 카세인 둘 다 여드름을 발생시킨다고 오랫동안 의심받아 왔다.

이 프로그램을 진행하며 나는 소의 우유에서 벗어나 아몬드·아마씨·헴프씨 밀크 같은 동물 단백질이 아닌 대체품으로 눈을 돌리라고 요청할 것이다. 진정으로 전통적인 우유를 원하는 사람들에게는 양의 우유가 가능할 수 있다. 소 우유(그리고 염소 우유) 불내증이 있는 사람들에게는 특정 치즈를 포함해 양 유제품이 안전하게 먹을 수 있는 유일한 유제품이다.

어떤 식습관이 가장 문제가 되는지 말해야 한다면, 나는 유제품과 동물 단백질의 과잉 섭취를 꼽을 것이다. 내가 설탕, 나쁜 지방, 소금이라고 답하리라 생각할 수도 있겠지만, 생각해 보면 가공된 동물 단백질과 유제품이 가득한 식사에는 설탕, 지방, 소금이 많다(대표적인 미국 음식인 튀김과 밀크 셰이크를 곁들인 치즈버거를 떠올려 보라). 유제품과 고기에 특히 자가포식을 차단하는 아미노산이 3개나 들어 있다는 이야기를 우리는 자주 듣지 못한다. 이들 아미노산의 이름은 류신과 이소류신, 발린이며, 분자 구조 때문에 영양학에서 가지 사슬 아미노산으로 불린다. 체내에서 특정한 기능을 수행하는 이러한 필수 아미노산이 몸에 필요하기는 하지만, 대부분 아미노산을 너무 많이 먹어 건강에 광범위한 영향이 온다. 동물 식품의 가지 사슬 아미노산 섭취를 낮추면 대사가 개선된다는 점은 충분히 입증되었지만, 새로운 연구에서는 호르몬과 에스트로겐 수용체에 영향을 미칠 수 있다고 밝혀졌다.

2019년《네이처》에 따르면 유방암 치료를 받는 여성들이 류신이 많은 식단으로 식사를 하면 타목시펜과 같은 화학 요법 약물이 효과를 발휘하지 못할 수 있다.[31] 엠토르를 자극해 세포 분열과 증식을 증가시키는 류신은 정상 세포뿐만 아니라 유방암 세포의 증식까지 증가시킨다. 그런데 류신 수치를 낮추면 이것이 억제된다. 달리 말해, 류신 섭취를 제한하면 세포 증식을 줄여 암을 굶길 수 있다. 실제로 식단으로 암을 막을 수 있다. 나는 이 사실이 일생 동안 8명 중 1명에게서 유방암이 발생하는 여성들에게 매우 중요한 이야기라고 생각한다. 이런 암의 대부분(75%)은 성장하기 위해 에스트로겐 또는 프로게스테론을 필요로 하는 에스트로겐 수용체 양성 세포로 이루어져 있다. 일반적으로 보디빌딩 단백질 셰이크와 단백질 바를 많이 섭취하는 사람들이 암에 걸릴 위험이 더 큰 이유는 그들이 먹는 이 단백질 보충제에 가지 사슬 아미노산이 들어 있기 때문이다.

가지 사슬 아미노산은 체내에서 용도가 있으며 성장과 회복에 필요하지만, 식물 식품 위주로 적당량 섭취하는 게 좋다. 그리고 자가포식을 켜는 데 집중하는 동안에는 이런 영양소를 금할 것을 권한다. 다시 말하지만, 챕터 9에서 설명하는 식단을 따른다면 어떻게 먹을지 크게 유의하지 않아도 저절로 섭취를 줄일 수 있다.

CHAPTER 5

뇌전증 아이와 세계적인 사이클리스트

고대 그리스에서는 뇌전증이 '쓰러지는 병'으로 통했다. 그 당시에는 누군가가 갑자기 몸을 비틀고 경련을 일으키며 마비의 징후를 보이고 입에 거품을 무는 이유를 아무도 몰랐다. 그리스 시대 이전 바빌로니아인들은 악마와 귀신이 씌어 뇌전증과 같은 질병을 일으킨다고 믿었다[고대 바빌로니아어로 '잡는다seize'는 뜻의 동사에 '귀신이 씌다possess'라는 뜻도 있어 이 단어가 뇌진증(seizure: 발작-옮긴이)에 쓰였다]. 물론 우리는 이제 초자연적인 주문이 뇌전증과는 아무 상관이 없다는 것을 안다. 이 병은 뇌의 신경 세포 활동이 중단되어 종종 예기치 않게 발작을 일으키는 것이다. 발작이 일어나는 동안 당사자는 건잡을 수 없는 비틀림, 오라라고 하는 비정상적인 감각이나 움직임의 느낌, 때로는 실신과 같은 특이한 행동을 경험한다(그래서 '쓰러지는 병'이라고 불렀다). 뇌전증은 네 번째로 흔한 신경 장애로 환자가 모든 연령대에 있다. 선천적인 경우도 있고, 나이가 들면서 발병하는 예도 있다. 대부분 평생 가는 병이지만, 뇌전증을 앓던 아이가 나이가 들면 나을 수도 있다.

유전, 발달 장애, 두부 외상, 뇌 질환, 전염성 질환 등 뇌전증을 일으키는 요인은 여러 가지가 있지만, 다행히 약물, 식이 요법, 수술 등 효과적인 치료 방법이 있다. 수천 년 동안 의사들이 간질성 뇌를 치료해 온 유일한 방법인 식이 요법은 대체로 통제될 뿐 치료되지 않는 이 질환을 관리하는 가장 강력한 비약물 방식의 하나이다.

우리가 식단과 뇌 기능, 특히 뇌전증의 연관성을 알아낸 과정을 살펴보면 관찰의 힘이 중요하다는 사실을 알 수 있다. 선견지명이 있는 고대 그리스 시대의 의사들은 식량 공급이 원활하지 않을 때 무슨 일이 일어나는지 주목했다. 과학적으로 알 수 없는 원인으로 질병이 발생한다는 개념을 생각해 낸 사람들은 그리스인이었다. 뇌전증의 원인을 진정으로 이해하는 데는 수천 년이 걸렸지만, 그들은 질병이 자연적으로 발생한다는 개념을 도입한 것이다.

현대 농업과 식품 유통 산업이 발전하기 전 인류는 역사 내내 빈번하고 때로는 엄청나게 심각한 기근을 겪었다. 기원전 5세기 이후 그리스 의사들은 가벼운 기근이 뇌전증에 미치는 영향을 관찰하면서 단식을 하거나 주기적으로 음식을 끊어 병을 치료하라고 권고했다(바빌로니아인처럼 퇴마사를 부르지 않고). 1900년대 초 프랑스와 미국의 의사들은 단식의 뇌전증 치료 효과에 다시 한번 주목했다. 1920년경에 의사들은 굶거나 단식하는 환자들의 호흡에 아세톤, 혈액에는 베타-하이드록시부티릭산이 들어 있다는 것을 알아냈다.

미네소타주 로체스터에 있는 메이오 클리닉의 내분비학자 러셀 와일더 박사는 지방산에서 생성되는 케톤이 그 이유라고 판단했다. 아세톤과 베타-하이드록시부티릭산은 특정 조건 아래 전신에서 자연적으로 발생하는 세 가지 케톤 화합물 중 두 가지다. 이러한 조건에는 의도적으로 단식을 하거나 굶주릴 때와 같이 탄수화물 제한이 포함된다. 케톤은 간에서 만들어지는 수용성 분자이다. 장기간 배를 곯으면 아이들 건강에 좋지 않기 때문에(무엇보다 성장과 발달을 방해한다) 와일더 박사는 뇌전증 아이들을 '케토제닉 식단'이라는 고지방 저탄수화물 식단으로 치료하자고 제안했다. 그는 이 식단이 뇌전증 증상을 완화하는 데 단식만큼 효과적일 수 있고 훨씬 더 오랜 기간 실행할 수 있다고 했다.

와일더 박사는 현재 케토제닉 식단을 처음 고안한 사람으로 알려져 있다. 그는 실제로 많은 측면에서 의학의 선구자였다. 오랫동안 대사와 영양학 전문가이던 그는 대부분 어린이이던 제1형 당뇨병 환자를 치료하는 데 많은 시간을 보냈다. 또한 토론토 대학교의 캐나다인 의사 2명이 인슐린을 발견한 직후 인슐린을 임상에서 사용한 선도적인 의사였다(그 전에는 제1형 당뇨병이 발병하면 오래 살지 못하는 경우가 많았다). 와일더 박사는 적절한 인슐린 용량을 결정하는 데 중요한 역할을 했다. 1931년 메이오 클리닉의 의학과장이 된 그는 영양학 연구를 늘려야 한다고 줄기차게 주장했다. 또한 미국당뇨병학회 발전에 중요한 역할을 했으며, 1947년 은퇴를 목전에 두고 학회장을 역임하기도 했다.

1960년대에 시카고 대학교 피터 후텐로허 박사는 다른 형태의 기름 대신 중간 사슬 중성 지방MCT이라는 포화 지방을 식단에 사용했다. MCT가 케톤을 더 생산해 사람들이 표준 케토제닉 식단에서보다 탄수화물을 더 섭취할 수 있었기 때문이다. (대부분의 서양 식단에서 지방은 대개 13~21개의 탄소를 지닌 긴 사슬 지방산으로 구성된다. 이와 달리 MCT의 중간 사슬 지방산에는 6~12개의 탄소 원자가 들어 있다. 인지 기능과 체중 관리를 개선한다고 밝혀진 MCT유를 들어 보았을 것이다. 코코넛유는 MCT의 좋은 공급원이며 코코넛유가 건강에 좋다고 하는 이유도 이 때문이다.) 1970년에 볼티모어 존스 홉킨스 병원의 새뮤얼 리빙스턴 박사는 케토제닉 식단으로 섭취한 1000명 이상의 뇌전증 아동의 결과에 관해 글을 쓰고 있었다. 이 중 50% 이상이 식이 요법을 하는 동안 발작을 완전히 통제했고, 또 다른 27%는 통제력을 향상했다.

그러나 딜란틴과 발프로산나트륨 등 발작을 멈추는 약이 뇌전증 치료약으로 의사들에게 판매되기 시작하면서 케토제닉 식단은 설 자리를 잃었고, 1994년이 되어서야 아들의 파괴적인 간질 발작 치료법을 필사적으로 찾던 할리우드 프로듀서 짐 에이브러햄스의 노력에 힘입어 부활했다. 그는 결국 존스 홉킨스 의과대학에서 뇌전증 아이들을 치료하는 60세의 소아 신경과 의사 존 프리먼 박사를 만났다.

프리먼 박사는 케토제닉 식단을 부활시켜 약물과 부작용 없이 난치성 뇌전증을 치료하자고 주장하며 의료 기득권층에 맞서고 있었다. 케토제닉 식단을 시작한 지 이틀도 지나지 않아 짐의 아들이 발작을 멈췄다. 1994년 이 이야기를 다룬 〈데이트라인 NBC〉는 케토제닉 식단 옹호론에 다시 불을 붙였다. 오늘날 이 식단은 다른 치료법들과 함께 주류 치료법으로 간주되고 있으며, 45개국 이상에서 처방되고 있다. 항뇌전증 약물과 케토제닉 식단을 결합하면 발작을 성공적으로 조절하는 데 도움을 받을 수 있다.

오랫동안 우리는 뇌전증 뇌에 미치는 식단 효과의 메커니즘을 이해하지 못했지만, 2005년 에모리 대학교 보건과학대학 연구 결과 이 식단이 뇌의 에너지 대사에 영향을 미치는 유전자를 변화시켜 뇌전증 발작에 노출된 뉴런의 기능을 안정화하는 데 도움이 되는 것으로 나타났다.[1] 새로운 연구들에서 자폐증, 뇌종양(특히 교아세포종), 다낭성 난소 증후군, 비만, 기타 대사 증후군, 여드름, 근위축성 측색 경화증(루게릭병), 알츠하이머병, 파킨슨병, 당뇨병, 기분 장애, 주요 우울증에 이 식이 요법이 추가적 치료로 효과적일 수 있음이 밝혀졌다. 쥐의 경우, 이 식단이 해마의 기억력 결핍을 개선하고 건강 수명을 연장한다.[2] 따라서 케토제닉 식단은 머리끝에서 발끝까지 다양한 영향을 미친다고 할 수 있다.

케토제닉 식단은 초저탄수화물, 고지방(일반적으로 지방이 칼로리의 70~80%를 차지한다), 적당한 단백질 섭취가 핵심이다. 그렇다면 다음과 같은 질문을 하게 된다. 몸은 기본적인 기능을 위해 정말로 탄수화물이 필요할까? 우리는 신체, 특히 뇌가 포도당을 주 연료원으로 선호한다는 말을 자주 듣는다. 지방 섭취량을 일일 칼로리의 20%로 제한하라는 이야기도 듣는다. 연구 결과는 어땠을까?

지구력을 필요로 하는 운동선수의 비밀

정반대로 탄수화물을 거의 먹지 않고 대부분 지방으로 몸이 최고 수행력을 발휘할 수 있다는 결과가 나타나기 시작한 시기는 1983년 무렵이다. 그해에 스티븐 피니는 MIT와 하버드 대학교의 동료들과 함께 세계적인 사이클리스트들이 4주간 케토제닉 식단으로 섭취한 연구 결과를 발표했다.[3] 일부 참가자는 지구력이 증강했는데, 이는 통념상 예상치 못한 결과였다. 이 연구에서 제공한 식단의 일일 칼로리 구성은 단백질 15%, 지방 83%, 탄수화물 3% 미만(20g 미만)이었다(감자 1개, 햄버거빵 2분의 1개, 파스타 작은 1인분). 그들은 식이 요법 전후에 최대 산소 섭취량과 지구력 검사를 받았다. 이 연구는 최소 규모로 진행돼 약간의 문제가 있었다(피험자 중 한 사람은 이 식이 요법 후 수행력이 낮아졌지만, 과도한 훈련으로 인해 결과가 왜곡된 것으로 밝혀졌다. 그의 결과를 제외하면 지구력 상승률이 평균 13%였다).

하지만 이 연구는 식단에 관한 새로운 관점을 제시하며 새 시대의 시작을 알렸다. 당시에 피니는 해당 분야에서 '이단아'라는 평판을 얻은 탓에 그의 연구가 거의 주목을 받지 못했다. 하지만 이후 UC 데이비스의 명예교수가 되어 2018년까지 지구력을 필요로 하는 운동선수를 대상으로 한 이런 종류의 연구 결과를 계속 발표했다.[4]

그러나 1980년대에는 고지방 식단으로 체중을 감량하고 최고 수행력을 달성하며 심장병을 예방한다는 생각을 누구도 진지하게 받아들이지 않았다. 당시에는 이런 생각이 얼토당토않아 보였다. 지방을 먹어 지방을 뺀다고? 지방을 먹어 심장병을 예방한다고? 하지만 시대가 변했다. 오늘날 우리는 피니 박사와 전 세계 다른 연구들을 포함해 케토제닉 식단의 가치를 입증하는 많은 증거를 가지고 있다.[5]

지구력을 필요로 하는 운동선수나 뇌전증 환자만 이 식단의 혜택을 누리는 것은 아니다. 피니 박사는 현재 지속적인 체중 감량과 당뇨병인 대사 질환을 더 잘 관리하려는 사람들을 주로 치료한다. 그는 당뇨병을 앓는 사람들이 주로 저탄수화물이나 고지방 식단 또는 그가 명명한 '영양적 케토시스'를 통해 병을 되돌리도록 돕는 회사를 설립했다. 단 10주 만에 당뇨병이 나아 더는 인슐린이 필요하지 않은 환자들이 생겨났다. 식단으로 몇 주 안에 당뇨병처럼 심각한 질병을 완화할 수 있다면 대사 질환이 없는 몸에는 어떤 효과가 있을지 상상해 보라!

케토제닉 식단의 과학

케토제닉 식단은 여러 대사나 생리적 측면에서 단식과 유사하다. 내가 2013년 이 식단에 대한 연구 논문을 읽고 자체 실험을 시작한 이유 중 하나도 그 때문이다. 결국 나는 3년 이상 채식주의 케토제닉 식단으로 식사를 했다(나중에 설명한다). 나는 다음이 궁금했다. 칼로리를 상당량 포함하는 이 식단이 단식의 엠토르 억제와 자가포식 유도 효과를 모방하는 데 사용될 수 있을까? 좋은 소식은 제대로 실행하면 그럴 수 있다는 것이다. 나쁜 소식은 칼로리 제한과 단식, 단백질 제한과는 달리, 임상 시험을 통해 장기적인 노화 방지 건강 혜택을 알아내는 수고스러움을 덜어 준 특정 문화나 '건강 오아시스' 집단(라론 증후군 난쟁이, 오키나와의 백세인, 로마 린다의 채식주의자, 아토스산의 수도사 등)과의 상관관계를 전혀 알 수 없다는 것이다. 대신 케토제닉 식단이 어떻게 작용하는지, 그리고 케토제닉 식단이 다른 엠토르/자가포식을 자극하는 생활 습관의 유익한 결과를 모방하는 이유와 원리를 탐구해야 할 것이다.

케토 수학

체중이 68kg인 평범한 사람은 언제나 혈액 5리터 속에 약 80Cal의 포도당(설탕 큐브 6~7개)이 흐른다. 근육에 저장되는 포도당(글리코겐)은 약 480Cal이며 또 다른 280Cal의 글리코겐이 간에 저장되어 약 840Cal가 사용될 준비를 하고 있다. 쉽게 설명해 체중이 68kg인 사람은 수면 중 시간당 약 46Cal, 조용히 앉아 있을 때 시간당 68Cal, 쇼핑이나 산책 같은 가벼운 활동을 할 때 시간당 102Cal, 집안일이나 정원 가꾸기와 같은 적당한 일을 할 때 시간당 170Cal를 태운다. 마지막 식사를 오후 6시에 마치고 4시간 동안 앉아 있다가 8시간을 자면 오전 6시까지 저장된 포도당/글리코겐(저장 에너지)의 약 4분의 3이 소비될 것이다. (이 계산은 68kg인 사람에게만 해당하며 체중과 키, 나이, 성별에 따라 숫자가 다르다. 이 계산에 기초해 발표된 연구는 일반적으로 '평범한 68kg 남성'에 해당한다. 오늘날 대부분의 미국 남성은 175cm를 조금 넘고, 체중은 적어도 9kg이 더 나간다. 하지만 설명을 위해 68kg을 기준으로 삼아 보자. 전반적인 내용은 같다.)

탄수화물 섭취를 12시간 이상 제한하면 몸은 체내에 저장된 포도당과 글리코겐을 소량 태우고 저장된 '진짜' 에너지원인 지방으로 방향을 돌린다. 체지방량이 22%인 168kg의 남성은 사용할 수 있는 지방 조직인 중성 지방이 15kg으로 13만 5000Cal에 달한다(이 비율은 남성의 경우 '과체중'으로 간주하지만, 체지방이 25% 이상이며 현재 65세 이상 미국 인구의 약 50%가 해당하는 비만 비율보다 훨씬 낮다). 매일 수천 칼로리를 소비할 경우, 이 지방으로 몇 달 내내 단식이나 굶주림을 버틸 수 있음을 알 수 있다.

몸이 저장된 포도당과 글리코겐을 다 태우고 지방을 태우기 시작하면 간은 케톤체라는 대체 연료를 생산한다. 케톤체가 혈중에 쌓이면 '케토시스' 상태가 된다. 우리는 누구나 단식할 때나 포도당 없이 긴 수면을 마치고 아침에 일어날 때, 혹은 매우 격렬한 운동 후에 가벼운 케토시스를 경험한다. 케토시스는 인류 진화에서 중요한 적응으로, 적절한 음식을 찾기 어려울 때 견딜 수 있게 해 주었다. 과학 저널리스트이자 《왜 우리는 살찌는가》의 저자 게리 타우브스는 이와 관련해 다음과 같이 말했다.

"실제로 우리는 이 가벼운 케토시스를 '인류 역사의 99.9% 동안 식단에 없던 탄수화물을 먹지 않을 때 인체 대사의 정상적인 상태'로 정의할 수 있다. 이처럼 케토시스는 아마도 자연적인 상태일 뿐만 아니라 특히 건강에 좋은 상태일 것이다."[6]

진화하는 내내 우리는 칼로리 밀도가 높은 식품 공급원으로 지방(특히 간, 뇌, 골수 같은 기름진 장기)을 찾았다. 북부 지역의 인구가 증가해 이 지역의 큰 동물(매머드, 털코뿔소, 거대한 나무늘보)들이 모두 사라진 이유 중 하나도 이 때문일 것이다. 이 동물들은 단백질 외에도 지방의 훌륭한 원천이었을 테니 말이다. 많은 조상이 2만 년 동안 겪은 작은 빙하 시대에는 1년 중 짧은 여름 몇 달 동안에만 탄수화물을 먹었을 것이라는 점도 기억해야 한다(지금도 알래스카나 북부 캐나다 같은 북극권 지역에 사람이 산다). 인간이 단 것과 특히 탄수화물을 좋아하게 된 것도 이 때문일 수 있다. 이는 제한된 가용성을 최대한 활용하는 자연의 방식이었다. 그러나 한 해의 나머지 기간에 지방은 우리가 수렵과 채집을 하는 동안 건강하고, 날씬하고, 활력을 유지하게 했다.

알다시피 탄수화물을 먹으면 인슐린 생산이 촉진된다. 탄수화물을 너무 많이 먹어 인슐린이 생산되면 지방이 생성되어 저장된다. 그리고 상상할 수 있듯이 이 시나리오는 지방을 태우는 능력이 감소한다는 의미이다. 가공식품 제조업체들은 주로 고당지수 가공식품의 판매를 높이기 위해 성분표에 '저지방'이라는 용어를 계속 사용하고 있다. 따라서 혈당 수치를 크게 높이고 식욕을 증가시키며, 체내에 지방을 더 많이 만들고, 이미 있는 지방을 아껴 태우도록 지시하는 인슐린을 분비하며, 대사 스위치가 성장 주기로 끊임없이 전환되어 자가포식을 최대한 줄이는 식품들이 문제의 근원이다.

20여 년 전에 진행된 연구들에서 탄수화물 섭취량이 많은 사람은 사망률이 더 높고 지방 섭취량이 많은 사람은 사망률(그리고 심혈관 질환 발병 위험)이 더 낮다고 입증되었다. 명망 높은 학술지《랜싯》에 발표된 2017년 연구에서는 세계적으로 존경받는 여러 단체의 연구자들이 18개국의 35~70세 13만 5000여 명을 평균 7.4년 이상 분석했다.[7] 연구자들은 참가자들이 자가 보고한 식단 자료를 이용하여 그들이 섭취한 탄수화물, 지방, 단백질의 양에 따라 분류했다. 또한 이 식단으로 주요 심혈관 증상, 뇌졸중, 심부전, 사망을 포함한 다양한 질환의 발병 위험을 비교했다.

연구자들이 발견한 사실은 전통적인 지혜와는 달랐다. 탄수화물을 가장 많이 섭취한 사람들(일일 칼로리의 77%)과 가장 적게 섭취한 사람들(일일 칼로리의 46%)을 비교한 결과, 탄수화물 섭취량이 증가하면 사망 위험이 28% 높아지는 것으로 나타났다. 반대로 식이 지방 섭취량이 가장 높은 사람들(일일 칼로리의 35%)이 지방 섭취량이 가장 낮은 사람들(일일 칼로리의 10%)보다 사망할 가능성이 23% 낮았다. 다양한 지방과 그 효과를 알아내려고 노력한 끝에 연구자들은 다불포화 지방과 단불포화 지방(많은 식물 기름, 견과류, 씨앗, 아보카도, 생선에 든 좋은 지방)을 가장 많이 섭취한 사람들은 사망 위험이 각각 20%와 19% 낮다는 사실을 발견했다. 버터와 동물 고기에서 발견되는 '무서운' 포화 지방을 높은 수준으로 먹은 사람들조차 사망 위험이 14% 낮았다.

이 연구는 여러 종류의 탄수화물을 하나로 분류했다는 점(채소의 탄수화물은 정제된 곡물의 탄수화물과 같지 않다), 사람들이 쓴 음식 일지에 의존해 과학적으로 부정확했다는 점 등의 결함이 있었다. 그러나 연구자들은 이 연구로 세간의 관심을 저지방 식단에서 저탄수화물 식단으로 돌리겠다는 목표를 이루었다. 많은 경우, 우리를 죽이는 것은 정제된 탄수화물 위주의 식단이다. 이 연구의 결론은 다음과 같다.

"고탄수화물 섭취는 총사망률을 높일 위험이 있지만, 전체 지방과 일부 개별 지방은 총사망률을 낮춘다. 전체 지방과 일부 개별 지방은 심혈관 질환이나 심근경색, 심혈관 질환 사망률과 관련이 없지만, 포화 지방은 뇌졸중과 역관련성이 있다. 이러한 결과를 고려하여 전 세계적으로 식생활 지침을 재고해야 한다."

마지막 문장이 핵심이다. 더 많은 조치가 취해져 전 세계의 식생활 규칙이 바뀐다면 얼마나 좋을까.

식이 지방이 아닌 당지수가 높은 가공된 탄수화물이 체중 증가의 주요 원인이다. (농부들은 정육점의 대형 도마에 얹어질 동물들을 살찌우기 위해 무엇을 사용할까? 동물이 본래 먹어야 하는 당지수가 낮고 섬유질이 많은 풀과 건초가 아닌 옥수수, 곡물 등 당지수가 높은 탄수화물이다.) 체중 감량이 어느 정도는 저탄수화물 식단의 주요 건강 효과 중 하나인 것도 이 때문이다. 질 낮은 탄수화물을 지속적으로 많이 먹어 인슐린이 계속 분비되면 체지방이 연료로 분해되지 않는다. 몸이 포도당에 중독된다. 몸이 포도당을 태우더라도 체내에 인슐린이 많은 탓에 연료로 사용할 지방에 접근할 수 없다. 그때 몸은 실제로 굶주리게 되는데, 많은 비만인이 살을 빼려고 고군분투하면서도 탄수화물을 계속 먹는 이유도 이 때문이다. 그들의 (높은) 인슐린 수치가 지방 저장고의 문을 닫아건다. 그들이 가공된 고당지수 탄수화물을 건강한 지방으로 바꾸지 않는다면 인슐린이 너무 많아서 아직 당뇨병이 아닌 사람은 당뇨병에 걸릴 가능성이 있다. 실제로 케토 친화적인 자연식품 식단으로 바꾸는 것이 제2형 당뇨병 치료 방법으로 점점 선호되고 있다. 많은 과학 연구가 발표되면서 스티븐 피니가 수십 년 전에 한 이 생각이 이제야 받아들여지고 있다.

당신은 인슐린 저항성이나 당뇨가 없을 수도 있다. 그러나 케토제닉 식단이 이런 심각한 대사 질환을 어떻게 되돌리는지 이해한다면, 지방 연소와 체중 감소를 촉진하고 올바르게 사용되면 자가포식을 유발하는 등 케톤 생성이 생리에 미치는 강력한 영향력을 인식하는 데 도움이 될 것이다. 당뇨가 있다는 것은 대사가 정상적으로 작동하지 않아 몸이 불리한 처지에 있다는 의미이다. 시스템 결함과 부품 손상으로 인해 효율적으로 작동하지 못하는 기계처럼 몸이 툭툭 튀는 소리를 내는 상황이다. 부품을 고치고 엔진을 청소하는 튜닝처럼 작용하는 케토제닉 식단을 시작하라. 그러면 몸이 새 기계처럼 돌아갈 수 있다.

세라 홀버그 박사는 캘리포니아 버타 헬스의 의료 책임자인데 피니 박사와 협력한다. 그녀는 인디애나 대학교의 이넷 의사 체중 감량 프로그램의 설립자이자 의료 책임자이기도 하다. 홀버그 박사는 동료들과 함께 349명의 제2형 당뇨병 환자군 연구를 진행했다.[8] 대상자 중 일부는 1년 동안 의사의 지시에 따라 표준 치료를 받았고, 나머지 사람들은 케토제닉 식단을 따랐다. 그들은 매일 탄수화물 30g으로 시작해 탄수화물 수준을 조정하면서 케토시스를 유지했다. 이 연구에서 독특한 점은 케토제닉 식단을 따른 집단이 건강 코치 및 의사들과 긴밀히 접촉했으며, 혈당과 당화 혈색소 수치(지난 3개월 동안 평균 혈당 수치), 그리고 혈중 케톤 수치를 자주 측정하여 케토시스를 유지하려고 했다는 것이다. 또한 대상군의 체중과 약물 사용을 상세히 기록했다.

1년 후, 케토제닉 식단으로 먹은 환자들은 체중의 12%가 줄고 당화 혈색소 수치가 감소했는데, 이는 혈당 수치가 개선되었다는 신호였다. 간단히 말해서, 당화 반응은 당 분자가 단백질과 지방, 아미노산에 결합하는 과정을 일컫는 생화학 용어이다. 헤모글로빈은 산소를 운반하는 적혈구에서 발견되는 단백질로, 혈중 포도당에 노출되면 당화 과정을 통해 서로 결합한다. 이 때문에 당화 혈색소 수치는 혈당 수치의 척도도 된다. 의사가 정규 신체검사 중에 이 수치를 측정한다(이는 적혈구의 평균 수명이므로 지난 3개월의 평균치를 알려 준다). 전에 인슐린을 처방받은 환자의 94%가 인슐린을 완전히 줄이거나 멈출 수 있었다. 그리고 일반적인 경구 혈당 강하제인 설포닐유레아를 복용하던 환자 모두 약을 중단할 수 있었다. 그러나 케토제닉 식단으로 먹지 않은 환자들은 당화 혈색소 수치나 체중, 당뇨병 약물 사용에 아무런 변화가 없었다. 거듭 강조할 중요한 사항으로, 케토제닉 식단군이 건강 코치와 의사의 감독을 지속해서 받은 덕분에 식단을 지키지 않거나 바꿀 가능성이 작아 극적인 개선에 영향을 미쳤을 수 있다. 2018년에 발표된 이 연구로 케토제닉 식단이 제2형 당뇨병 치료에 가장 효과적인 방식 중 하나가 될 수 있음이 밝혀졌다.

다른 요인과 별개로 당화 혈색소 수치가 5% 미만이고 혈당이 75~90mg/dL이면, 일반적으로 정맥과 눈이 더 건강하고 심혈관 질환, 암, 알츠하이머병에 걸릴 위험이 훨씬 낮다는 의미다.

케톤이 생물학적으로 매우 이로운 이유는 뭘까? 이 질문은 대사 문제와 씨름하든 아니든 우리 모두와 관련이 있다. 답은 케톤이 유익한 생물학적 변화를 일으킨다는 것이다. 케톤은 대사를 새롭게 변화시키는데 한 저명한 연구자의 말대로 케토시스 상태일 때 우리는 "기본적으로 인체의 모든 대사를 재구성"하게 된다.[9] 그럼으로써 우리 몸은 혈당 수치를 줄여 인슐린 민감성을 향상하고, 염증 수준을 낮추며, 항산화제 생산을 증가시키고, 심지어 동물의 수명을 늘리는 시르투인 유전자를 더 활성화한다. 케톤은 일반적으로 당 갈망과 배고픔을 제거하는 효과도 지닌다. 그래서 끼니마다 만족감을 갖게 되어 칼로리를 더 섭취할까 봐 노심초사할 필요가 없다. 아보카도와 잎이 많은 녹색 채소, 식물 단백질을 분수없이 먹어대기는 어려우니까.

대사에 상당한 영향을 미치고 당뇨병 환자가 평생 약물에 의존하지 않게 한다는 연구 외에도 현재 이 식단이 다른 체계에 영향을 미치는지 알아보는 연구가 다수 진행 중이다. 중추 신경계 관련 연구도 그중 하나이다. 전반적인 대사 건강이 인체 모든 체계의 건강에 영향을 미친다는 사실을 고려하면 이는 그리 놀라운 일이 아니다. 뇌의 대사조차도 전적으로 인체 대사에 달려 있다. 예를 들어, 2017년에 진행된 작은 실험에서 캔자스 대학교의 케토제닉 식단 프로그램을 3개월 동안 따른 알츠하이머병 환자들이 치매 관리의 가장 중요한 인지 평가 중 하나인 알츠하이머병 평가 척도에서 평균 4점이 상승한 것도 이런 이유 때문일 것이다.[10] 이 식단의 지방 비율은 70%였다. 이 연구를 주도하고 알츠하이머 협회 국제회의에서 연구 결과를 발표한 러셀 스워들로 박사는 이렇게 말했다.

"이 결과는 알츠하이머병 치료 실험 중에서 내가 아는 한 치매 평가 척도가 가장 강력히 개선된 사례다."[11]

그는 이러한 결과를 계속 얻으려면 피험자 수가 많은 대규모 연구가 더 필요하다고 촉구하고 있다. 알츠하이머병은 인슐린과의 관계를 방해해서 당뇨병이 없는 사람보다 제2형 당뇨병 환자에게 발병할 소지가 적어도 두 배 이상이다. 그래서 '제3형 당뇨병'으로 불리고 있다. 2015년 초에 발표된 훨씬 더 큰 연구에서는 5년간 진행된 노인 인구 무작위 임상 시험 결과 올리브유나 견과류(다불포화 지방산이 풍부함)를 추가한 지중해식 식단이 인지 기능을 향상한다고 밝혀졌다.[12]

2017년에도 UC 데이비스 연구진과 벅 노화연구소 연구진이 각각 주도한 쥐 연구 결과가 나왔다. 이 연구들은 케토제닉 식단이 나이 든 동물의 기억력을 향상시킨다는 증거와 함께 동물이 장수할 가능성을 밝혔다. 《세포 대사》 저널에 실린 이 연구 결과는 케토제닉 식단이 수명이나 양호한 건강을 누리는 기간을 의미하는 건강 수명을 연장하는 데 사용될 수 있다는 실마리를 제공했다.[13] 두 연구에서는 쥐들에게 중년기부터 세 가지 식단, 즉 일반적으로 설치류에게 먹이는 고탄수화물 식단(기본적으로 대조군), 저탄수화물/고지방 식단, 탄수화물이 제로인 엄격한 케토제닉 식단 중 하나로 먹였다. 연구자들은 처음에 고지방 식단이 설치류의 체중을 늘리고 수명을 단축할 것을 우려해서 각 식단의 칼로리를 같게 유지했다. 이 연구의 목적은 체중 감량이 아니라 대사와 노화에 초점을 맞추는 것이었다. 그들은 다양한 연령대의 쥐들에게 미로 찾기, 평균대 위에 높이 머물기, 바퀴 위 달리기 등의 과제를 주어 실험했다. RNA-염기 서열 분석을 통해 심장 기능과 유전자 조절 변화를 검사한 결과, 이 식단이 단식에서 전형적으로 발견되는 인슐린 신호와 유전자 발현 패턴을 만들어 내는 것으로 나타났다(놀라울 게 없다).

두 연구 모두에서 중년기 수명, 기억력 검사, 노화 관련 염증 지표가 개선되었고 한 연구에서는 케토제닉 식단으로 노년기 체력을 유지할 수 있다는 점이 밝혀졌다.[14] (노화와 관련해 체력을 측정하는 방법 하나는 악력과 보행 속도다. 실제로 주먹을 쥐는 힘과 걷는 속도는 노화 속도를 알려 주는 주목할 만한 신호다.) 이전 연구들에서는 이 식단으로 생성된 베타-하이드록시부티레이트라는 특정 케톤체가 연료의 기능뿐 아니라 세포 신호를 만든다는 점도 밝혀졌다.[15] 베타-하이드록시부티레이트 세포 신호는 동물이 노화 경로 중 하나인 산화 스트레스에 내성을 갖는 데 도움이 될 수 있다.

케토시스와 자가포식

케토제닉 식단의 생리 효과가 칼로리 제한 및 단식과 유사하다면 자가포식을 유발한다고 가정할 수 있다. 실제로 케토시스는 자가포식의 관문이 될 수 있다. 하지만 자가포식 없이 케토시스에 이를 수 있고, 케토시스 상태가 아니어도 자가포식이 일어날 수 있다. 이 둘이 항상 동시에 일어나는 것은 아니다(즉 체내 케톤 검사로 자가포식이 작동하는지 검사할 수는 없다). 한 가지 상태인지 아니면 두 가지 상태에 동시에 들어가 있는지는 당신이 무엇을 언제 먹는가에 달려 있다. 에너지가 부족할 때 자가포식이 활성화한다는 것을 기억하라. 이는 포도당과 단백질 섭취를 줄이고 단식과 운동을 한 결과일 수 있다. 자가포식이 작동하려면 대사에서 낮은 인슐린과 낮은 엠토르, 높은 AMPK 수치가 필요하다. 간의 글리코겐이 고갈되고 탄수화물이 부족하면 케톤체가 생성된다. 연료로 사용할 포도당이 없으면 몸은 지방을 이용해 케톤을 생성하기 시작한다. 이는 케토시스 상태를 유지하되 자가포식을 멈추게 할 음식을 섭취할 수 있다는 의미다. 같은 이유로, 자가포식을 활성화하기 위해 케토시스가 필요한 건 아니어서 케토시스 상태가 아니라도 자가포식이 시작될 수 있다. 다시 말하지만 무엇을 먹느냐, 즉 음식의 구성, 칼로리 섭취, 간헐적 단식이 핵심이다.

케토시스 상태는 낮은 인슐린과 낮은 혈당, 낮은 엠토르 수치를 포함한 자가포식의 여러 전제 조건을 충족시킨다. 매일 탄수화물이나 단백질을 과하게 섭취하지 않는다면 저장된 포도당을 모두 태워야 하는 사람보다 자가포식이 더 빨리 시작될 것이다. 몸은 지방을 태워 에너지를 얻는 데 점점 능숙해져서 끼니를 거르거나 여러 날 단식을 해도 배가 훨씬 덜 고프게 된다. 자가포식과 케토시스를 동시에 활성화하는 가장 자연스럽고 효과적인 방법은 며칠 동안 단식을 하는 것이다. 방법은 치료 프로그램을 설명할 때 알려 줄 것이다.

이 방식은 에너지 고갈을 초래하고 케톤 생산을 증가시킨다. 단식 외에도 특정 형태의 간헐적 단식(하루에 두 끼 이하)을 통합한 치료적 케토제닉 식단은 자가포식 모방 식단에 가장 가깝다. 케토제닉 식단으로 섭취하는 동안 자가포식을 작동하려면 너무 자주 먹지 않고, 어떤 형태든 시간제한 식단을 실행하며, 단백질을 너무 많이 먹지 않고, 신체적으로 활동적인 상태를 유지해야 한다. 그러나 이 같은 원칙은 채식주의, 육식주의, 팔레오 같은 다른 식단에도 적용된다. 나는 당신이 이 모든 방식을 이해해 자가포식과 케토제닉 식단 이점의 균형점을 찾을 수 있도록 도울 것이다. 자주 두 상태를 동시에 유지하는 것이 이상적이다.

케토제닉 식단이 모든 사람에게 적당한 것은 아니며, 1년 내내 매일 해야 하는 것도 아니다. 나는 일정한 간격을 두고 드문드문 실시하고, 자가포식을 촉진하기 위해 간헐적 단식과 칼로리 제한을 포함한다. 그런데 케토제닉 식단을 중단해야 할 때가 있다. 애석하게도 대부분의 케토제닉 식단 지지자가 이 중요한 영역을 다루지 않는다.

2018년에 케토제닉 식단은 의사와 영양사가 승인한 '최고의 식단' 목록에서 순위가 낮았다. 그 이유는 많은 사람이 이 식단을 오해해서 베이컨과 다른 가공육을 매일 간식으로 먹거나 포화 지방을 마음껏 먹을 수 있다고 생각하기 때문이었다. 케토제닉 식단에서는 지방을 선호하기 때문에 어떤 종류의 지방을 섭취할지 주의할 필요가 있다(올리브유, 아보카도, 특정 견과류에 든 불포화 지방을 더 많이 먹고, 치즈, 버터, 유제품, 육류에 든 안 좋은 지방은 덜 먹어야 한다). 케토제닉 식단은 챕터 9에서 설명하는 프로그램 중에서 하나의 선택 사항이 될 것이다. 나는 케토제닉 식단을 선택하는 사람 모두가 따라야 할 일반적인 식이 지침을 제공할 것이다.

케토시스로 들어가는 과정에서 케토제닉 식단을 시작한 후 며칠 동안 과도기를 거칠 수 있다는 점을 덧붙여야겠다. 이 기간에 피로, 어지러움, 브레인 포그(머리에 안개가 낀 것처럼 멍한 느낌이 지속돼 생각과 표현을 분명하게 하지 못하는 상태-옮긴이), 두통, 짜증, 근육 경련, 메스꺼움을 경험할 수 있다. 이를 인체 대사가 변화하는 과정으로 받아들이면 좋을 것이다. 이러한 부정적인 결과는 대부분 수분과 나트륨 같은 전해질이 빠져나간 탓이다. 둘 다 탄수화물에 의해 유지되기 때문이다. 탄수화물 섭취를 대폭 줄이면 물과 전해질을 운반할 매개물이 없다. 하지만 특정 보충제, 특히 비타민B군으로 증상을 완화하는 방법이 있다.

과도기가 지나면 '케토에 적응'한다. 즉 몸이 연료를 포도당 대신 지방에 의존하게 된다는 뜻이다. 케토제닉 식단을 시작하고 일주일에서 열흘이 지나면 에너지와 체력, 활력이 증가하면서 몸 상태가 좋아지기 시작할 것이다. 몸은 몇 주 동안 계속해서 미세하게 변화한다. 예를 들어, 몸이 단백질을 점점 더 붙잡아 두기 때문에 종종 단백질을 덜 갈망하게 된다. 특히 운동선수들이 자주 알아차리는 또 다른 변화는 긴 훈련 기간 후 근육에 젖산이 덜 쌓여 피로와 통증이 적다는 것이다.

약국에서 살 수 있는 비처방 측정기와 테스트 스트립으로 소변의 케톤을 측정하면 케토시스 상태인지 알 수 있다. 치료 효과를 발휘하는 혈중 케톤 수치는 0.5~4.0mM이지만, 이 수치를 계속 유지하는 일은 쉽지 않다. 이 식단으로 섭취하는 많은 사람이 몸 상태가 좋아지기 전에 나쁘다고 느끼는 '길들임' 기간도 있다. 이는 흔한 일이며, 단순히 몸의 기어가 포도당 사용에서 지방 사용으로 바뀌는 것에 대한 반응이다. 그러나 몸이 케토에 적응하면 이런 증상 없이 이 식단을 들락날락하는 일이 더 쉬워진다.

챕터 9에서 나는 결과를 더 빨리 얻고자 하는 사람들을 위해 표준 케토

제닉 식단을 제안할 것이다. 이 식단의 까다로운 점은 특정 영양소, 섬유질, 미네랄, 비타민이 부족해지거나 제지방량을 희생하지 않으면서 탄수화물 섭취를 충분히 줄이고 있음을 확실히 알기가 어렵다는 사실이다. 이런 이유로, 그리고 앞서 언급했듯이, 일부 사람은 이 식단으로 먹는 동안 보충제를 복용하는 것이 좋을 것이다. 케토시스를 유지하기 위한 탄수화물 섭취량은 사람마다 다르다. 케토시스 상태를 유지하기 위해 탄수화물을 더 적게 먹어야 하는 사람도 있다. 운동을 많이 하는 사람은 근육이 포도당을 통해 연소하기 때문에 탄수화물을 더 많이 먹어도 괜찮을 수 있다. 스트레스와 호르몬 같은 다른 요인들도 작용할 수 있다.

속담에도 있듯이 모든 사람은 각기 다른 위험 요소를 지닌 채 탁자에 모여 앉는다. 예를 들어, 나는 포화 지방을 섭취하면 총콜레스테롤 수치와 LDL 콜레스테롤(이른바 나쁜 콜레스테롤) 수치가 증가하는 몇 가지 유전적 변이를 물려받았다. 코코넛유(포화 지방이 많은)를 한 달 동안 먹었더니 총콜레스테롤 수치가 두 배로 높아지고 나쁜 콜레스테롤 수치가 상당히 높아졌다. 케톤 생성은 세포가 지방을 태우는 방식으로 전환할 때까지 탄수화물을 제한한 결과이므로 칼로리 대신 어떤 종류의 식이 지방으로 바꾸든 상관없다. 하지만 다른 질환이 생기지 않도록 현명하게 선택해야 한다. 나는 재빨리 코코넛유 섭취를 중단하고, 얼마간의 다불포화 지방산과 훨씬 더 많은 단불포화 지방산으로 부족한 칼로리를 대체하기로 했다. 한 달도 지나지 않아 콜레스테롤 수치가 케토제닉 식단 전으로 돌아왔을 뿐만 아니라 50% 더 감소했다(나의 최고 기록).

케토제닉 식단은 대략 10년 전부터 인기를 끌고 있는 하나의 추세(그리고 용어)지만, 이 식단의 생물학적 이점에 대한 모든 경험적인 증거가 마침내 과학적으로 밝혀졌다. 그래서 나는 오래전에 사라진 (날씬하고 활기차고 활동적인) 우리 조상들이 까마득한 옛날부터 케토시스 상태에서 지구를 돌아다녔을 거라고 장담한다. 그들은 고탄수화물 식사를 쉽게 할 수 없었기에 그럴 수밖에 없었다. 단, 정크푸드는 존재하지 않았다. 그리고 정제된 탄수화물이 든 시리얼과 제과류, 간식, 고과당 옥수수 시럽이 듬뿍 든 음료수 등으로 가득 찬 마트도 없었다. 그들은 우리가 오늘날 먹어야 하는 방식대로 먹었다.

CHAPTER 6

혈거인과 기업가

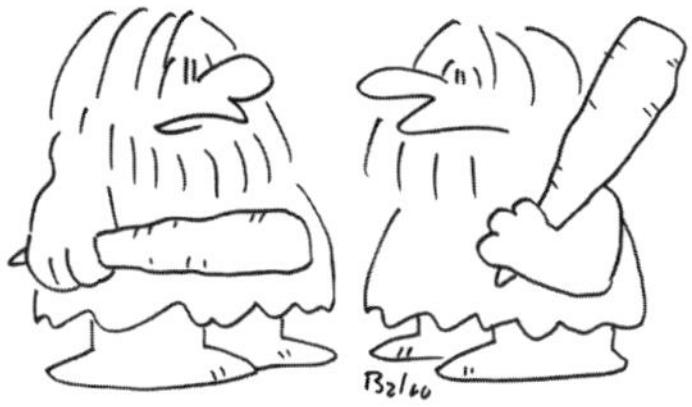

"나도 수렵과 채집에 지쳤어. 하지만 아직 아무도 마트를 발명하지 않네."
CartoonStock.com

1956년 제임스 닐은 미시간 대학교에 미국 최초의 인류유전학과를 창설했다. DNA의 꼬인 사다리 분자 구조가 해독되고 나서 불과 몇 년 후였다. 겸상 적혈구 빈혈의 유전적 기초를 최초로 인식한 그는 처음으로 이 희귀한 장애를 '분자 질환'으로 설명했다(겸상 적혈구 빈혈은 상염색체 열성 패턴으로 유전되는데, 이는 돌연변이가 양친으로부터 유전되며 이 염색체가 하나만 있어도 유전 형질을 지닌 사람, 즉 보인자가 된다는 뜻이다).

닐은 히로시마와 나가사키 원자 폭탄 생존자들과 방사능을 연구한 과학자로 잘 알려져 있다. 하지만 과학적 사고의 혁명을 일으킨 것은 '절약 유전자' 이론 및 브라질과 베네수엘라 수렵-채집인 연구였다. 닐이 1962년 제안하고 1998년 후속 기사에서 설명했듯이, 포도당을 혈류에서 세포로 빨리 보내 연료로 태우고 지방으로 저장하는 '절약 게놈'은 수렵-채집인 조상들에게 진화적 이점을 주었을 것이다. 당뇨병, 비만, 고혈압 등의 발생 위험을 증가시키는 유전자가 전달된 이유는 기근에서 살아남기 위해 에너지를 충분히 저장하고 검치호랑이를 피해 달아날 에너지가 필요하던 초기 조상에서 기인한다.[1] 이런 유전자는 고성능 에너지(빨리 소화되는 탄수화물)를 얻기 쉽지 않던 인류 역사 초기에 유용했다. 포도당 대사 유전자는 핵을 가진 거의 모든 살아 있는 세포에서 흔하다. 우리는 효모균, 선충류, 초파리, 쥐, 다른 포유류에서 이 메커니즘의 예를 발견한다. 진화를 통해 수억 년 동안 많은 종에서 이 유전자가 보존돼 온 것이다.*

고대부터 우리의 게놈은 평균 돌연변이율이 100만 년당 0.5%에 불과했기 때문에 인간의 영양 요구량은 수백만 년 진화하는 동안 자연 선택으로 정해졌을 것이다. 그러니 과거로 돌아가서 호모 사피엔스가 발달하기 전부터 우리의 기원을 추적해 보자. 무엇을 어떻게 먹을지 알기 위해서는 우리 종의 유전적 구성을 결정한 영양 환경을 이해할 필요가 있다.

---

* 절약 유전자 가설을 비판하는 사람들도 있다. 호모 사피엔스가 살던 약 20만 년 동안 절약 유전자가 존재하고 농업이 불과 1만 2000년 전에 시작됐다면, 거의 모든 사람에게 지금까지 존재하는 절약 유전자가 있어야 한다. 절약 유전자 가설을 탁월하게 반박한 존 스피크먼 박사는 2016년 논문에서 확인된 일반적인 비만 관련 유전자 중 어느 것에서도 적합한 이점을 제공했다고 볼 수 있는 어떤 특징이나 특성이 발견되지 않았다고 밝혔다. 기술이 더 발전하면 진짜 절약 유전자가 발견될 수도 있으므로 아직 결론을 내리기는 이르다.

인간의 진화 연대표[2]

5500만 년 전

최초의 원시 영장류가 나타난다. 그들은 원숭이처럼 생겼으며 작은 나무에서 살았다.

800만~600만 년 전

첫 고릴라가 나타난다. 나중에 침팬지와 인간 혈통이 갈라진다.

580만 년 전

두 다리로 걷는 가장 오래된 인간 조상이라고 여겨지는 오로린 투게넨시스가 등장한다.

550만 년 전

침팬지와 고릴라 특성을 모두 지니며 숲에 사는 초기 원시인 아르디피테쿠스가 등장한다.

400만 년 전

오스트랄로피테신이 등장한다. 뇌가 침팬지의 뇌보다 크지 않고 부피가 400~500cm^3지만, 직립 보행한다.

320만 년 전

오스트랄로피테쿠스 아파렌시스의 표본으로 유명한 '루시'가 현재 에티오피아의 하다르 근처에서 살고 있다.

270만 년 전

숲과 초원에서 살며 뿌리와 식물을 씹을 수 있는 커다란 턱을 가진 파란트로푸스가 등장한다. 120만 년 전에 멸종했다.

250만 년 전

호모 하빌리스가 등장한다. 이전의 호미니드(사람과 동물)보다 얼굴이 덜 튀어나왔지만, 여전히 유인원 같은 특징이 많다. 뇌의 부피는 약 600cm³이다. 호미니드는 조약돌을 깨뜨려 만든 돌 도구를 자주 사용했다. 이때부터 100만 년 동안 지속한, 도구를 제작한 올두바이 문화(탄자니아의 올두바이 조지Olduvai Gorge를 표준 유적으로 하여 세계에서 가장 오래된 것으로 취급되는 석기 문화-옮긴이)가 시작된다. 죽은 고기를 먹는 일부 호미니드가 육류가 풍부한 식단을 발달시킨다. 육식이 초래한 여분의 에너지로 인해 진화 과정에서 뇌가 점점 커졌다고 여겨진다.

200만 년 전

뇌의 크기가 최대 850cm³인 호모 에르가스테르가 아프리카의 동부와 남부에 등장한다.

180만~150만 년 전

호모 에렉투스가 아시아에 나타난다. 최초의 진정한 수렵-채집인 조상이며 아프리카에서 대거 이주한 최초의 조상이다. 뇌 크기가 1000cm^3에 이른다.

160만 년 전

케냐 쿠비 포라의 변색한 퇴적물은 처음으로 불을 사용했을 가능성을 암시한다. 그을린 나무와 석기 도구라는 더 설득력 있는 증거가 이스라엘에서 발견되었는데, 이는 78만 년 전의 유물로 추정된다. 복잡한 석기 도구가 생산되기 시작했고 이는 10만 년 전까지 지배적인 기술이었다.

60만 년 전

호모 하이델베르겐시스가 아프리카와 유럽에 살았다. 뇌 용량이 현생 인류와 비슷하다.

50만 년 전

일본 지치부 인근 유적지에서 특정 목적을 위해 세워진 쉼터인 목조 오두막의 증거가 처음으로 발견된다.

40만 년 전

초기 인류가 창으로 사냥을 시작한다.

32만 5000년 전

이탈리아의 화산 비탈을 기어 내려간 세 사람이 가장 오래된 살아 있는 사람의 발자국을 남긴다.

28만 년 전

복잡한 돌날과 숫돌이 처음으로 나타난다.

23만 년 전

네안데르탈인이 나타난다. 2만 8000년 전 현생 인류 등장으로 멸종할 때까지 영국부터 이란까지 유럽 전역에서 발견된다.

19만 5000년 전

호모 사피엔스가 아프리카에 등장하고 곧 아시아와 유럽 전역으로 이주하기 시작한다. 이때까지 가장 오래된 현생 인류 유적은 에티오피아에서 발견된 2개의 두개골이다. 인간의 평균 뇌 부피는 1350cm^3이다.

17만 년 전

오늘날 모든 현생 인류의 직접적인 조상인 '미토콘드리아 이브'가 아프리카에 살았을 것이다.

15만 년 전

인간들이 아마 말을 했을 것이다. 10만 년 된 조개 보석으로 미루어 보건대 그들은 복잡한 언어와 상징성을 발달시켰을 것이다.

14만 년 전

장거리 무역의 증거가 처음으로 나타난다.

11만 년 전

타조알 껍데기로 구슬과 보석이 처음으로 만들어진다.

5만 년 전

'위대한 도약'의 시기. 인간 문화는 이전보다 훨씬 빠르게 변하기 시작한다. 사람들은 죽은 사람을 의식에 따라 매장하고, 동물 가죽으로 옷을 만들며, 구덩이 덫과 같은 복잡한 사냥 기술을 개발하기 시작한다. 현생 인류가 호주에 정착한다.

3만 3000년 전

알려진바 가장 오래된 동굴 예술이 만들어진다. 후에 석기 시대 장인들은 프랑스의 라스코와 쇼베 동굴에 화려한 벽화를 만든다. 아시아에서 호모 에렉투스가 멸종하고 현생 인류가 그 자리를 대신한다.

1만 8000년 전

인도네시아 플로레스섬에 1만 8000명의 호모 플로레시엔시스, 즉 호빗족이 존재한다. 그들은 키가 1m 조금 넘고 뇌의 크기는 침팬지의 뇌와 비슷하지만, 고급 석기 도구를 사용한다.

1만 2000년 전

현생 인류가 아메리카 대륙에 도착한다.

1만 년 전

농업이 발전하고 확산한다. 첫 번째 마을이 생긴다. 아마 개를 가축화했을 것이다.

5500년 전

석기 시대가 끝나고 청동기 시대가 시작된다. 인간은 구리와 주석을 제련하기 시작하고 석기 대신 이런 금속으로 만든 도구를 사용한다.

5000년 전

알려진바 최초의 글이 등장한다.

기원전 4000~3500년

메소포타미아의 수메르인들이 세계 최초의 문명을 발전시킨다.

채식과 육식을 모두 즐긴 초기 인류

2012년 프랑스 리옹 고등사범학교의 연구자 뱅상 발터와 그의 동료들은 남아프리카의 한 지역에서 300만~200만 년 전에 살던 우리 조상인 오스트랄로피테쿠스 아프리카누스 치아 에나멜의 다양한 동위 원소 패턴을 분석한 논문을 발표했다.[3]

여성 오스트랄로피테쿠스 아프리카누스는 키가 약 119cm, 몸무게는 약 27kg이었다. 반면 남성은 50.8cm 더 크고 33% 더 무거웠다. 그들은 과일, 식물, 견과류, 씨앗, 뿌리, 곤충, 달걀, 작은 동물 고기로 구성된 현대 침팬지의 식단과 비슷하게 먹었다.

오스트랄로피테쿠스 집단의 후손들은 적어도 두 갈래로 나뉘었다. 하나는 파란트로푸스 집단인 파란트로푸스 로부스투스. 그들은 두꺼운 법랑질의 매우 큰 치아와 커다란 저작근을 가져 질긴 섬유질 음식을 갈아으깰 수 있었다. 그들은 우리의 직접적인 조상 중 하나로 여겨지지는 않지만, 우리의 조상인 초기 호모와 생태학적으로 유사한 부분이 있다.

다른 하나는 호모 하빌리스('재주 있는 사람', 우리의 직계 조상일 수 있다)와 나중에 호모 에렉투스('똑바로 서는 사람', 직계 조상일 가능성이 크다)를 생산한 호모 집단인 호모 하빌리스이다. 그들은 250만~140만 년 전까지 약 100만 년 동안 살았다.

오스트랄로피테쿠스 아프리카누스와 같은 잡식성이지만 호모 하빌리스는 사자와 같은 무시무시한 포식자에게 죽임을 당한 동물을 먹기 시작했다. 불이 없어 근육 고기를 먹을 수는 없었지만, 그들에게는 비밀 무기가 있었다. 동물 뼈와 두개골을 깨부숴 영양가 있는 골수와 아마도 뇌를 꺼내 먹는 데 사용했을 석기 도구였다.

파란트로푸스 로부스투스의 뇌는 조상의 뇌 크기(400~500cm³)를 유지했지만, 호모 하빌리스의 뇌는 극적으로 커졌기(600~900cm³) 때문에 육식 욕구로 인해 뇌가 확대된 것으로 추측할 수 있다.

가장 오래된 초기 인류로 알려진 초기 아프리카 호모 에렉투스 화석(약 189만 년에서 14만 3000~7만 년 전 사이)을 보면 몸통 크기보다 다리가 상대적으로 길고 팔이 짧은 현생 인류와 신체 비율이 비슷하다. 이러한 특성은 육상 생활에 적응한 결과인데, 똑바로 걷고 아마도 장거리를 달릴 수 있는 능력이 생겨 나무를 탈 필요가 없어졌음을 알려 준다. 그들은 키가 145~185cm, 몸무게가 40~68kg까지 다양했다. 또한 크고 두꺼운 두개골, 큰 뇌(평균 900cm³), 인상적인 눈썹뼈, 강하고 무거운 몸을 갖추고 있었다.

과학자들은 호모 에렉투스가 이후 아프리카에서 유라시아로 무리를 지어 이주한 첫 번째 종족이라고 믿고 있다. 그 당시에는 불을 피울 능력이 없었기 때문에(우연히 발견한 불을 산발적으로만 사용했다) 원래는 북위 40도가 넘는 곳에는 정착하지 못했다. 게다가 그 위치에서는 식물이 자라지 않는 계절이 있어서 호모 에렉투스는 이 시기에 음식을 순전히 동물에만 의존해야 했다(특히 불을 사용할 필요가 없고 근육보다 소화가 잘되는 생골수와 장기, 지방 등).

그들이 이전 조상들보다 우리와 더 닮았다는 또 다른 징후가 있는데, 화석 기록에 의하면 그들이 집단에서 늙고 약한 사람들을 돌봤다는 점이다. 50만 년 전 호모 에렉투스는 영리하고 재주가 좋아 얇고 매끄러운 조개껍데기를 도구로 사용할 수 있었고, 적어도 그중 하나에 상어의 이빨로 추상적인 무늬를 새길 수 있을 만큼 똑똑했다. 호모 에렉투스는 손도끼를 포함해 양날의 큰 도구를 생산했다. 손도끼는 큰 사냥감을 도살할 때 사용하던 도구로 해석된다.

최근 몇 년 동안 학자들은 호모 에렉투스가 약 78만 년 전에 처음으로 불을 사용했다고 주장했다. 그러나 그들이 불 피우는 법을 배워 매일 요리와 기타 활동에 사용한 40만 년 전까지 불 사용은 드물고 우연한 일이었다. 발견된 바에 의하면 그들은 40만 년 전에 북유럽과 아시아의 훨씬 추운 기후 지역으로 퍼졌다.

호모 에렉투스의 다음 후손인 호모 하이델베르겐시스는 추위에 적응을 더 잘했고 70만~30만 년 전에 지구를 돌아다녔다. 고생물학자들은 영국 박스그로브에서 그들이 만든 도구와 코뿔소, 곰, 들쥐류를 포함해 잔인하게 살해된 초식 동물의 뼈를 많이 발견했다. 한편 1990년대 독일 쇠닝겐의 오래된 광산에서 하르트무트 티메 박사가 8개의 나무 던지기 창을 발견했다. 이 무기는 30만~40만 년 전의 것이다. 그들은 또한 약 1만 6000개의 뼈를 발견했는데, 그중 90%가 말의 뼈이고, 나머지는 붉은사슴과 유럽 들소 것이었다.

유럽의 호모 하이델베르겐시스가 약 45만 년 전에 호모 네안데르탈렌시스(네안데르탈인)로 진화하여 유럽과 아시아 전역으로 확산하는 동안 아프리카의 호모 하이델베르겐시스 집단은 30만~20만 년 전에 호모 사피엔스('지혜로운 사람', 즉 우리)로 진화했다. 7만~6만 년 전에 현생 인류는 아프리카를 떠나 유라시아로 건너가 네안데르탈인과 대니소바인을 포함한 오랜 사촌들을 만나게 되었다. 우리는 이 두 종족과 교배했을 가능성이 크다. 하지만 이들은 2만~3만 년 전에 불가사의하게 멸종해서 우리 호모 사피엔스만 남았다.

현생 인류

인간 게놈의 지도가 완성된 2003년이 되어서야 비로소 우리 모두 서로 관련된다는 사실을 깨닫게 되었다(우리는 네안데르탈인 유전자도 몇 퍼센트 지니고 있다). 앞에서 언급했듯이, 아주 오래전부터 우리의 게놈은 돌연변이율이 100만 년당 평균 0.5%였다. 우리는 구석기 시대 말기부터 변하지 않았고, 따라서 인류 역사의 마지막 0.5%에 해당하는 시기에 살고 있다. 인류가 유럽과 아시아로 이주하기 시작했을 때, 그들은 아프리카 사바나에서 살아남을 수 있는 유전자를 지니고 있었고, 그 이후로는 사소한 적응만 이루어졌다.

농경이 시작되기 전인 후기 구석기 시대(4만~1만 년 전)에 살던 호모 사피엔스의 식단과 비교해 보면 현대인의 식단은 단백질과 단당류, 나트륨, 염화물이 과다하고 섬유질과 칼슘, 칼륨이 부족하다. 우리가 비만 전염병을 앓고 우리 몸이 적응하지 못한 식단으로 인해 다양한 질병에 시달리는 것이 정말 놀라운 일일까?

2019년 《미국의사협회 저널》에 실린 대규모 연구에 따르면 당지수가 높은 가공식품의 섭취가 늘어 '전체 원인 사망' 위험이 14% 증가했다고 한다.[4] 앞서 언급한 《랜싯》에 발표된 또 다른 연구에서는 2017년 사망자 5명 중 1명이 열악한 영양 섭취와 관련이 있는 것으로 나타났다.[5] 이는 우리 조상들이 경험하지 못한 21세기 생물학 전쟁이다.

중앙 유럽인은 약 7500년 전까지만 해도 모두 수렵-채집인이었다. 그들은 마지막 빙하기에 살아남아 약 4만 5000년 전 유럽에 도착한 현생 인류의 최초 해부학적 후손이었다. 독일 요하네스 구텐베르크 마인츠 대학교 인류학연구소 요아힘 버거 교수의 유전학 연구를 보면, 약 7500년 전 농업과 한 곳에 정착하는 생활 방식이 이주한 농부들에 의해 중부 유럽에 전해졌음을 알 수 있다.[6] 그때부터 고고학 기록에서 수렵-채집의 흔적을 거의 볼 수 없으며, 수렵-채집인들이 죽거나 농업 인구로 편입된 것으로 추측된다.

오늘날에는 모든 사람이 먹어야 할 것처럼 팔레오 식단을 치켜세우지만, 단 하나의 팔레오 식단 따위는 없다는 사실을 알면 놀랄지도 모른다. 종으로서 인류가 성공한 것은 태어난 곳을 떠나 어떠한 환경에서든 살아남은 조상들의 적응력 덕분일 수 있다. 달리 말하면, 식단이 크게 변화한 것이다. 그들은 무엇이든 어느 때고 주변에서 구할 수 있는 음식을 먹었다. 해안 지역에 사는 사람들은 내륙 지역이나 채소가 귀한 북부 지역 사람들과 같은 음식을 먹지 않았을 것이다. 하지만 우리가 하나의 틀을 짤 수 있을 만한 일반적인 유형이 존재했다. 팔레오 식단은 대부분 질 좋은 단백질과 지방, 계절 채소, 콩류, 과일, 견과류가 풍부하다('풍부하다'고 해서 조상들이 매일 '호화롭게' 먹었다는 뜻은 아니다). 당류는 거의 없고, 고도로 정제되거나 가공된 탄수화물과 유제품은 아예 없다.

인간의 화석을 분석한 결과, 구석기 시대의 조상들은 키가 크고 비교적 건강이 좋았으며, 암과 심장병, 관절염, 충치 같은 '현대의' 질병(이른바 문명병)이 없었다.

수렵-채집인의 수명

뼈가 화석화되어 현대 고생물학자들이 발견할 정도로 보존되려면 매우 유리한 조건이 필요하거니와(따라서 뼈가 거의 없고 가물에 콩 나듯 발견된다), 비교할 뼈의 표본이 많지 않아 뼈 주인의 나이를 측정하기도 매우 어렵다. 어떠한 뼈가 건강한 30세의 뼈이거나 매우 건강한 60세의 뼈일 수도 있다. 환경과 식습관이 그들과 상당히 다르던 현대에 더 가까운 시대의 뼈와 그들의 뼈를 비교할 수는 없다. 따라서 현대의 수렵-채집인 부족을 보면 구석기 시대 조상들의 수명에 관해 많은 것을 알 수 있다.

2007년, UC 샌타바버라의 마이클 거번과 뉴멕시코 대학교의 힐러드 캐플런은 〈수렵-채집인의 수명: 비교 문화 연구〉라는 논문을 발표했다.[7] 이 논문에서 그들은 현대 수렵-채집인 집단을 조사한 인구통계학 연구의 가장 완전한 기록을 요약하고자 했다. 그들은 우리 종의 수명에 특징이 있다고 결론지었다. 인간의 사망률은 유아기부터 어린 시절까지 매우 낮고 40세 전후까지 동일하게 유지되다가 그 후 곰퍼츠 방식처럼 꾸준히 상승한다.*

---

* 1825년, 벤저민 곰퍼츠라는 영국의 보험 계리인은 생명 보험료를 결정하기 위해 나이별로 사람들의 사망 위험을 계산했다. 영국의 여러 지역에서 나온 자료를 이용해서 그는 사망 위험이 나이 들수록 예측 가능한 방식으로 증가한다는 것을 발견했다(이는 놀라운 일이 아니다). 구체적으로 그는 당시 보험 연금을 구매하는 사람들의 주요 연령대이던 20~60세의 사망률이 10년마다 대략 두 배씩 증가한다고 결론지었다. 20세 이후의 사망률이 기하급수적으로 증가한다고 예측하는 데 사용된 곰퍼츠 수학 공식은 흔히 곰퍼츠 방정식으로 알려지게 되었고, 19세기 초부터 보험 계리인과 인구통계학자들이 이를 토대로 사망률을 계산하고 있다.

사람의 경우, 70세 근처에서 선이 교차한다. 이는 우리가 활발히 생산 활동을 할 때와 노화가 시작되어 죽음을 예고하는 시기를 구분하는 선이다. 과학자들은 우리 종은 진화상 인체가 대략 70년 동안 잘 기능하도록 설계되었다고 가정한다. 사망률은 인구와 기간마다 다르지만(특히 폭력적인 사망 위험에서), 이러한 차이는 종간 비교 관점에서는 작다.

거번과 캐플런의 계산에 따르면, 40세까지 산 사람들은 23~26년(63~66세) 더 산다고 예상되지만, 65세까지 산 사람은 5~10년(70~75세까지) 더 산다고 예상할 수 있었다(이후 나이에서도 계속 이런 방식이다). 그들은 근대 이전 성인 인구의 평균 최빈 수명이 68~78년 범위로 약 72년이라는 것을 발견했다. '최빈 연령'이란 사망자가 가장 많이 분포한 나이를 의미하는데, 이는 다양한 나이에서 소수의 사람이 생존한다는 뜻이기도 하다. 따라서 80세 이전에 대부분의 수렵-채집인이 죽었을 테지만, 아주 적은 비율로 90대나 100세 이상까지도 살 수 있었을 것이다. 이는 오늘날 세계의 가난한 지역에 사는 사람들의 사망률과 그리 다르지 않다. 그리고 이 사실은 우리 조상들이 오래 살지 못했고 오늘날 세계의 가난한 지역에 사는 사람들이 일찍 사망한다는 통념과 어긋난다.

팔레오/수렵-채집인 식단

우리 조상들은 일일 칼로리를 얻기 위해 엘크와 마스토돈, 매머드, 낙타, 말 등 덩치가 큰 동물들을 사냥하는 데 주력했을 것이다. 그들이 단백질보다 지방을 더 좋아했으리라 추측하는 데는 몇 가지 이유가 있다.

첫째, 지방은 그램당 9Cal이며 단백질은 그램당 4Cal이다. 지방 공급원은 골수, 장기, 뇌, 근육과 장기 주위의 지방을 포함해 덩치가 큰 동물들에게 풍부했다. 조상들의 쓰레기 구덩이에서 발견된 부러진 뼈들에서 그들이 골수를 매우 자주 먹었다는 증거를 충분히 얻을 수 있다. 둘째, 익히지 않은 고기는 씹고 소화하기가 매우 어렵다. 약 40만 년 전 불을 사용해 고기를 익히고 나중에 소화하기 쉽고 연하게 만드는 법을 배운 후에도 그들은 우리 몸이 정해진 시간에 처리할 수 있는 단백질의 양에 한계가 있다는 문제에 부딪혔다(이 사실은 우리가 단백질 섭취를 제한해야 하는 이유이기도 하므로 명심해야 한다).

단백질의 다양한 공급원

액체 크로마토그래피-동위 원소 비율 질량 분석이라는 새로운 기술이 약 10년 전부터 사용되기 시작했다. 과학자들은 탄소와 질소 동위 원소 비율을 측정해 사람이나 동물 뼈에서 채취한 콜라겐의 단백질이 동물 혹은 식물 식단에서 유래되었는지를 알아낸다. 초식 동물의 콜라겐은 육식 동물과는 동위 원소 비율이 다르다. 과학자들은 이 동위 원소의 농도 수준을 기초로 동물이나 인간의 먹이 사슬이 얼마나 높은지도 알 수 있다. 해양 동물(어류, 조개류)이 섭취하는 탄소는 육상 동물이 섭취하는 탄소와 다르므로 이 기술로 해양 동물이 먹은 단백질과 육상 동물이 먹은 단백질을

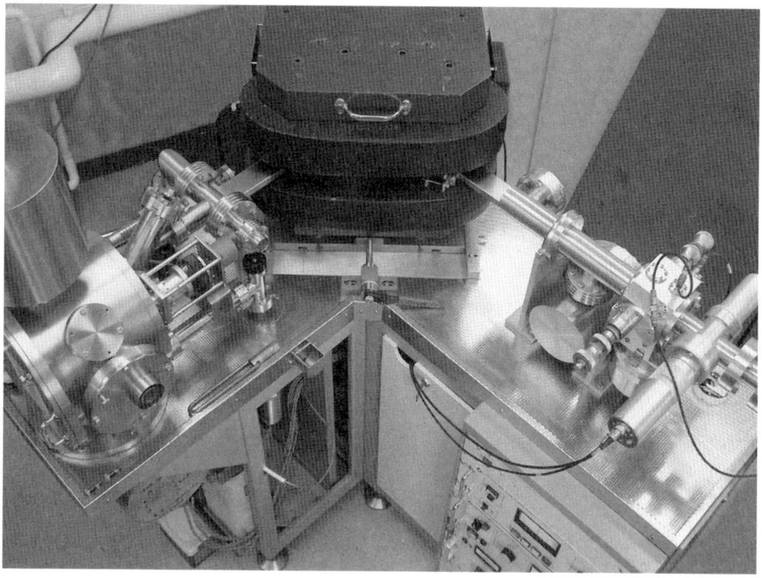

액체 크로마토그래피-동위 원소 비율 질량 분석기

구별할 수도 있다.

독일 라이프치히에 있는 맥스 플랑크 진화인류학 연구소에서 일하던 고생물학자 마이클 리처즈는 다양한 동물(우리와 같은 계통인 영장류를 포함하여)이 무엇을 먹었는지 알아내기 위해 수천 개의 뼈 표본을 살펴보았다. 2009년에 그는 캐나다 인류학자 에릭 트링카우스와 함께 발표한 논문에서 유럽의 네안데르탈인과 초기 현생 인류의 식단에서 직접적인 동위 원소 증거를 발견했다고 밝혔다.[8] 그들은 네안데르탈인이 12만~3만 7000년 전에 큰 초식 동물로부터 식이 단백질의 전부 또는 대부분을 얻는 피라미드 최상위 육식 동물이었다는 점을 밝혔지만, 그들이 해양 음식을 먹었다는 증거는 없었다.

이 발견은 네안데르탈인의 도구와 패총(동물 뼈, 인간 배설물 등 폐기물이 남아 있는 쓰레기 더미)뿐만 아니라 지역 동식물(특정 화석층의 모든 식물과 동물의 화석)의 분석과 일치한다. 그러나 네안데르탈인과 달리 리처즈와 트링카우스가 연구한 초기 인류는 육상 동물뿐만 아니라 상당량의 해양 동물도 먹었다.

스탠리 보이드 이턴은 하버드 대학교에서 수학한 후 생애 대부분을 조지아주 애틀랜타에서 일하다가 은퇴한 진단 방사선 전문의다. 그의 전문 분야는 바로 근골격계 질환이다(그의 환자 중에는 종종 프로 야구팀인 애틀랜타 브레이브스와 프로 농구팀인 애틀랜타 호크스, 그리고 미식축구팀인 애틀랜타 팰컨스 선수들이 있었다). 이턴 박사는 구석기 시대의 영양에 관해 글을 쓴 최초의 의사 중 한 사람이었다. 그는 에모리 대학교 인류학과와 신경과학 및 행동생물학 교수이자 하버드 대학교 박사이며 동료인 멜빈 코너와 함께 여러 가지 논문을 발표했다. 두 사람이 발표한 여러 중대한 논문 가운데 하나는 1985년《뉴잉글랜드 의학 저널》에 실린〈구석기 영양-그 본질과 현재에 미치는 영향〉이다.[9] 이후 이 논문은 다른 논문들에서도 많이 인용되었다.

이턴과 코너에 따르면, 크로마뇽인을 비롯한 진정한 현생 인류가 등장하자 유독 큰 동물을 사냥하는 일이 늘어났다. 인간이 사냥할 수 있는 동물의 숫자에 비해 사람의 숫자는 여전히 적었지만, 기술과 장비는 충분히 발전했다. 이 시기에 일부 지역에서는 아마도 식단의 50% 이상을 동물이 제공했을 것이다.

그러나 과도한 사냥과 기후 변화, 인구 증가로 인해 농업과 동물 사육이 시작되기 직전에는 특징적인 대형 동물 사냥에서 탈피해 생계 활동의 범위가 더욱더 넓어졌다. 물고기와 조개류, 작은 사냥감의 잔존물뿐만 아니라 숫돌과 박격포, 절굿공이와 같은 식물 식품을 가공하는 데 유용한 도구들이 이 기간의 유적지에서 더 흔하게 발견되고 있다. 최소 2개의 중동 유적지 뼈의 미량 원소를 분석해 스트론튬 수치를 측정한 결과, 육류 섭취가 감소하고 식단에서 식물 식품의 양이 확실히 증가한 것으로 나타났다. 현대의 수렵-채집인들은 비교적 최근인 이 시대의 인간과 가장 흡사하다.

농업은 인간의 영양 섭취를 극적으로 변화시켰다. 수천 년 동안 육식의 비율이 급격히 감소하고 채소 식품이 식단의 90%를 차지하게 되었다. 이러한 변화는 인체 구조에 상당한 영향을 미쳤다. 3만 년 전 동물 단백질을 많이 먹은 초기 유럽인 호모 사피엔스는 농업이 발전한 후에 살던 후손들보다 평균 15cm 더 컸다.

나중에 신대륙에서도 같은 양상이 반복되었다. 팔레오 인디언(기원전 8000년 이전에 아메리카 대륙에 정착한 초기 인디언-옮긴이)들은 1만 년 전만 해도 큰 동물을 사냥했지만, 유럽인과 접촉하기 직전에 살던 그 후손들은 농산물을 집중적으로 생산했고, 고기를 거의 먹지 않았으며, 키가 상당히 작았고, 골격을 보면 영양 섭취가 변변치 않았음을 알 수 있다. 단백질 칼로리 부족으로 직격탄을 맞은 데다 영양실조로 인한 감염까지 영향을 미친 것으로 보인다.

산업 혁명 이후 서구식 식단의 단백질 함량은 거의 적정량에 도달했으며 평균 키가 성장했다는 실제 증거가 있다. 지금 우리의 키는 현대인과 같은 농경 이전 인류의 키와 처음으로 비슷하다. 그러나 우리의 식단은 그들의 식단과 여전히 크게 다르며, 이러한 차이점은 문명병을 일으키고 있는 일명 '풍족한 영양실조'의 핵심이다.

풍족한 영양실조와 유전자의 부조화

우리의 식단이 우리 유전적 진화 유산과 맞지 않는다고 말하는 것으로는 충분하지 않다. 농업의 출현은 전 세계 많은 인구의 건강과 안녕에 심각한 결과를 가져왔다. 앞서 설명했듯이 우리 조상들은 비계 많은 고기와 내장육, 뇌(역시 지방이 많다), 민물고기와 조개류(지방산이 풍부한), 견과류와 씨앗, 코코넛, 아보카도의 지방을 많이 먹었다. 그들은 살코기인 사냥감(사슴과 작은 동물들)보다 매우 기름진 동물(매머드, 코끼리, 하마)을 선호했다. 살코기 사냥감들은 기름진 동물이 부족할 때가 아니면 개의 먹이로 사용했다.

좀 전에 설명했듯이 남부 유럽에서 농업이 발생하자 이 지역 인구의 평균 신장이 15cm 줄었다. 평균 수명도 10년 정도 감소했다. 콜럼버스가 발견하기 1000년 전에 북아메리카에서 농업이 시작되자 북미 원주민에게서도 비슷한 현상이 나타났다. 거의 버펄로만 먹고 살던 유목인들(오세이지족, 카이오와족, 블랙풋족, 쇼쇼니족, 아시니보인족, 라코타족)처럼 농업이라는 새로운 풍조를 받아들이지 않은 사람들은 밀과 옥수수에 의존하는 유럽 정착민들보다 키가 15~30cm 더 컸다. 흥미롭게도 동아프리카의 마사이족은 고기와 우유를 먹는 유목민으로 살았는데, 그들 역시 유독 큰 키와 무예로 유명했다. 또한 1900년대 초 캐나다 북동부 외딴 지역에 살던 사람들은 심장병이나 암, 알츠하이머병 같은 질병에 거의 걸리지 않았다. 그러나 '문명화'되어 밀가루와 설탕을 즐겨 먹은 사람들은 이런 질병들을 다 앓았다.

농업 혁명이 시작된 것은 1만 년 전이지만, 정제된 탄수화물(설탕과 흰 밀가루)은 중세까지 대부분 사람의 식단에 편입되지 못했다. 1800년대 내내 정부의 '원주민' 연구 정책에 따라 신대륙에 파견된 서구의 의사들은 근육질의 수렵-채집인들이 밀가루와 설탕을 점점 더 먹게 돼 비만해져서 문명병인 암과 심장병, 고혈압, 제2형 당뇨병, 비만, 충치, 자가 면역 질환, 골다공증, 알츠하이머병 등에 매우 빠른 속도로 취약해지는 과정을 기록했다.

1800년대 초 평균적인 미국인들은 1년에 약 6.8kg의 설탕을 섭취했다(설탕과 시리얼로 가득 찬 자동판매기는 없었겠지만, 사탕수수가 수천 년 전 처음 재배된 이래 설탕이 있었고, 그 후 다른 설탕 공급원이 뒤따랐다). 20세기 말에는 소비가 거의 열 배 증가해 미국인들은 평균적으로 1인당 연간 최소 54.4kg의 설탕을 섭취했다![10] 게다가 충분히 발전한 냉장과 운송 인프라 덕에 유제품이 모든 사람의 일상에서 주요 식품이 되었다. 앞서 살펴봤듯이, 이렇듯 생활 습관이 바뀌자 혈당과 가지 사슬 아미노산 수치가 높아지고 주 7일 하루 24시간 엠토르 스위치가 계속 작동하면서 자가포식이 감소하게 되었다.

유제품과 곡물, 가공된 설탕, 채소 기름, 알코올을 먹지 않은 초기 인류

종종 '팔레오 운동'의 창시자로 인정받는 콜로라도 주립대 명예 교수 로

렌 코데인에 따르면, 구석기 시대인 4만~1만 2000년 전에 곡물을 가는 도구들이 처음으로 등장했다. 하지만 전 세계적으로 수렵-채집 집단이 곡물을 일상생활에서 지속적으로 이용했다는 증거가 나온 것은 약 1만 3000년 전 동부 지중해 지역 레반트에 토대를 둔 나투피아 문화 유적이 발굴되면서였다.[11]

동물은 1만 1000~1만 년 전까지 가축화하지 않았지만, 6000년 전까지는 우유를 짜서 먹었다는 믿을 만한 증거가 없다. 꿀은 수렵-채집인 식단에서 미미한 부분이었던 듯하며, 약 2500년 전이 되어서야 사탕수수에서 투명한 자당을 생산했다. 올리브유는 사람이 만든 최초의 기름 중 하나로 약 6000년 전으로 거슬러 올라간다. 다른 식용유는 1800년대 후반 산업혁명에 힘입어 대량 가공이 가능해지기 전까지는 사실상 존재하지 않았다. 포도주를 처음으로 발효한 것은 약 7500년 전이었을 가능성이 크며, 4000년 전 처음으로 곡물로 맥주를 양조했다. 알코올음료는 약 1200년 전이 되어서야 증류할 수 있었다.

알다시피 현재 미국인 칼로리 섭취량의 거의 4분의 3을 차지하는 이러한 식품들은 최근에야 우리 식단에 도입되었기 때문에 우리의 유전자가 이런 음식에 적응했을 가능성은 거의 없다.

수렵-채집인의 이런 식생활 변화는 지리적으로 다양하게 발생했으며, 2000~1500년 전까지만 해도 북유럽이나 영국, 스코틀랜드에서는 일반적이지 않았다. 게다가 정제된 탄수화물과 곡물을 먹인 동물, 현재 서양식 식단에 풍부한 단당류가 널리 이용된 기간은 고작 100~150년이다. 이 기간에 우리가 이런 음식에 충분히 적응할 수 있다고 주장할 사람은 아무도 없을 것이다.

수렵-채집인 식단이 곡물 위주의 식단으로 바뀌자 유아 사망률 증가, 키 감소, 골밀도 감소, 충치 증가, 빈혈 증가, 수명 단축 등 건강에 수많은 악영향이 나타났다.

초기 인류의 저당지수, 고섬유질 식품

호모(사람속)가 씨앗과 풀, 베리류, 저당지수/고섬유질 채소, 과일, '저항성 녹말'(얌과 토란 뿌리 등)을 오랫동안 먹었다는 증거가 있다. 조지 워싱턴 대학교 스미스소니언연구소와 호미니드 고생물학 고등연구센터 연구자들은 대략 4만 4000년 된 네안데르탈인 두개골 화석의 입에서 나온 치석을 분석해 이들이 대추야자와 콩과 식물, 풀, 씨앗 등 다양한 식물 음식을 먹었다는 것을 알아냈는데, 그중에는 익혀 먹은 것도 있었다.

하지만 이런 음식은 칼로리를 많이 공급하지 않기 때문에 칼로리 대부분은 여전히 동물의 고기(단백질)와 지방에서 얻었을 것이다. 이들은 오늘날의 보통 사람보다 더 크고 더 활동적이었으며, 칼로리 요구량은 우리와 비슷한 수준, 즉 여성은 하루 1800Cal, 남성은 하루 2800Cal였을 것이다. 시금치 약 370g은 100Cal에 불과하지만, 당지수가 낮은 이 녹색 채소가 제공하는 섬유질은 약 12g이다.

현대의 가공식품은 대부분 강화되는데, 제조사들은 이를 좋은 것이라고 한다(어쨌든 '강화'라는 단어는 영양가가 높아진다는 의미다). 하지만 다음 이야기는 아마도 금시초문일 것이다. 니아신(비타민 B3)을 강화한 식품을 과다 섭취하면 특정 질환의 위험이 커질 수 있다. 2000년대 초 니아신의 1인당 일일 섭취량은 미국식품영양위원회가 정한 일일 권장량의 두 배인 33mg을 초과했다. 니아신을 많이 섭취하면 포도당 내성을 해치고, 인슐린 저항성을 유발하며, 인슐린 분비를 촉진한다.[12] 니아신은 식욕을 자극하기 때문에 결핍되면 식욕 감퇴를 초래할 수 있어 체중 감량과 직결된다. 중국과 일본 연구자들에 따르면, 1970년대 초 미국의 곡물 제품에서 추출한 니아신이 육류에서 추출한 양을 초과했다. 이는 니아신 강화 표준이 바뀌어 제조사들이 식품에 니아신을 더 많이 넣었기 때문이다.[13]

(곁다리로 이야기하면, 니아신은 세포에서 발견되는 중요한 보조 효소인 NAD+로 전환되어 미토콘드리아가 ATP라는 세포 에너지를 만드는 데 사용된다. 그러나 NAD+로 전환되는 속도가 매우 느리다. 의사와 다른 여러 협력자의 도움으로 나는 NAD+의 직접 주입이나 전구체 니코틴아미드 리보사이드의 경구 섭취와 같은 다른 수단을 통해 NAD+를 증가시키는 방법을 알아내기 위해 일련의 임상 시험을 진행해 왔다. 이 방식으로 과도한 니아신 섭취로 인한 니코틴아미드의 축적을 줄이면서 다양한 장수 유전자를 켤 수 있다. 특히 나이가 들수록 그렇다.)

현대인의 식단이 위험한 이유

유명한 지리학자이자 퓰리처상을 받은 작가이며 세계 최고의 역사학자

중 한 사람인 재러드 다이아몬드는 농업이 인간의 건강에 미치는 영향에 관해 광범위하게 글을 썼다. 농업의 등장으로 키와 수명이 변화했다고 쓴 최초의 인물 중 한 사람인 그는 농업이 '인류 역사상 최악의 실수'라고 주장했다.[14] 또한 수렵-채집인들이 초기 농부들과는 달리 매우 다양한 식단을 즐겼으며, 농업 혁명으로 촉진된 무역이 세균과 전염병의 확산에 이바지했을 거라고 지적했다. 그는 과감하게도 "추측건대 더 나은 삶을 향한 우리의 가장 결정적인 발걸음이던 농업의 채택은 여러 면에서 우리가 결코 회복하지 못한 재앙이었다"고 말한다.[15] 역사가 유발 노아 하라리는 베스트셀러《사피엔스》에서 이 생각을 더 강력히 표현했다.

"농업 혁명은 확실히 인류가 언제든 사용할 수 있는 식량의 총량을 늘렸지만, 여분의 식량이 더 나은 식단이나 더 많은 여가로 이어지지는 않았다. 농업 혁명은 역사상 가장 큰 사기였다."[16]

우리가 수렵-채집인의 생활 방식에서 벗어나 농경 생활을 한 결과 인구가 급속히 증가해 더욱 안정적인 공동체를 이룰 수는 있었다. 하지만 식단이 더 건강해지지는 않았다. 농사로 식량이 풍부해져 우리는 필요량보다 더 많은 칼로리를 쉽게 섭취할 수 있었다. 게다가 농사로 인해 식단의 다양성이 줄어들기도 했는데, 특히 인공적이고 정제된 재료로 가득 찬 곡물과 그 곡물로 가공식품을 만들기 시작하면서 더욱 그러했다. 어떤 사람들은 농업이 인간이 주도한 다른 어떤 사건보다 인류 역사의 행로를 많이 바꾸었다고 주장해 왔다. 그리고 식단의 다양성이 사라지면서 영양소도 부족해졌다. 영양소 결핍과 열량이 풍부한 정제 식품을 항상 먹을 수 있다는 점이 결합하면서 우리는 더 뚱뚱해지고, 더 아프게 되었다. 터프츠 대학교 연구자들에 따르면, 과일과 채소를 '처방'하면 미국에서만 매년

1000억 달러의 의료비를 절약할 수 있다.[17]

이제 좀 더 세세한 사항을 살펴보며, 우리가 농업에 기반을 둔 가공식품을 더 많이 먹어 건강을 해칠 때 생물학적으로 무슨 일이 일어나는지 알아보자.

석기 시대 세상의 우주 시대 유전자

우리가 구석기 시대로 돌아갈 수 있다면 비만한 사람들을 자주 마주치기는 쉽지 않을 것이다. 인류의 오랜 조상의 인체 생리와 서구의 식습관 및 라이프스타일이 전혀 다르거나 맞지 않는 이유는 석기 시대 유전자를 지닌 채 우주 시대에 살기 때문이다. 플린트스톤가와 젯슨가가 만난 것이다(The Flintstones meet the Jetsons : 미국의 텔레비전 영화 제목-옮긴이). 키와 뼈의 구조가 같은 두 사람 중 한 사람은 54kg, 다른 한 사람은 113kg이라면 겉모습이 전혀 다르게 보일 것이다. 두 사람의 몸을 스캔한다면, 둘 다 골격은 같지만 한 사람에게 여분의 지방이 많을 것이다.

'절약 유전자' 가설은 이 두 사람의 차이가 석기 시대 유전자와 우주 시대 환경의 명백한 불일치를 반영한다고 설명한다. 모두 알다시피 우리 주위에는 음식을 많이 먹는데도 엄청나게 마른 몸매를 유지하는 사람들이 있다(운동조차 자주 하지 않을 수 있다). 그러나 그 사람이 석기 시대에 살았다면 오래 생존하지 못했을 것이다. 오늘날 우리가 운이 좋다고 생각하는 그런 사람들은 절약 유전자와는 정반대다. 그런데 무엇을 먹든 살이 쉽게

찌는 사람은 음식의 칼로리를 지방 형태로 더 많이 저장한다. 그 사람은 기아 상태에서 훨씬 더 오래 살아남을 것이다. 섭취한 에너지를 효과적으로 저장하는 능력은 진화 과정에서 살아남는 데 도움이 되었다. 이 능력은 우리 조상들이 굶주림에 시달리던 수백만 년 동안 효과를 충분히 발휘했지만, 상대적으로 칼로리가 풍부한 현대에는 식량 부족에 최적화된 인체에 문제가 되어 과다 섭취로 인한 과체중이나 비만이 될 수 있다.

모든 사람이 칼로리를 똑같이 태우는 것이 아니며 모든 칼로리가 똑같이 만들어지는 것도 아니다. 식품의 칼로리는 봄베 열량계를 사용해 측정한다. 이 열량계는 고압의 밀봉 상태에서 순수한 산소의 표본을 점화해 연소 열과 이로 인한 온도 상승을 측정한다. 엄밀히 말해, 칼로리는 물의 온도를 1°C 올리는 데 필요한 에너지다(1음식 칼로리에 든 에너지는 4184줄이다). 그러나 인체는 봄베 열량계와 다르다. 몸은 봄베 열량계와 같은 방식으로 칼로리를 태우지 않는다. 1Cal는 물을 끓일 때만 1Cal다. 단백질은 그램당 약 4Cal를 제공하는 반면, 지방은 그램당 9Cal를 제공한다는 점을 기억하라(지방은 에너지 밀도가 더 높다). 그러나 생물학적으로 단백질, 탄수화물(그램당 4Cal를 제공하기도 한다), 지방은 다르다. 이 영양소들이 각각 다르게 대사되며, 어떤 상황에서는 몸이 한 영양소는 저장하고 다른 영양소는 태우고자 하는가 하면 그 반대의 경우도 있기 때문이다.

정제당(순 사탕수수 과립 약 6작은술) 형태로 탄수화물 100Cal를 섭취할 때 몸이 반응하는 방식은 올리브유(약 1큰술) 형태로 100Cal의 지방을 섭취할 때와 같지 않을 것이다. 심지어 배고픔 신호와 포만감의 정도가 다르다고 느낄 수도 있다. 작은 실험을 해 보면 이 사실을 쉽게 체감할 수 있다. 하루 날을 잡아 시럽을 뿌린 벨기에 와플이나 무지방 우유에 탄 시리얼(어떤 종류든) 한 그릇과 같은 탄수화물 중심의 아침 식사를 하고, 배고픔을 느끼거나 다시 먹을 때까지 얼마나 걸리는지 보라. 다음 날에는 채소 프리타타처럼 단백질과 지방이 많은 아침을 먹는다. 두 식사의 칼로리는 같아야 한다. 와플이나 시리얼을 먹은 사람은 대부분 2시간 이내에 다시 음식이 당길 것이다. 달걀 요리를 먹은 사람은 몇 시간 동안 포만감을 유지할 가능성이 크다. 두 아침 식사가 함유한 에너지는 같지만, 몸이 이를 같은 방식으로 대사하지 않았기 때문이다. 당신은 각 식사를 다르게 느꼈다. 그렇다면 이 불일치를 어떻게 설명할 것인가? 설명할 것이 많다.

영양소 섭취와 대사는 복잡한 현상이다. 음식이 소화되고, 세포가 반응하며, 뇌가 배고픔과 포만감을 해석하고, 결국은 몸이 느끼는 방식에 영향을 미치는 다양한 호르몬 경로가 항상 변화하면서 설정된다. 만약 우리가 모두 같은 방식으로 칼로리를 사용한다면, 같은 식단을 따르고 몸에 나타나는 결과가 같다면 특정 체중을 유지하는 개인의 능력이 엄청나게 다를 수는 없을 것이다. 누구도 똑같은 방식으로 대사하지 않는다.

당은 골칫거리

2011년, 앞서 언급한 《왜 우리는 살찌는가》를 쓴 게리 타우브스는 《뉴욕 타임스》에 〈당은 독인가?〉라는 글을 써 관심을 끌었다.[18] 이 글에서 그는 당의 역사뿐만 아니라 당이 인체에 미치는 영향에 대해 과학자들의 관점이 어떻게 진화하고 있는지를 연대순으로 썼다. 이어 2016년 말에 〈당을 고발한다〉라는 글에서 그는 만성 질환의 주요 원인으로 당을 지적했다.[19] 소아 호르몬 장애 전문가이자 샌프란시스코 의과대학의 아동 비만 전문가인 로버트 러스티그도 이 주제를 두고 광범위하게 글을 썼다(타우브스는 러스티그의 연구도 인용한다). 《단맛의 저주》를 쓴 러스티그에 따르면, 인체는 다양한 종류의 당을 다르게 대사한다.[20] 가장 단순한 형태의 당인 순수 포도당은 포도당과 과당이 섞인 흰색의 과립 설탕과 같지 않다(과당은 곧 알게 되겠지만, 과일과 꿀에서만 발견되는 천연 당의 일종이며, 천연 탄수화물 중에서 가장 달다). 이 두 종류의 당은 그램당 칼로리가 같지만, 인체에서 서로 다르게 처리된다.

이미 설명했듯이 포도당은 혈당을 상승시키고 몸의 모든 세포가 대사할 수 있다. 반면에 과당은 몸이 약간 다르게 받아들인다. 과당을 먹으면 오직 간에서만 처리되므로 인슐린 수치에 즉각적인 영향을 미치지 않는다. 주스와 소다 등에 든 액상 과당을 마시는 것은 통과일이나 꿀의 형태로 같은 양을 먹는 것과 같지 않다. 과당은 모든 천연 당 중 당지수가 가장 낮다. 과당이 혈당을 당장 치솟게 하지는 않지만, 특히 자연식품이 아닌 식품(고과당 옥수수 시럽이 가장 악명 높다)에 든 과당을 과하게 섭취하면 장기적으로 더 큰 영향을 받을 수 있다. 과당을 섭취하면 포도당 내성 저하, 인슐린 저항성 유발, 고혈압을 일으킬 수 있다는 연구 결과가 오래전부터 인정받고 있다. 과당을 많이 섭취해도 대사와 포만감이나 배고픔을 조절하는 데 중요한 호르몬인 인슐린과 렙틴의 생산을 유발하지 않기 때문에 인체 대사에 독특하게 악영향을 미친다. 이를 알면 과당이 많은 식단이 왜 비만을 일으키고 그로 인해 대사에 해를 끼치는지 이해할 수 있다.

구석기 시대의 조상들은 과일을 먹었지만 매일 혹은 매달 먹지는 않았고, 제철에 먹는 과일도 오늘날 우리가 재배하고 구매하는 품종만큼 달콤하지 않았다. 우리 몸은 시대를 따라가지 못하고 있다. 우리 몸은 아직 오늘날 우리가 섭취하는 많은 양의 과당을 처리하도록 진화하지 않았다. 이 과당의 대부분은 자연과는 거리가 먼 제조 식품에서 비롯된다. 천연 과일은 예를 들어 과당으로 단맛을 낸 과당 폭탄인 탄산음료 캔보다 당이 상대적으로 적다. 중간 크기의 사과와 과당으로 단맛을 낸 350ml짜리 소다 캔을 비교해 보자. 사과의 당은 약 44Cal이지만 섬유질이 풍부하다. 사과의 과육에는 용해성 펙틴 섬유질이, 껍질에는 불용성 섬유질이 들어 있다. 반면에 소다에는 약 80Cal의 당(거의 두 배이며 섬유질은 전혀 없다)이 들어 있다. 사과 한 꾸러미로 사과 주스를 만들어 350ml짜리 음료로 농축하면 어떻게 될까? 과당과 칼로리가 소다와 거의 같은 음료를 얻을 수 있다. 그런데 이 과당이 간에 도달하면 대부분 지방으로 전환되어 인체의 지방세포에 저장된다. 수십 년 동안 생화학자들은 과당을 가장 살찌는 탄수화물이라고 불렀다! 식사 때마다 우리 몸이 이런 전환을 겪는다면 어떤 일이 일어날지 생각해 보라. 어느 순간 우리의 근육 조직도 인슐린에 저항하게 될 것이다.

앞서 언급했듯이, 우리가 섭취하는 과당은 대부분 자연적인 형태가 아니다. 평균적인 미국인은 정제당을 하루에 163g(650Cal 이상) 먹고, 그중 약 76g(30Cal 이상)은 고과당 옥수수 시럽에 든 고도로 가공된 형태의 과당에서 얻는다.[21] 고과당 옥수수 시럽은 현대 가공식품에 가장 많이 들어가는 당이다. 고과당 옥수수 시럽이 과당 55%, 포도당 42%, 탄수화물 3%로 구성된다는 통계가 일반적이지만, 이 비율은 제품별로 엄청나게 다를 수 있다. 연구에 따르면 고과당 옥수수 시럽에는 자유 과당이 성분표보다 훨씬 더 많이 들어 있을 수 있다. 미국 서던 캘리포니아 대학교 예방의학과 교수이자 아동비만연구센터장인 마이클 고란 박사는 로스앤젤레스 지역에서 구매한 탄산음료에 자유 과당이 무려 65%나 들어 있음을 발견했다.[22] 우리는 고과당 옥수수 시럽이 든 가공식품을 먹어 치울 때 무엇을 먹고 있는지 모른다. 그리고 정크푸드와 사탕, 소다만 그런 게 아니다. 이 당은 조미료와 샐러드드레싱, 에너지바, 요구르트, 빵과 같이 의심스럽지 않은 곳에 숨어 있을 수 있다. 오늘날에는 어디에나 들어 있다.

고과당 옥수수 시럽은 비교적 최근 우리의 식단에 추가되었다. 이 시럽은 음료와 식품에 들어가는 식탁용 설탕을 저렴하게 대체하려는 목적으로 1978년에 도입되었다. 이것이 비만 전염병의 큰 원인이라는 사실을 알고 있을 것이다. 하지만 이 이야기에서 고과당 옥수수 시럽이 유일한 등장인물은 아니다. 우리의 허리둘레가 늘고 대사 증후군 같은 관련 질환이 생기는 것을 어느 정도는 고과당 옥수수 시럽 탓으로 돌릴 수 있지만, 다른 모든 당도 지목할 수 있다. 모두 탄수화물이기 때문이다. 이 당들은 우리의 유전자가 진화하는 동안 버튼을 누르거나 손가락을 두드리는 것으로는 구할 수 없었다. 또한 가공식품에는 고과당 옥수수 시럽과 함께 인공 화학 물질이 들어간 경우가 많으며 이 물질 중 일부는 지방을 불러올 수도 있다는 점을 지적하고 싶다.[23]

내가 이렇듯 '당 생물학'을 설명하는 이유는 오늘날 우리가 타고난 유전적 성향이 없는데도 문명병으로 엄청난 고통을 겪는 까닭을 이해하는 데 도움이 되기 때문이다. 물론 유전적으로 당뇨병과 심장병, 암에 걸리기 쉬운 사람들이 있다. 하지만 주장하건대 우리가 호모 사피엔스의 대사와 생리를 낭떠러지 아래로 떠민다면 우리 모두 이런 질병에 걸리기 쉽다. 그리고 치명적인 특정 질병에 취약한 '나쁜 유전자'를 물려받은 사람들은 생활 습관을 통해 그 운명을 피할 수도 있다. 이는 어느 쪽이든 다 통한다. 우리는 주위에서 '가족력'으로 인해 특정 질병의 위험이 더 큰 사람들이나 심지어 질병을 유발하는 유전자 변이를 진단받은 사람들을 볼 수 있다. 하지만 그들은 결코 병이 나지 않는다. 오늘날에는 건강 수명에 영향을 미치는 생활 습관 요인과 유전적 발현의 상호 작용을 조사하는 큰 연구 분야가 있다. 이를 후성유전학이라고 부르며, UCLA의 스티브 호르바트 같은 과학자들이 신체의 생물학적 나이를 알려 주는 '후성 유전 시계'를 측정하는 방법을 개발하고 있다.

폐암은 담배 산업이 없다면 아마도 훨씬 더 희소한 질병이 될 것이다. 마찬가지로 정제된 탄수화물을 많이 파는 가공식품 산업이 없다면 비만은 흔치 않을 것이다. 아마 당뇨병과 심장병, 치매, 그리고 여러 암 등 다른 질환들 역시 드물 것이다. 이제 조상들을 본보기로 삼아 팔레오 식단을 닮은 건강한 식습관(적절히 수정해서)을 채택할 때라고 생각한다.

석기 시대 유전자에 맞춰 식사하기

이번 챕터에서 설명한 진화의 역사를 보면, 오늘날 우리의 식습관이 심각한 역기능을 낳는다는 걸 알 수 있다. 그리고 우리는 먹이를 찾아 사냥하고 기근을 겪어야 하는 불안정한 유목 생활을 하지 않는다. 우리가 우리 게놈이 기대하는 대로 먹는 동시에 자가포식의 힘을 활용하기를 원한다면, 매일 높은 수준의 탄수화물(특히 정제된 밀가루와 당)과 동물 단백질을 먹어서는 안 된다. 우리 조상들의 식단은 단백질과 지방에 뿌리를 두고 있었지만, 오늘날처럼 매 끼니와 간식마다 이런 다량 영양소를 섭취하지 않았다! 그것과는 거리가 멀었다. 우리는 더는 기업가처럼 먹을 필요가 없다!

팔레오 식단은 최악의 정제 탄수화물(특히 정제된 밀가루와 당류)을 끊는 데 탁월하지만, 1년 내내 많은 양의 과일과 꿀, 그리고 물론 많은 동물 단백질을 허용한다. 이 식단으로 식사를 하면 많은 경우 엠토르를 줄이고 자가포식을 활성화하는 데 적절한 양보다 훨씬 더 많은 단백질을 섭취하게 된다. 몇몇 연구 저자가 '영양 과부하'라고 부르는 탄수화물과 단백질이 너무 많은 이 조합은 전형적인 서구 식단처럼 문명병을 유발한다. 챕터 9에서 엠토르를 억제하면서도 팔레오 식단에 적합한 음식을 추천할 것이다.

CHAPTER 7

호두와 옥수수 먹인 소

앞에서 줄곧 강조했듯이 정제된 탄수화물과 동물 단백질을 너무 많이 섭취하면 엠토르가 항상 켜져 있어 대사 스위치가 '성장' 모드로 고정되고 세포 내 청소 메커니즘인 자가포식이 영구적으로 꺼진다. 누차 설명했듯이 고지방 식단은 엠토르를 활성화하는 정제 탄수화물과 동물 단백질(예컨대 치즈버거, 피자, 볼로냐 파스타, 스테이크와 감자)의 섭취를 줄이면서 필요한 칼로리 섭취를 유지하는 해결책일 수 있다.

그러나 고지방 식단을 생각하면 건강에 유해한 것, 기름진 음식, 폭식의 이미지가 생생히 떠오를 수 있다. 앞서 살펴보았듯이 지방 연소는 까마득한 혈거인부터 우리의 증조할아버지에 이르기까지 조상들에게 동력을 제공했다. 건강한 수준의 체지방은 아일랜드 감자 기근이나 대공황 시절 미국의 먼지 폭풍 같은 힘겨운 상황에서 사람들이 의존할 수 있는 거대한 에너지원을 제공했다. 지방은 우리 몸의 기본 구성 요소로 근육 조직과 뇌, 세포막에 존재한다. 하지만 우리 모두 뼈 아프게 알고 있듯이 체지방이 과다한 사람이 점점 늘고 있다. 과거 1980~1990년대에 '무지방' 식품이 인기 있는 마케팅 구호가 되었을 때, 우리는 무지방 식생활(지방을 주로 정제된 밀가루와 당으로 대체하는)이 의도와는 정반대의 결과를 낳아 당뇨병과 비만으로 가는 위험한 길로 인도할 것임을 알지 못했다. 특히 과도한 지방이 인체 조직과 중요한 장기에 깊숙이 들어앉으면 말이다. 내장 지방 조직을 일반적으로 복부 지방이라고 부른다. 이 지방은 복강 안에서 발견되며 내장을 감싼다.

복부 지방이 해로운 이유는 대사에 나쁜 영향을 주기 때문이다. 그 결과 중 하나가 지방 세포가 노화할 때 발생한다. 이 세포들은 분열을 멈추지만 소멸을 거부한다. 노화 세포는 염증 신호를 내보내 면역 체계를 가동한다. 노화한 지방 세포가 많아지면 만성적인 전신 염증으로 변한다. 복부 지방은 장기 주변에 쌓이기 때문에 노화 지방 세포의 염증 신호는 줄기세포의 휴면 상태를 유도할 뿐만 아니라 장기의 적절한 기능을 크게 훼손한다. 그리고 어떤 종류의 세포로도 분화할 수 있는 전구물질인 줄기세포가 휴면하면 문제가 생긴다. 몸은 병든 조직과 장기를 재생하거나 수리하는 데 이 세포를 사용할 수 없다. 지속적인 염증은 또한 면역 체계를 과도하게 흥분시켜 때때로 류머티즘성 관절염과 다발성 경화증, 염증성 장 질환, 루푸스와 같은 자가 면역 문제를 일으킨다.

지방 챕터에 온 것을 환영한다. 앞으로 좋은 지방과 나쁜 지방에 관해 이야기할 것이다. 당신이 대부분 사람과 같다면, 살을 찌우는 음식이나 건강한 음식에 관해 잘못된 사실을 들었거나 다양한 식단의 지지자들 혹은 식품 마케팅 담당자들의 엇갈리는 주장들로 정신을 못 차릴 정도로 혼란스러울 것이기 때문이다. 식이 지방을 적절하고 균형 있게 섭취하면 자가포식을 더 효과적으로 켜는 몸이 된다.

지방의 기초

기초부터 시작하자. 지방이 몸에 독특하게 중요하다고 말할 때 이는 대부분 지방산, 즉 식물과 동물, 미생물에서 발견되는 중요한 화학 화합물을 의미한다. 인체의 경우, 지방산은 혈압과 염증을 조절하고 혈액 응고를 방지하는 데 도움이 된다. 지방산은 세포 발달과 건강한 세포막 형성을 돕는 분자이며, 인간의 유방암 세포 성장을 방해할 뿐만 아니라 동물의 종양 형성을 막는 것으로 밝혀졌다.

화학 강의는 짧게 끝내겠지만, 지방에 관한 기본 지식은 반드시 알아 두기 바란다(의사가 아니라면, 아마 오래전에 한 번쯤 시험을 치렀을 것이다). 지방산은 일반적으로 사슬의 한쪽 끝에서부터 길게 탄소 원자에 결합한 수소 원자와 일직선 사슬 모양으로 연결된 탄소 원자로 구성된다. 다른 쪽 끝에는 카르복실기가 있는데, 산(카르복실산)을 만드는 것이 바로 이 카르복실기다. 이러한 결합 구조는 지방산이 포화 상태인지 불포화 상태인지를 결정한다. 모든 탄소와 탄소 사이의 결합이 단일 결합으로 되어 있을 때 포화 지방산이라고 한다. 탄소와 탄소 사이의 결합이 다중인 경우가 하나 이상일 때는 불포화 지방산이라고 한다. 몇몇 지방산에는 가지 사슬이 있다(동물 단백질에 풍부한 가지 사슬 아미노산과 혼동하지 마시라). 프로스타글란딘(평활근의 수축과 이완에 참여하는 호르몬 같은 지방 화합물)과 같은 다른 지방산들은 고리 구조를 포함한다. 좀 더 복잡하게 설명하면, 지방산은 알코올 글리세롤과 결합해 중성 지방 형태로 발견된다는 점도 덧붙여야 한다. 가장 널리 분포된 지방산은 올레산 기름인데, 일부 식물 기름(올리브, 야자, 땅콩, 해바라기 씨앗 등)에 풍부하며 체지방의 약 46%를 차지한다. 덧붙이면, 필수 지방산과 비필수 지방산이 있다. 이름이 암시하듯이 생존을 위해 필요하지만 체내에서 만들 수 없는 지방산을 필수 지방산이라고 한다. 그래서 필수 지방산은 식단에서 얻어야 한다. 오메가-3와 오메가-6 지방산은 필수 지방산의 가장 큰 두 범주다(곧 자세히 설명할 것이다).

식이 지방을 이야기할 때 우리는 종종 포화 지방, 불포화 지방, 트랜스 지방 등 세 종류를 언급한다. 포화 지방은 실온에서 고체이며 육류와 우유, 치즈, 버터, 크림과 같은 전지 유제품에 자연적으로 들어 있다. 일부 포화 지방은 열대 과일 오일과 견과류와 같은 식물 식품에서도 발견된다. 이 지방은 전체 혈중 콜레스테롤 수치와 나쁜 콜레스테롤LDL을 증가시키는 유일한 지방산이다. 따라서 이런 식품을 과하게 먹고 유전적으로 이런 질병에 취약하다면 심혈관 질환과 당뇨병 발병 위험이 커질 수 있다. 포화 지방을 '나쁘다'고 생각하는 경향이 있지만, 몸 안의 모든 세포는 생존을 위해 포화 지방이 필요하다. 실제로 세포막의 50%가 포화 지방인데, 폐, 심장, 뼈, 간, 면역 체계의 구조와 기능에 이바지한다. 심지어 내분비계도 포화 지방산에 의존해 인슐린을 포함한 특정 호르몬을 만들어야 한다고 신호를 보낸다. 그리고 포화 지방산은 뇌에 배가 부르다고 알려 포크를 내려놓게 하는 데 도움을 준다.

기본적으로 인공 합성 지방인 트랜스 지방은 포화 지방과 비슷한 역할을 한다. 옥수수·콩·채소 기름이 수소화(성분표에 '수소화 기름'과 '부분 수소화 기름'이라고 쓰여 있다)라는 과정을 통해 고체 지방으로 만들어진 것이 바로 트랜스 지방이다. 식품의약국의 새로운 정책으로 인해 트랜스 지방이 점점 더 많은 제조 식품에서 단계적으로 금지되고 있지만, 여전히 과자류(크래커와 칩)와 시중 제과류(머핀, 쿠키, 케이크), 쇼트닝, 튀긴 패스트푸드와 같은 다수의 가공식품에 숨어 있다. 이 지방은 아마도 가장 유해하고 장점이 거의 없을 것이다. 그래서 나는 트랜스 지방이 몇 년 안에 유통 식품에서 사라지기를 바란다.

불포화 지방은 보통 상온에서 액체 상태다. 대부분의 채소 식품과 견과류, 기름에 들어 있으며, 대개 단불포화 또는 다불포화로 분류된다(단불포화 지방은 이중 결합으로 연결된 한 쌍의 탄소 분자를 가지며, 다불포화 지방은 지방의 탄소 사슬 중추에서 탄소 원자의 이중 결합이 2개 이상이다). 연구에 따르면 단불포화 지방산이 풍부한 음식을 먹으면 혈중 콜레스테롤 수치가 개선된다.[1] 또한 단불포화 지방산은 체중 조절의 훌륭한 결과인 인슐린과 혈당 수치, 그리고 대사 기능 장애 발생 위험에 긍정적인 영향을 미칠 수 있다고도 밝혀졌다.[2] 단불포화 지방산에는 올리브와 캐놀라유뿐만 아니라 아보카도와 아보카도유가 포함된다.* 다불포화 지방산은 주로 식물 식품과 식물

---

* 캐놀라유는 대중 건강 매체에서 평판이 나쁘다. 과하게 가공될 수 있고 올리브유만큼 건강 효과가 크지 않다. 하지만 발연점이 더 높아서 고열 요리 시 더 나은 선택이 될 수 있다. 질 좋은 유기농 브랜드를 선택하라.

기름뿐만 아니라 연어, 청어, 넙치, 해양 조류와 같은 지방이 많은 생선의 기름에서도 발견된다. 다불포화 지방산이 풍부한 음식을 먹으면 혈중 콜레스테롤 수치가 개선되고 제2형 당뇨병에 걸릴 위험을 줄이는 데 도움이 된다는 증거가 있다.[3] 오메가-3 지방산은 특히 이런 질환을 막아 주는 다불포화 지방의 한 종류다.

우리가 자주 듣는 두 가지 주요 오메가-3는 도코사헥사에노산DHA과 에이코사펜타에노산EPA이다. 건강에 유익한 역할을 하는 DHA가 EPA보다 관심을 더 받지만, 우리는 이 두 가지 모두 필요하다(우리는 매일 최소 200~300mg이 필요하지만, 미국인 대부분 25% 미만을 섭취한다). DHA는 포유류 뇌의 주요 구성 성분으로 뇌에서 가장 풍부한 오메가-3 지방산이다. DHA가 뇌를 강화하고 인지 저하와 치매의 위험을 확실히 줄인다고 칭송받는 것도 이 때문이다. 오메가-3 지방산 DHA는 신경막의 중요한 성분인데, 인체는 DHA를 효율적으로 합성하지 못하므로 지방이 많은 어류와 DHA 강화 달걀에 의존해야 한다.

DHA가 뇌와 인지력에 영향을 미치는 메커니즘 일부가 과학 연구로 밝혀지는 중이다. 예를 들어, DHA를 음식으로 보충하면 해마에 영향을 미치는 뇌 유래 신경 성장 인자(뇌 성장 호르몬) 수치가 높아지고 뇌 외상을 입은 설치류의 인지 기능이 향상한다고 밝혀졌다. 실제로 수많은 연구에서 DHA 수치와 뇌 부피의 상관관계가 입증되었다. 2014년에 한 대규모 연구에서 여성 건강 이니셔티브 기억 연구에 등록한 폐경 후 여성 1100명 이상을 평가했다.[4] 대부분의 연구에서처럼 연구자들은 자기 공명 영상MRI 뇌 스캔을 사용해 연구를 시작하는 시기에 그리고 8년이 지난 후에 뇌 부피를 측정했다. DHA 수치가 높을수록 뇌의 크기, 특히 뇌의 기억 중

추인 해마의 크기가 더 컸다. 이보다 앞선 2012년 연구에서는 유명한 프레이밍햄 심장 연구에 참여한 남녀 1500여 명을 조사해 같은 결과를 얻었다.[5] (프레이밍햄 심장 연구는 과학계에서 가장 중요한 장기간 연구 중 하나로, 우리가 질병의 특정 위험 요인을 이해하는 데 많은 자료를 추가했다. 이 연구는 1948년 매사추세츠주 프레이밍햄 마을에서 30~62세의 건강한 남녀 5209명을 모집하면서 시작되었다. 그 후 연구자들은 이들을 추적해 나이와 성별, 신체적 특성, 유전적 성향과 같은 요인 안에서 신체 질환의 단서를 찾았다.[6])

따라서 나이가 들면서 뇌가 자연적으로 쪼그라드는 것을 막고 싶다면 DHA를 더 많이 섭취하는 것이 하나의 전략이다. DHA는 뇌 가소성, 즉 스스로 재전송하고 재형성하는 뇌의 능력을 촉진해 인지 능력을 향상한다고 여겨진다. 이는 뇌세포들의 연결을 강화하고 통신을 간소화하는 능력이다. 또한 포도당 이용과 미토콘드리아 기능을 자극하여 산화 스트레스를 줄이기 때문에 대사에 긍정적인 영향을 미칠 수도 있다. 이러한 모든 효과는 간헐적 단식, 칼로리 제한, 단백질 순환 등 다른 조건이 가동 중일 때 자가포식을 켜는 데 도움이 된다.

자, 정말로 중요한 이야기를 하겠다. DHA가 뇌에 유익하고 인지력에 도움이 되는 이유를 설명하는 한 가지 이론은 식단에 DHA가 충분하면 그것이 인체 세포막, 특히 뇌의 뉴런에서 중요한 성분이 된다는 것이다. 그러나 DHA가 부족하면 세포가 오메가-6 지방산과 같은 다른 분자를 세포막에 집어넣는다. 오메가-6 지방산이 유연성이 훨씬 적고 세포로 전달되는 전기 자극을 방해할지라도 말이다. 게다가 오메가-6 지방산이 대신 들어가면 세포막 안쪽에 자리하는, 뇌세포 간 신호 전달의 중요한 연결 고리인 G-단백질이라는 구조에 영향을 줄 수 있다. 이 단백질은 막의 외부에 있는 분자들이 내부의 분자들과 정보를 주고받도록 돕는다.

다른 오메가-3 지방산 성분인 EPA는 염증의 중요한 조절 인자이며 뇌의 세포 염증을 잡는 데 특히 중요한 것으로 보인다. 우울증과 ADHD, 뇌 외상과 같은 뇌 관련 질병을 다룬 이 분야의 많은 연구에서 EPA의 효과가 DHA보다 우수한 것으로 나타났다. 따라서 우리에게 이 두 영양소가 모두 필요한데, 이것들은 대개 음식과 보충제에 함께 들어 있다.

엄밀히 말하면 콜레스테롤을 항상 지방으로 취급하는 것은 아니지만, 이는 지방만큼 중요하다. 콜레스테롤은 말랑말랑하고 부드러운 지방과 같은 물질로 모든 세포에서 만들어질 수 있다. 생각과는 달리, 우리가 아는 두 종류의 콜레스테롤인 HDL과 LDL은 서로 다른 콜레스테롤이 아니다. HDL과 LDL은 콜레스테롤과 지방을 운반하는 두 가지 다른 운반선인데, 각각 독특한 생물학적 역할을 한다. 우리는 LDL이나 HDL 둘 중 하나만 없어도 생명을 유지할 수 없고 불균형이 발생할 수 있다. LDL 수치가 낮으면 심장병 발병 위험이 줄어들고, HDL이 너무 많으면 동맥이 막힐 수 있다.

일반적으로 콜레스테롤은 다른 포화 지방과 함께 세포막을 형성한다. 또한 세포 내부와 외부에서 다양한 화학 반응이 일어날 수 있도록 막을 보호하고 막의 투과성을 감독하는 문지기 역할도 한다. 예를 들어, 지방을 소화하고 지용성 비타민의 흡수를 촉진하기 위해 분비되는 쓸개의 담즙염은 콜레스테롤로 만들어진다. 우리는 종종 콜레스테롤 수치가 낮으면 좋다는 말을 듣는다. 하지만 그러면 지방을 소화하는 능력뿐만 아니라 콜레스테롤에 의해 부분적으로 관리되는 인체의 전해질 균형도 손상될 수 있기 때문에 너무 낮으면 좋지 않다.

콜레스테롤은 뇌 기능과 발달도 지원한다. 뇌는 체중의 2%에 불과하지만, 총콜레스테롤의 25%가 들어 있다. 뇌 무게의 5분의 1이 콜레스테롤인 이유를 우리는 이제 안다. 뇌의 콜레스테롤 가용성이 우리가 새로운 시냅스(신경 연결)를 늘릴 수 있는지를 결정할 수 있다. 연결하는 시냅스를 신호들이 쉽게 건너갈 수 있도록 뇌 세포막을 결합하는 것이 콜레스테롤이다. 뇌의 콜레스테롤은 강력한 항산화제 역할을 한다. 이는 자유 라디칼의 해로운 영향으로부터 뇌를 보호한다. 체내에 콜레스테롤이 없으면 에스트로겐과 안드로겐 같은 스테로이드 호르몬과 매우 중요한 지용성 항산화제인 비타민 D를 생산할 수 없을 것이다. 콜레스테롤은 이 호르몬들의 전구 분자, 즉 출발 성분이다.

신체의 여러 부분에 구조와 기능을 제공하는 것 외에도 식이 지방을 섭취하는 주된 이유 중 하나는 A, D, E, K와 같은 필수 지용성 비타민을 흡수하고 사용하는 데 도움이 되기 때문이다. '지용성'이란 물에 용해되지 않는 비타민이라는 뜻이다. 즉 흡수되기 위해서는 지방이 필요하다. 비타민 K가 부족하면 혈전을 형성하는 능력이 떨어져 자연 출혈로 고통받을 수 있다(치명적일 수 있는 희귀한 출혈 장애를 막기 위해 출생 직후에 신생아에게 비타민 K를 주입한다). 비타민 A가 부족하면 실명과 감염에 취약해진다. 그리고 비타민 D가 부족하면 우울증과 신경 퇴행성 질환, 제1형 당뇨병과 같은 다수의 자가 면역 질환을 포함한 몇몇 만성 질환에 취약해질 수 있다고 알려져 있다. 또한 심장 질환, 특히 고혈압과 심장 비대의 위험이 커질 수 있다. 정제되고 자연적이지 않은 음식이 차고 넘치기 때문에 미국 식단은 비타민이 부족할 수밖에 없다. 지방을 먹지 않으면 비타민이 결핍될 위험이 훨씬 더 커진다.

지방의 역설

지방을 많이 섭취하는 부족 집단이 흔히 알려진 악영향을 전혀 겪지 않는다는 믿기 어려운 역설이 몇몇 존재한다. 예를 들어, 퀘벡 북부의 이누이트 누나빅 마을에서는 40세 이상의 성인이 칼로리의 거의 절반을 토속 음식으로 섭취하는데, 대개 이 음식들의 재료는 자유롭게 방목하고 자연적인 먹이(농축 동물 사료가 아닌)를 먹은 야생 동물이다.[7] 이들 부족은 칼로리의 50% 이상을 지방으로 섭취하지만, 심장 마비 사망률이 다른 캐나다인이나 미국인과 엇비슷하지도 않다. 미국인의 절반 정도에 불과하다. 그들의 식단은 의심할 여지 없이 자가포식을 도와 질병을 예방하는 데 도움이 된다.[8]

야생 동물의 지방과 가축의 지방은 차이가 크다는 점을 유의해야 한다.[9] 야생 동물은 포화 지방이 적고, 단불포화 형태(올리브유처럼)가 더 많다. 야생 동물은 가축보다 다불포화 지방이 그램당 다섯 배 이상 많다. 또한 야생 동물의 지방에는 오메가-3 지방산 EPA가 상당량(약 4%) 포함되어 있다. 앞서 다룬 바와 같이 이 지방산은 동맥 경화 방지, 항염, 인지 기능 개선 등의 명백한 특성 때문에 현재 임상 연구 중이다. 반면에 미국 농무부 인증 쇠고기에는 이 중요한 영양소가 거의 감지할 수 없을 만큼 적다. 대량 생산되는 미국 농무부 인증 쇠고기는 곡물과 콩, 옥수수, 기타 보충제로 구성된 농축 식단으로 먹인 소의 고기다. 이 소들은 종종 성상 호르몬과 항생제를 투여받는다. 이 식단으로 인해 쇠고기의 자연적인 구성이 변화해 풀을 먹인 쇠고기보다 그램당 칼로리가 증가할 뿐 아니라 건강한 지방의 균형이 틀어진다.

게다가 이누이트 식단의 일부인 냉수어류와 바다 포유류는 특히 다불포화 오메가-3 지방산이 풍부하다. 언급했듯이 이 지방은 심장과 혈관계에 도움이 되는 것 같다. 그러나 미국인 식단의 대부분을 차지하는 다불포화 지방은 채소 기름과 콩류, 견과류, 씨앗이 다량 공급하는 염증성 오메가-6 지방산이다. 이와는 대조적으로 고래의 지방은 70%의 단불포화 지방과 30%에 가까운 오메가-3로 구성된다.

오메가-3는 분명히 HDL 콜레스테롤을 높이고 중성 지방을 낮추는 데 도움이 되며, 항응고 효과로 잘 알려져 있다(민족지 학자들은 에스키모인들이 코피를 잘 흘리는 경향이 있다고 말해 왔다). 이 지방산은 또한 돌연 심장사를 초래할 수 있는 부정맥으로부터 심장을 보호한다고 여겨진다. 그리고 마치 '천연 아스피린'처럼 오메가-3 다불포화 지방은 동맥 경화와 당뇨병, 비만, 관절염, 치매, 그리고 이른바 문명병에 한몫하는 고삐 풀린 염증 과정에 제동을 걸도록 돕는다.[10]

1908년 초 덴마크 부부 의사인 아우구스트와 마리 크로그는 그린란드식 에스키모 식단을 연구했다.[11] 그들은 그린란드인들이 당시 고기 섭취량이 가장 많은 인구라고 밝혔다. 이후 덴마크의 한스 올라프 방과 외렌 뒤에르베르라는 또 다른 의사들은 1970~1979년 연구에서 이를 확인했다.[12] 그들은 주로 오메가-3가 풍부한 바다표범과 작은 고래로 구성된 그린란드식 식단이 캐나다 이누이트 식단과 비슷하다는 점을 발견했다. 이러한 인구 집단에서 심혈관 질환이 적은 비율로 발생하는 이유는 다불포화 오메가-3 지방산을 많이 섭취한 덕분이라고 할 수 있다. 서구인의 식단에도 다불포화 지방산이 포함되는 것은 사실이다. 특히 식물성 마가린

이 점심 식탁에서 버터를 대체했기 때문이다. 그러나 이것들은 오메가-6 지방산이므로 다른 군에 속한다. 이 문제를 더 확실히 알아보자.

오메가-3 vs 오메가-6 지방산

앞서 정의했듯이, 필수 지방산의 가장 큰 두 범주는 오메가-3와 오메가-6 지방산이다. 오메가-6 필수 지방산은 인체가 피부 질환을 낫게 하고, 암세포와 싸우며, 관절염을 치료하는 데 도움이 된다. 우리는 이 지방산이 적당히 필요하지만, 대부분 사람은 고기와 일부 채소, 식물성 기름(미국 식단의 최대 지방 공급원), 콩과 식물, 견과류, 씨앗에서 발견되는 이 염증성 지방을 과잉 섭취한다.

오메가-3는 이미 설명했듯이 몸 안에서 다양하고 중요한 목적을 위해 일하기 때문에 영광을 누릴 만한 지방산이다. 요약하자면, 이 지방산은 세포와 장기가 제대로 기능하고, 세포벽 형성을 지원하며, 산소가 전신을 순환하게 하는 데 도움이 된다. 오메가-3 필수 지방산이 부족하면 혈전이 생긴다고 알려져 있다. 오메가-3가 심각하게 부족하면 기억력과 기분 문제, 시력 감소, 머리카락과 피부 문제, 불규칙한 심장 박동, 면역 체계 기능 저하 등이 발생할 수 있다. 또한 오메가-3 지방이 풍부한 고지방 식단은 포화 지방이나 오메가-6 다불포화 지방이 높은 식단보다 인슐린 저항성을 예방하는 데 효과가 더 뛰어나다는 증거가 있다. 오메가-3가 풍부한 식단으로 먹으면 간세포와 골격근, 지방 세포에서 인슐린이 인슐린 수용체와 더 잘 결합하며, 골격근과 지방 조직에서는 조직 인슐린 민감성이 증가한다.

이는 좋은 소식이지만, 나쁜 소식도 있다. 오메가-3는 일반적인 미국 식단에 들어 있지 않다. 평범한 미국인 식단에는 오메가-3보다 오메가-6가 스무 배나 더 많은데, 이는 좋은 일이 아니다. 우리가 몸의 균형을 깨트려 결국 자가포식을 작동하지 못하게 한다는 의미이기 때문이다.

구석기 시대에는 인간이 먹은 오메가-6와 오메가-3 지방산의 비율이 2 : 1에서 1 : 1까지 다양했다. 현대 미국 식단은 약 20 : 1이며, 가공식품을 거의 먹지 않는 사람들의 경우 약 10 : 1이다. 생선을 정기적으로 먹지 않거나 오메가-3 어유 보충제를 충분히 복용하지 않는 사람들이 특히 그렇다. 최근 연구에 따르면, 오메가-6 지방을 먹으면 배가 더 고프지만(따라서 비만으로 이어진다) 오메가-3 지방을 먹으면 배고픔을 덜 느낀다. 팔레오 식단에는 가공식품과 식물 식용유, 마요네즈, 대부분의 견과류가 포함되지 않으므로 일반적으로 오메가-3와 오메가-6의 균형을 잡는 데 도움이 된다. 그리고 당지수가 낮은 탄수화물을 먹으면 염증을 유발하는 나쁜 지방의 섭취량이 크게 줄 것이다. 고기와 비계를 먹으면 도움이 되리라 생각하겠지만, 이 동물들이 먹은 음식에 큰 차이가 있다.

구석기 시대에 큰 야생 동물들은 모두 야생초를 먹고 이곳저곳으로 옮겨 다녔기 때문에 일반적으로 미네랄이 풍부한 토양을 고갈시키지 않았다. 오메가-6와 오메가-3 지방의 비율은 2 : 1, 그리고 때로는 1 : 1에 가까웠다. 그래서 이 동물들의 지방을 먹는 것은 건강에 유익했다. 그러나 수천 마리의 소와 돼지, 닭이 풀을 뜯지 못하고 우리에 갇혀 있는 현대의 공장식 사육 시설에서는 거의 모든 동물이 곡물을 먹는데 대다수가 옥수수(그리고 전에 설명했듯이 때때로 콩과 다른 보충제)를 먹는다. 옥수수를 먹인 소의 티본스테이크에 든 포화 지방은 약 9g이지만, 풀만 먹인 소의 티본스테이크에는 약 1.3g이 들어 있다.[13] 오메가-6와 오메가-3의 비율은 곡물을 먹인 소보다 풀을 먹인 소가 훨씬 낫지만, 쇠고기를 자주 먹어 섭취하는 오메가-6 지방의 총량은 아마도 식물 기름(옥수수, 콩, 홍화 등)과 견과류로 섭취하는 오메가-6의 양과 비교해 염증 수준을 많이 증가시키지 않을 것이다. 그리고 식물 기름은 대부분 가공식품에 사용되기 때문에 보이지 않는 위험 요소이다.

견과류에 관해 들어 보지 못했을 이야기를 하고 싶다. 180~183쪽 표를 자세히 보면 호두와 아몬드의 오메가-6 함량이 놀랄 만큼 높다는 것을 알 수 있다. 우리는 종종 견과류에 '건강한 지방'이 들어 있다고 생각하지만 지방과 마찬가지로 모든 견과류가 똑같이 만들어지는 것은 아니다. 내 생각에 매일 먹어도 되는 견과류는 마카다미아뿐이다. 마카다미아는 오메가-6와 오메가-3 비율이 가장 좋고, 대부분 지방이 단불포화 상태다. 아몬드와 땅콩(실은 콩과 식물), 브라질너트는 기본적으로 오메가-3 지방이 거의 0이고 오메가-6 수치는 매우 높다. 오해는 마라. 아몬드와 땅콩, 호두, 브라질너트는 분명히 건강한 식단 일부가 될 수 있다. 하지만 매일 견과류를 많이 먹을 경우 나라면 오메가-6와 오메가-3의 비율이 더 나은 것을 선택할 것이다(오메가-6가 많은 가공식품과 견과류 한 줌 중에 선택해야 한다면 종류와 상관없이 견과류를 먹어라).

오메가-6 지방을 너무 많이 먹으면 건강에 해로울 수 있다는 사실은 오래전부터 알려져 있었다. 1966년, 호주의 도시 이름을 따서 처음 시작한 시드니 다이어트 심장 연구는 심장 마비 병력이 있는 남성 448명을 무

다양한 식품의 오메가-6 vs 오메가-3 함량

식품	칼로리	오메가-6	오메가-3	포화 지방	N6/N3 비율
참치 물에 잠긴 캔, 라이트, 1캔(165g)	191	15	464	0	0.03
새우 익힘, 큰 것 16개, 85g	84	18	295	0	0.06
연어 붉은 연어, 열 건조, 85g	184	96	1210	2	0.08
브로콜리라브 익힘, 85g	28	17	111	0	0.15
시금치 익히지 않음, 2컵(60g)	14	16	83	0	0.19
아마씨 통씨앗, 1큰술(10g)	102	606	2338	400	0.26
연어 대서양, 양식, 열 건조, 85g	175	566	1921	2	0.29
로메인 2컵(85g)	14	40	96	0	0.42
브로콜리 익힘, 2분의 1컵(78g)	27	40	96	0	0.42
강낭콩 익힘, 1컵(177g)	225	191	301	0	0.63

식품	칼로리	오메가-6	오메가-3	포화 지방	N6/N3 비율
케일 익힘, 2분의 1컵(65g)	18	52	67	0	0.78
호두 28g	185	10761	2565	1700	4.2
완두콩 녹색, 냉동, 삶은 것, 2분의 1컵(80g)	62	84	19	0	4.42
쇠고기 목초, 간 것, 날것, 112g	216	480	100	6000	4.8
두유 2큰술(28g)	248	14361	1935	4	7.42
콩 익힘, 1컵(172g)	298	7681	1029	2	7.46
두부 안 익힘, 단단한 것, 2분의 1컵(126g)	183	5466	733	2	7.46
닭고기 가슴살만, 구운 것, 깍둑썰기, 1컵(140g)	231	826	98	1	8.43
닭고기 다릿살만, 구운 것, 깍둑썰기, 1컵(140g)	267	2268	238	3	9.53
쇠고기 일반, 간 것, 익히지 않음, 112g	372	668	68	12800	9.82
올리브유 2큰술(28g)	248	2734	213	3900	12.84

식품	칼로리	오메가-6	오메가-3	포화 지방	N6/N3 비율
맥도날드 치킨 맥너겟 4조각(64g)	186	3505	191	2	18.35
오트밀 구식, 일반, 건조, 3분의 1컵(27g)	102	594	27	300	22
현미 중립종, 익힘, 1컵(195g)	218	552	25	0	22.08
쇠고기 패티 팬에 노릇노릇 구운 것, 112g	304	452	20	8000	22.6
옥수수 삶은 것, 큰 것 한 자루, 118g	127	691	21	0	32.9
땅콩버터 샌드위치 쿠키 3개(42g)	201	1548	45	2	34.4
옥수수유 2큰술(28g)	238	14448	314	3	46.01
피스타치오 건조 로스팅, 28g	160	3818	73	1600	52.3
참깨 볶지 않음, 2큰술(18g)	104	3848	68	1	56.59
호박씨 28g	153	5849	51	3	114.69
땅콩버터 2큰술(32g)	188	3610	16	3000	225.63

식품	칼로리	오메가-6	오메가-3	포화 지방	N6/N3 비율
해바라기씨 볶지 않음, 1온스(28g)	164	6454	21	1200	307.33
땅콩 볶지 않음, 28g	160	4616	3	2100	1538.67
아몬드 데친 것, 28g	161	3378	2	1000	1689

핵심 : 오메가-6는 낮을수록 좋다. 오메가-3는 높을수록 좋다. 포화 지방은 낮을수록 좋다. 오메가-6와 오메가-3 비율은 낮을수록 좋다.

작위로 배정하여 원하는 대로 먹거나 트랜스 지방과 콜레스테롤은 낮되 오메가-6 지방(주로 홍화 기름)이 풍부한 식단으로 먹도록 했다.[14] 연구자들은 7년 동안 두 군의 심장 마비와 사망을 추적했다.

연구 결과가 나오자 모든 사람이 경악을 금치 못했다. LDL 콜레스테롤 수치가 급격히 떨어졌음에도 식이 조절군에서 6%의 남성이 더 사망했는데, 이는 18명 중 1명이 이 식단 때문에 사망했다는 의미다. 연구 중 혈액 검사 결과 콜레스테롤과 중성 지방 수치가 식이 조절군에서 상당히 감소했는데, 이는 정확히 의도한 결과였다. 그러나 최종 결과에서 치명적인 심장 질환이 6% 증가한 것으로 나타나 생존율에서 차이가 나는 이유가 완벽히 설명되었다. 나쁜 지방(트랜스 지방과 식이 콜레스테롤)을 오메가-6 지방산으로 바꾸는 데 초점을 맞춘 시드니 식단은 실제로 관상 동맥과 심장사를 증가시켰다!

심장병 예방에서 식단의 역할을 가장 강력하게 설명한 결과는 더 최근인 1999년에 종료된 리옹 다이어트 심장 연구에서 나왔다.[15] 이 연구에서는 심장 마비 생존자들을 두 군으로 나누었다. 한 군은 미국심장협회 식단(미국 농무부 지침인 음식 피라미드)으로, 두 번째 군은 과일과 채소, 생선이 풍부한 지중해식 식단으로 먹게 했다. 이들은 오메가-3 지방산 보충제를 먹고 오메가-6는 거의 섭취하지 않았다. 4년 뒤 두 군의 콜레스테롤 수치는 비슷했다. 그러나 지중해식 식단군은 오메가-6 지방산을 다량 섭취한 미국심장협회 식단군과 비교해 치명적이든 아니든 심장 마비가 모두 70% 이상 감소했다.

이 연구로 심장병의 고콜레스테롤 이론에 구멍이 뚫렸다. 실제로 이 연구는 다른 군보다 지중해식 식단군에서 상당한 이점이 발견되어 일찍 종료되었다. 더 중요한 점은 지중해식 식단으로 먹는 4년 동안 이 군에서 돌연 심장사*가 발생하지 않았다는 것이다. 연구자들은 또한 지중해식 식단군보다 미국심장협회 식단군에 신규 암이 더 많이 발생했다고 기록했다. 두 집단 간에는 담배 사용과 약물 사용(항지질 포함), 운동, 체중, 혈압, 심리적·사회적 요인에서 유의미한 차이가 없었다. 따라서 과학자들은 영양소 섭취가 미치는 영향에만 집중할 수 있었다.

미국심장협회 선언은 완전하지 않을 수 있다. 2017년에는 코코넛유가 건강에 좋지 않은 포화 지방이라고 선언하는 성명을 발표했다.[16] 이 성명이 혼란을 일으켜 의료계가 술렁거렸다. 일부 비평가들은 미국심장협회와 콩 생산자인 어느 기부자와의 관계를 들먹이며 이 권고의 배후에 금전 거래가 있다고 의심했다. 코코넛유를 순수하고 자연적인 형태로 섭취한

---

* 전기적인 혼란으로 인해 심장 박동이 멈추는 증상으로 심혈관 관련 사망의 주요 원인이다.

오메가-3 만세!

오메가-3 지방은 대사를 높이고(오메가-3가 풍부한 먹이를 먹는 바닷새나 바다표범과 같은 동물은 몸 크기에 비해 대사율이 유난히 높다) 신체 염증을 차단하는 데 도움이 되지만, 오메가-6 지방은 대사를 늦추고 염증을 증가시킨다. 이는 현대의 식단이 왜 우리를 뚱뚱하게 만들고 염증에 뿌리를 둔 만성 질환에 쉽게 걸리게 하는지를 알려 주는 한 가지 열쇠가 될 수 있다. 우리는 음식을 너무 많이 먹을 뿐만 아니라 오메가-6 함량이 높은 식단으로 식사를 한다. 오메가-3보다 오메가-6 비율이 높으면 뼈의 밀도가 낮아져 뼈 건강에도 좋지 않다.

오메가-6는 많은 씨앗과 곡물에 함유돼 있는데 서구 세계에서 우리가 의존하는 식물 기름에 많이 들어 있다. 가공식품에서 가장 흔한 기름인 콩기름은 거의 90%가 오메가-6이다. 저렴한 콩기름은 현재 미국에서 오메가-6 지방산의 가장 큰 공급원이다(인체의 체지방 저장고에서 발견되는 오메가-6 지방산의 양은 지난 50년 동안에만 200% 또는 세 배 이상 증가했다). 이는 우리가 우리의 식단뿐 아니라 우리가 먹는 동물들의 식단도 바꾸었기 때문이다. 우리는 동물들에게 야생 식물이나 풀보다 오메가-6가 풍부한 곡물(옥수수는 오메가-6가 많다)을 점점 더 먹이고 있어 공장식 사육 시설 고기 대부분 오메가-3 함량이 놀랍도록 감소하고 있다.

다면(정제된 곡물과 함께 먹지 않고) '건강에 해롭지' 않다는 것이 현재 합의된 내용이다. 이 지방은 훌륭한 식용유이자 음식 맛을 돋우는 첨가물일 뿐만 아니라 중간 사슬 중성 지방의 공급원이 될 수 있다. 내 생각에 코코넛유를 과다 섭취할 사람은 없을 것 같다.

지중해식 식단의 건강한 지방

'지중해식 식단'이라는 용어는 지중해 사람들이 모두 같은 식단을 따른다고 암시하므로 잘못된 표현이다. 지중해를 둘러싼 주변 국가들은 식습관과 종교, 문화가 다르다. 그들의 식단은 섭취하는 지방의 질과 고기의 종류, 포도주 섭취량뿐만 아니라 우유와 치즈의 사용 비율, 과일과 채소의 다양성, 그리고 관상 동맥 심장 질환과 암의 발병률에서 차이가 있다. 그리스의 지중해 연안 지역은 질병 발생률이 가장 낮고 기대 수명이 가장 길다. 그리스의 전통 식단(서구의 영향이 나타나기 시작한 1960년 이전의 식단)을 광범위하게 연구한 결과, 그리스인들이 과일과 채소(특히 야생 식물), 견과류, 곡물(당지수가 높은 파스타보다 당지수가 낮은 사워도 빵의 형태)을 더 많이 섭취하는 것으로 나타났다. 다른 지중해 국가들에 비해 올리브유와 올리브를 더 많이 먹고, 소 우유보다 염소 우유와 양젖 치즈를 더 먹었으며, 생선을 더 많이 먹고 육류와 포도주를 덜 먹었다.

크레타섬 주민의 식단을 분석한 결과, 셀레늄, 글루타티온, 오메가-6와 오메가-3 필수 지방산의 균형 잡힌 비율, 다량의 섬유질, 항산화물(특히 포도주의 레스베라트롤과 올리브유의 폴리페놀), 비타민 E와 C 등 다양한 보호 물질이 많이 발견되었고, 그중 일부는 유방암을 포함한 암의 위험이 낮은 것과 관련 있음이 밝혀졌다.[17] 내가 '지중해식 식단'을 지지한다고 할 때는 그리스 전통 식단을 두고 하는 말이다. 이 식단은 자가포식과 질병을 막는 과정에 영향을 주기에 가장 알맞다.

2013년 4월 《뉴잉글랜드 의학 저널》은 지중해식 식단으로 먹은 55~80세 사람들이 전형적인 저지방 식단으로 먹은 사람들보다 심장병과 뇌졸중에 걸릴 위험이 낮았다는 획기적인 대규모 연구를 발표했다.[18] 감소율은 무려 30%에 달했다. 이 결과에 너무나 놀란 나머지 연구자들은 연구를 일찍 중단했다. 건강한 지방 공급원보다 시중에서 파는 제과류를 많이 먹는 사람들에게 저지방 식단이 너무 해롭다고 판명되었기 때문이다(2018년 저자들은 이 연구의 방법론을 비판하는 소리가 나오자 원래 논문을 철회하고 같은 저널에서 이 자료를 다시 분석했다).[19] 첫 번째 연구의 주요 결함은 식단의 결과를 연구하는 방식이어서 연구자들이 실제로 통제할 수 없는 요인을 통제한다는 한계가 있다는 점이었지만, 결국 결론은 같았다.

지중해식 식단은 2017년에도 뇌 건강, 특히 뇌의 부피를 명백하게 지원한다고 밝혀져 주목을 받았다. 뇌는 나이가 들수록 쪼그라드는 경향이 있어 부피(그리고 힘)를 유지한다는 것은 어쨌든 보너스다. 그해 《신경학》 저널에 스코틀랜드 연구진이 73세 된 401명의 뇌를 MRI로 측정한 후 76세 때 다시 측정한 연구 결과가 발표되었다.[20] 당뇨병과 고혈압, 심지어 교육과 같은 뇌의 부피 차이를 설명할 수 있는 다른 요소들을 보정한 후에도 연구자들의 결론은 분명했다. 지중해식 식단을 덜 따르면 3년 동안 뇌가 쪼그라든다고 예측할 수 있다. 흥미롭게도 이 식단을 가장 잘 따르는 참가자들은 가장 덜 따른 사람들보다 뇌량이 평균 10ml 더 컸다.

지중해식 식단이 제2형 당뇨병에 미치는 긍정적인 영향을 밝히는 연구가 많이 있다. 연구자들이 이 분야의 여러 연구를 검토한 후 내린 결론은 지금까지 축적된 증거에 따르면 지중해식 식단을 채택하면 제2형 당뇨병을 예방하고 이미 당뇨병을 앓고 있는 사람도 혈당 조절을 개선하고 심혈관 위험을 낮추는 데 도움이 될 수 있다는 것이었다.[21] 보고된 몇몇 연구에 따르면 지중해식 식단으로 먹은 사람들은 공복 혈당과 당화 혈색소 수치가 개선되고 심혈관 질환이 감소했다.

뇌졸중 증가 가능성은 고용량 어유를 연구하는 연구자들이 제기했다. 그린란드 에스키모를 연구한 역학 자료에 따르면 그들이 덴마크인들보다 뇌졸중 발생률이 높아 보였기 때문이다. 고용량 어유의 이 강력한 부작용은 32km 떨어진 일본의 어촌과 농촌을 비교한 연구를 통해 해결됐다.[22] 연구진은 어촌(물고기를 더 많이 먹는 곳)의 뇌졸중 발생률이 농촌(어류를 훨씬 적게 먹고 따라서 어유를 덜 먹는 곳)보다 훨씬 낮다는 것을 발견했다. 어촌 주민의 혈중 오메가-6와 오메가-3 비율은 1.5 : 1로 내가 권장하는 하한선이다(챕터 9 참조).

또 다른 연구에서 출혈성 뇌졸중을 앓은 그린란드 에스키모는 오메가-6와 오메가-3 비율이 내가 권장하는 하한선의 3분의 1인 0.5 : 1이었지만, 뇌졸중을 앓지 않은 사람은 이 하한선의 절반에 불과한 0.8 : 1이었다.[23] 오메가-6와 오메가-3 비율이 내가 권장하는 비율의 3분의 1이라면 뇌졸중 위험이 증가할 수 있다. 하지만 미국인들은 일반적으로 오메가-6 지방을 많이 섭취하므로 긴 사슬 오메가-3 지방산을 매일 25g 복용하는 알츠하이머병 환자조차도 오메가-6와 오메가-3 비율이 1.5 : 1로 떨어지는 경우는 거의 없었다.

이 잠재적인 문제를 피하는 한 가지 방법은 가능할 때마다 엑스트라 버진 올리브유를 사용하는 것이다. 엑스트라 버진 올리브유는 씨앗이 아닌 과일(올리브)에서 온 것이기 때문에 다른 단불포화 오일에 비해 항산화제가 유독 풍부하다. 올리브유는 고용량 어유로 인한 혈류의 산화 생성물 증가를 사실상 제거한다고 밝혀진 스쿠알렌이라는 매우 강력한 항산화제를 함유하고 있다. 단불포화 지방, 특히 올리브유가 내 식단 계획의 주요 구성 요소인 이유도 그 때문이다.

물론 하루 100~400IU의 비타민 E를 보충제로 복용하는 것도 잠재적인 이 문제를 피하는 또 다른 방법이다. 온라인에서 구매할 수 있는 키트로 자신의 비율을 쉽게 검사할 수 있다. (한국에서는 오메가-6와 오메가-3 인덱스나 오메가-3 비율을 검사하기 위한 온라인 키트를 구매할 수 없으며, 질병 진단 목적으로 이런 검사를 인정하지 않고 있다. 검사를 원하는 경우 몇몇 병원에서 검진 목적으로만 시행할 수 있다.-감수자). 비율이 1.5:1과 3:1 사이라면 '좋은' 오메가와 '나쁜' 오메가가 균형을 이뤄 건강한 오메가 범위에 있다는 의미다. 챕터 9에서 오메가를 적절히 섭취하기 위한 몇 가지 방법을 제안할 것이다. 이러한 영양소를 제공하는 음식을 먹고 싶지 않다면 보충제가 해결책이다.

많은 연구가 오메가-3 지방산 보충제의 구체적인 이점을 밝혔지만, 2018년 '체계적 문헌 고찰 코크런 데이터베이스'에 발표된 권위 있는 연구에 의하면, 오메가-3 보충과 관련한 79개의 임상 연구를 검토한 결과 치료 대상자의 총사망률이나 심장병 관련 사망이 감소하지 않았다.[24] 인용된 연구들을 훑어보면서 나는 그들이 일반적으로 내가 필요하다고 생각하는 양(그리고 오메가-3가 풍부한 식단을 즐기는 북극군 근처의 사람들이 섭취하는 양보다 낮은 양)보다 훨씬 낮은 용량의 오메가-3를 사용했다는 점에 주목했다. 나는 오메가-3 인덱스 혈액 검사에서 오메가-3 지방산 세포막 수준이 8% 범위에 접근해야 한다고 믿게 되었다. (미국인은 오메가-3 인덱스 평균이 4.5%인 반면, 한국인은 10%로 거의 두 배 이상 높다. 8%를 기준으로 했을 경우 미국인은 91%가 오메가-3 부족인 반면, 한국인은 20%만이 부족한 것으로 나타났다. 한국인 대상 연구에서는 10% 이상일 경우 10% 미만인 경우에 비해 심근경색 발생이 절반 이하로 감소했으며, 13% 이상인 경우에는 10분의 1에 불과했기 때문에 10% 이상을 목표로 해야 한다는 의견도 있다.-감수자) 나는 액상(맛있는) 생선 기름을 하루에 한 큰술씩 먹었는데, 불과 몇 달 만에 병원 혈액 검사에서 이 수치가 약 10%까지 올랐다.

오메가-3를 과다 복용하기는 어려우니 결국은 인체의 자가포식의 힘을 끌어올리는 음식에 손이 가게 될 것이다.

오메가-3 지방산의 최고 공급원

- 짙은 녹색 잎이 많은 채소(브로콜리, 샐러드용 채소 등)
- 지방이 많은 야생 냉수어(연어, 고등어 등)
- 목초지에서 키운(풀을 먹인) 고기
- 목초 달걀
- 헴프씨
- 아마씨
- 치아씨
- 엑스트라 버진 올리브유

- 코코넛유
- 아보카도유
- 마카다미아너트
- 어유
- 조류의 EPA와 DHA를 함유한 완전 채식주의자용 보충제

삼가야 할 오메가-6 지방산

- 오메가-6(해바라기, 옥수수, 콩, 땅콩, 면실 등)가 많은 채소 기름
- 이 기름을 함유한 가공식품
- 많은 콩과 식물, 견과류, 씨앗

CHAPTER 8

고래와 설치류, 흡연자

IGF-1이 적어 암에 걸리지 않는 라론 증후군 난쟁이들의 예에서 알 수 있듯이, 엠토르 스위치를 주기적으로 꺼서 자가포식을 일으킴으로써 이 질병을 억제할 수 있다는 다른 교훈을 우리는 먼 포유류 사촌들로부터 배울 수 있다. 암은 결국 가장 두려운 질병 중 하나이다. 자연사든 아니든 전체 사망 원인 중에서 암은 (심장 질환 다음으로) 2위에 올라 있다. 4명 중 1명꼴로 암으로 사망한다는 얘기다. 밝혀진바 북극고래와 벌거숭이두더지쥐, 심지어 가벼운 흡연자들조차 엠토르를 끄는 방식으로 이 병을 피한다. 이들의 습관은 자가포식의 힘을 의미한다.

인간의 건강을 개선하기를 바라면서 고래와 설치류, 흡연자의 습관과 환경을 연구하는 것이 이상하게 보일지 모르지만, 과학 연구는 종종 그렇게 수행된다. 우리는 가능하다면 어디에서든 배운다.

북극고래를 만나라

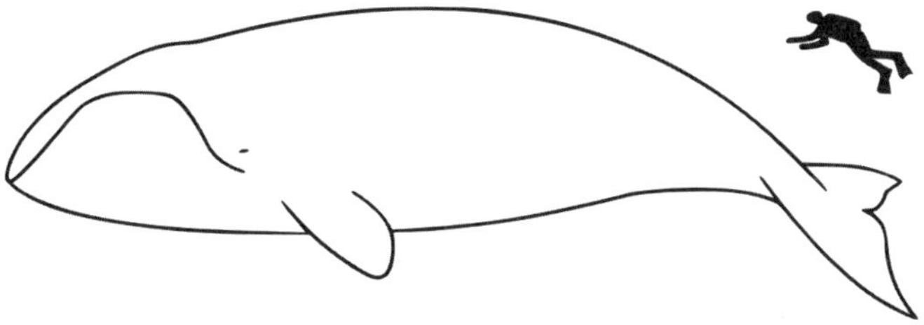

북극고래는 바다에서 가장 큰 포유류는 아니지만, 입이 몸 전체 길이의 3분의 1을 차지해 현생 동물 중 입이 가장 크다. 이 고래는 길이가 2m 가까이 자랄 수 있으며, 머리가 매우 크고 비교적 육중한(짧고 뚱뚱한) 몸을 가지고 있다. 또한 어떤 동물보다도 지방층이 두꺼운 이 동물은 불행하게도 지난 수백 년 동안 고래잡이들의 소중한 사냥감이 되어 숫자가 10분의 1로 줄었다.

이 고래들은 북반구 극지방의 총빙(바다 위를 떠다니는 얼음이 모여서 된 거대한 덩어리-옮긴이) 주변 얕은 물에 많이 산다. 여름 먹이 지역과 월동 지역 사이에 있는 북극 해역 내의 다른 지역으로 이동은 하지만, 다른 고래와는 달리 더 따뜻한 물로 이동하지 않고 북극권의 얼어붙은 물에 머문다. 북극고래는 입에 고래뼈 접시가 있는 수염고래인데 긴 털로 음식을 걸러

낸다. 북극고래들은 거대한 입을 열어 수면이나 해저를 훑으며 코퍼파드와 유포지드를 포함한 동물성 플랑크톤을 퍼 올린다. 이 고래들은 1년에 약 100톤의 갑각류를 먹어야 한다. 이 고래의 먹이에는 오메가-3 지방산이 매우 풍부하다. 그래서 북극고래의 지방에는 오메가-3 지방산 함량이 비교적 높지만, 오메가-6 지방산은 발견되지 않는다. 그뿐 아니라 비타민 D 함량도 매우 높다.

17세기부터 20세기 초까지 사람들은 기름과 고기, 의상 재료(코르셋 지지대, 우산살, 파리채 등)를 얻기 위해 상업적으로 북극고래를 잡았다.[1] 오늘날 일부 알래스카 원주민들은 식량과 토속 수공예품을 생산하기 위해 제한된 수의 북극고래를 사냥할 수 있다. 북극고래는 범고래에 잡아먹히기도 한다. 무거운 얼음에 갇혀 얼어 죽는 고래가 있는가 하면, 다른 자연적인 원인으로 죽는 고래도 있다. 제한된 개체 수와 거친 수중 생활로 인해 모든 큰 고래 중에서 북극고래를 연구하는 일이 가장 어렵다. 북극고래는 치아(다른 포유류에서 치아로 나이를 추정할 수 있다)가 없어서 자연사하면 나이를 구별하기 어렵다. 하지만 고래가 잡아먹히지 않는다면 얼마나 오래 살 수 있는지를 알려 주는 단서가 있다.

알래스카 배로 야생동물관리과의 수석 야생 동물 생물학자인 크레이그 조지 박사는 북극고래 눈 수정체에 있는 아미노산의 변화를 자세히 검토해 고래의 나이를 측정했다. 2004년 조지 박사와 그의 동료들은 1978~1997년에 알래스카 에스키모(이누피아트)가 잡은 고래 48마리를 연구한 후 북극고래의 나이 추정에 관한 최신 정보를 발표했다.[2] 놀랍게도 그는 174세와 213세의 고래를 발견했다! 따라서 북극고래는 지구상에서 가장 오래 사는 포유류로 여겨진다.

이누피아트는 4000년 이상 작살로 고래를 사냥해 왔으며, 수 세기 동안 사냥꾼들은 고래가 총빙에 부딪혀 얼음을 뚫고 올라올 때 생기는 피부 자국으로 고래를 알아본다는 이야기를 자주 했다. 그런 자국들 덕에 훈련된 고래잡이가 쉽게 고래를 식별할 수 있다. 이 자국은 신원 확인 문신과 비슷하다.

이러한 나이 추정치를 뒷받침한 사람들은 알래스카의 배로와 얼어붙은 북쪽 해안의 다른 마을들에 사는 원주민 사냥꾼들이었는데, 그들은 1981년 이후 갓 죽은 북극고래의 지방에서 6개의 오래된 작살 자국을 발견했다. 이 자국들은 강철로 만든 현대식 작살의 자국처럼 보이지 않았다. 그것은 1880년대 이후로는 사용되지 않던 상아와 돌로 만든 작살의 자국이었다.

많은 연구 보고서에 따르면 암은 고래와 돌고래, 참돌고래에서 매우 드물다. 캐나다 북극에서 조사한 1800마리 이상의 고래류 중에서 암은 단 한 마리에서 발견되었고, 약 50마리의 흰돌고래에서는 발견되지 않았다. 1980~1989년에 조사한 죽은 북극고래 130마리 중에 오직 한 마리만이 간에 양성 종양이 있었다.《북극고래》에 북극고래의 사망 원인에 관해 쓴 L. 마이클 필로는 "북극고래의 병이나 사망률에 종양이 주요 원인일 가능성은 희박하다"[3]고 말했다.

그렇다면 북극고래의 장수와 항암 비결은 무엇일까? 북극고래의 먹이는 여름에는 적당히 있지만, 어둡고 추운 겨울철에는 일반적으로 부족하다. 겨울 동안 이 고래들은 칼로리가 극도로 제한되어 영양소를 대부분 저장된 지방의 케톤 생성과 자가포식에서 얻는다. 1년 중 9개월 동안 스위치를 켜고 다음 3개월 동안에는 끄는 이 패턴은 내 프로그램에서 지지하는 방식이다. 북극고래 이야기는 철마다 간헐적 단식을 하고 칼로리 제한(아토스산 수도사들처럼)을 하며 가끔 케토제닉 식단을 따르는 것의 가치를 말해 준다. 하지만 영양을 비축하고 새로운 조직과 세포의 성장을 촉진하기 위해 1년 중 특정 기간에 엠토르를 작동하게 하는 것 역시 중요하다는 걸 알 수 있다.

북극고래는 엠토르 이야기에 또 다른 반전을 보탠다. 북극고래는 깊이 잠수해서 종종 20~60분 동안 숨을 참는데, 그동안 간헐적인 저산소증(산소 결핍)을 겪는다고 생각된다. 이것이 중요한 이유는 엠토르 스위치가 본래 인슐린과 IGF-1뿐 아니라 류신과 같은 특정 아미노산과 더불어 산소의 적절한 공급을 위한 센서이기 때문이다. 산소는 세포의 에너지 생산 과정에서 매우 중요한데, 단백질을 만들거나 새로운 딸 세포를 만들기 위해 분열하는 데는 많은 에너지가 필요하다. 따라서 산소 수치가 적절하지 않으면 세포가 엠토르를 통한 에너지 생산을 줄일 것이다. 그런데 간헐적인 단식과 저산소증을 겪는 포유류는 북극고래만이 아니다. 다음에 만날 종은 지성 피부에 큰 뻐드렁니가 있다.

벌거숭이두더지쥐

'엄마만 사랑할 수 있는 얼굴'이라는 말이 어쩌면 벌거숭이두더지쥐를 바라보며 나왔을지 모르지만, 첫인상과 달리 이 동물은 과학자들의 귀염둥이가 되었다.

이 설치류들은 털이 없고 원통형의 주름진 몸을 가지고 있는데, 큰 뻐드렁니가 2개 있어 작은 해마처럼 보인다. 그리고 지구상에서 유일한 냉혈 포유류로, 대부분 동부 아프리카와 중동의 사막 지역에 산다. 나는 셸리 버펜스타인의 지하 동물 사육장에서 한 마리를 손에 쥘 수 있었다. 당시 버펜스타인은 노화와 장수학 연구소(샌안토니오에 있는 텍사스 대학교 산하)의 교수였고, 지금은 장수 설치류 연구에 집중하는 캘리코 연구소의 선임 수석 조사관이다.

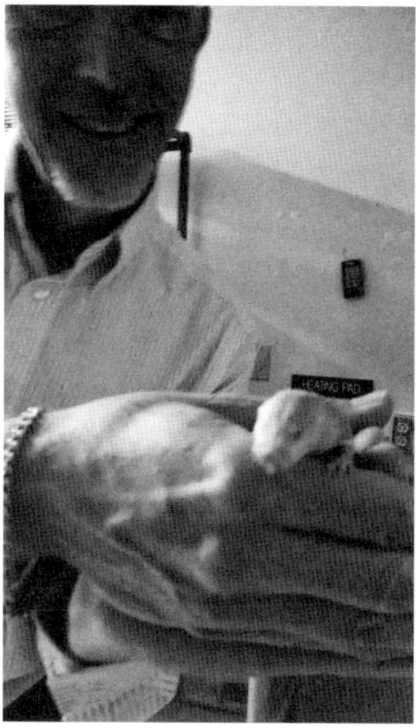

벌거숭이두더지쥐를 들고 있는 나

벌거숭이두더지쥐 무리는 축구장 6개만 한 정교한 지하 터널 체계 안에서 20~300마리가 함께 살 수 있다. 쥐들은 각자 다른 역할을 맡는다. 터널을 파는 쥐들이 있는가 하면, 무리가 먹을 뿌리를 모으는 쥐들도 있다. 다른 쥐들은 여왕을 돌보는데, 여왕은 무리에서 유일하게 번식한다. 수컷 쥐들은 계층의 서열을 겨루는데, 암컷은 암컷끼리 수컷은 수컷끼리 누가 정상에 오르고 누가 비좁은 터널과 방에서 걸어 다니느냐를 두고 끊임없이 경쟁을 벌인다. 쥐들은 지상으로 올라오는 경우가 거의 없으며, 그럴 때는 보통 음식을 구하기 위해서다. 따라서 지상 설치류와 비교해 벌거숭이두더지쥐가 물리쳐야 하는 포식자의 수는 훨씬 적다.

일반적으로 기껏해야 2~5년을 사는 설치류 사촌 생쥐를 비롯한 다른 쥐와는 달리 벌거숭이두더지쥐는 30년까지 살 수 있으며, 25세가 될 때까지 노화의 흔적을 보이지 않는다. 눈이 잘 보이지 않고 포동포동한 이 쥐들은 타고난 방호복을 입은 채 날쌔게 뛰어다닌다. 그리고 이 쥐들이 선호하는 거주지는 사람의 기준으로 볼 때 바람직하지 않다. 그들은 다른 벌거숭이두더지쥐들과 여러 겹으로 겹쳐 자는 것을 좋아하는데, 굴의 환기가 좋지 않아 이산화탄소를 포함한 가스가 차서 다른 쥐들이 죽을 수도 있다. 벌거숭이두더지쥐 굴의 공기는 보통 토양을 통한 가스 교환이 좋지 않고 많은 쥐가 제한된 공기를 공유하므로 산소가 낮고(약 8%), 이산화탄소가 높다(약 10%). 따라서 이 동물들은 만성적으로 저산소 환경에서 살지만 저산소증의 부정적인 영향을 크게 받지는 않는다.

현실적으로 벌거숭이두더지쥐는 건조한 계절에는 먹을거리를 찾아다니지 못한다. 비가 와서 땅이 촉촉해지지 않는 한 새로운 식량원을 광범위하게 찾을 수 없다. 그래서 비가 내린 후 짧은 기간에 오랜 가뭄을 버틸 수 있는 충분한 음식을 찾기 위해 열심히 땅을 판다. 이러한 채집 습관으로 인해 벌거숭이두더지쥐들은 간헐적인 칼로리 제한과 긴 단식 상태를 유지할 수 있다. 앞 챕터에서 살펴봤듯이 이는 자가포식을 유도하고 노화를 늦추며 수명을 연장한다.

벌거숭이두더지쥐는 적어도 생애의 80% 동안 정상적인 활동과 신체 구성을 유지하고, 가혹한 생활 조건에도 불구하고 나이가 들면서 질병이나 사망률이 거의 증가하지 않는다. 쥐들의 수명이 긴 이유는 양호한 건강을 유지하고 암에 걸리지 않기 때문일 수 있다. 아마 알겠지만, 생쥐와 쥐는 질병을 연구하는 연구자들이 일상적으로 사용하는 실험 대상이다. 과학자들은 인간에게 영향을 미치는 흔한 질병을 연구하기 위해 쥐에게

온갖 질병을 주입한다. 또한 치료법을 실험해 x, y 또는 z가 쥐의 건강(그리고 아마도 사람의 건강)에 영향을 미치는지 확인한다. 달리 말해, 대부분의 생물의학 연구자들은 동물들을 병들게 해서 치료법을 찾을 수 있기를 기대한다. 하지만 벌거숭이두더지쥐에게 놀라운 점이 있다. 어떻게 해도 이 쥐들은 암에 걸리지 않는다는 것이다. 버펜스타인 교수가 감염시키거나 주입하거나 방사선을 쏘여 암을 유발하려 했지만, 이 쥐들은 암에 걸리지 않았다. 반대로 자연 치유되었다.

몇 가지 사례를 보자.[4] 2004년에 그녀는 이 암에 내성이 있는 설치류 중 일부를 감마선실에 넣고 이온화 광선을 쐈다. 하지만 쥐들의 세포 중 어느 것도 암에 걸리지 않았다. 2010년에는 잘 알려진 암 유발 바이러스와 암 유발 유전자를 사용했으나 쥐들은 건강을 유지했다. 1년 후 그녀의 연구진은 실험용 발암 물질인 DMBA와 악성 발암 물질, TPA로 알려진 염증제를 결합하여 벌거숭이두더지쥐에게 암을 주입하려고 했다. 이 조합으로 실험실 쥐의 100%가 죽었지만, 벌거숭이두더지쥐는 끄떡도 하지 않았다.

벌거숭이두더지쥐는 단백질 구조의 건강과 항상성을 보장하는 몇 가지 메커니즘을 지닌다. 이 쥐의 단백질은 고온이나 요소(질소가 들어 있는 단백질 대사 분해물)와 같은 스트레스 요인에 내성이 있는 것 같고, 세포는 유비퀴틴-프로테아솜(단백질 분해 효소 복합체) 체계를 통해 손상된 단백질과 소기관을 제거하는 데 특히 효율적이다. 유비퀴틴-프로테아솜 체계는 긴 이름과는 달리 정의가 단순한 기술 용이다. 이는 기본적으로 암을 유발할 수 있는 잠재적으로 해로운 단백질을 분해하는 수단이다. 실제로 벌거숭이두더지쥐의 프로테아솜은 더 풍부하고 일반 실험실 쥐의 간 조직 내 프로테아솜보다 손상된 단백질을 파괴하는 데 더 큰 효율을 보여 준다. 마찬가지로 생쥐나 다른 쥐보다 벌거숭이두더지쥐 세포에서 자가포식이 두 배에서 네 배 더 많은 비율로 발생한다.

이 사실은 중국 상하이 제2군사의학대학교 과학자 산민자오가 2014년에 벌거숭이두더지쥐가 실험용 쥐보다 자가포식 수준이 더 높다는 사실을 입증하면서 확인되었다.[5] 종합해서 말하면, 세포 내 청소 과정이 강화되면 고품질 단백질체의 유지 관리가 향상하며, 중금속이나 직접 DNA 손상제와 같은 세포 독소와 마주쳤을 때 벌거숭이두더지쥐의 세포가 손상되지 않도록 도울 수 있다. (간단히 말해서, 인체의 단백질체는 몸의 세포와 조직에 의해 표현될 수 있는 단백질의 도서관과 같다. 따라서 단백질이 어떻게 손상되는지를 알면 암이 발달하는 방식을 이해하는 데 도움이 된다.) 같은 실험 조건인 경우, 벌거숭이두더지쥐 세포를 죽이려면 다른 쥐 세포를 죽일 때보다 이러한 독소의 농도가 훨씬 더 진해야 한다.

또 다른 색다른 특징은 벌거숭이두더지쥐가 입에서 불이 날 듯 매운 고추와 레몬주스, 식초의 산을 먹었을 때 느끼는 통증과 같은 특정 형태의 통증에 둔감하다는 것이다. 이 쥐에게는 이러한 가혹한 자극제를 진통제로 바꿀 능력이 있다. 오늘날 인간의 통증 체계를 이런 종류의 고통에 면역이 되게 할 수 있는지 알아보는 연구가 진행 중이다. 이는 인체 조직에 쌓이는 산이 만성 통증의 주요 원인일 수 있는 암이나 관절염 환자들에게 큰 도움이 될 수 있다.

벌거숭이두더지쥐의 장수에서 우리는 무엇을 배울 수 있을까? 쥐의 생활 습관을 우리에게 적용할 수 있을까? 음, 이미 나는 의심의 여지 없이 쥐의 자가포식에 박차를 가하는 간헐적인 칼로리 제한을 강조했다. 하지만 산소가 부족한 벌거숭이두더지쥐의 생활 환경에서 우리가 알아챌 수 있는 것이 또 있다. 가벼운 흡연이 이로울 수 있다는 사실이다.

이것을 피워라

잔 루이즈 칼망은 프랑스 남부의 아를에서 태어났다. 빈센트 반 고흐가 아를을 방문한 지 100년이 지난 1988년, 그녀는 기자들에게 자신이 13세 소녀이던 1888년에 삼촌의 직물 가게에 캔버스를 사러 들어온 이 화가를 만난 적이 있다고 말했다. 그녀는 나중에 그를 "더럽고 옷차림이 추레하며 불쾌한 데다 매우 못생기고 무뚝뚝하며 무례하고 아팠다"고 묘사했다. 반 고흐를 만난 덕에 그녀는 1990년 영화 〈명화의 외출〉에서 실제 자신의 역을 연기했다.

칼망은 지금까지 가장 오래 산 여성으로 유명하다. 그녀는 1997년 8월 아를에서 122세 164일의 나이로 사망했다.* 그녀에 관한 책이 한 권 이상 출간되었고 그녀의 삶을 다룬 다큐멘터리 영화 〈잔 칼망과 함께 120년을 넘어〉도 나왔다. 예외적으로 오래 사는 사람들이 종종 그렇듯이 그녀는 정갈하고 건강한 삶을 살지 않았다. 평생 그녀는 의사들이 오래 살고 싶다면 삼가라는 행동을 거의 다 했다. 그녀는 담배를 피우고 술을 마셨다.

---

* 칼망의 나이는 《기네스북》과 공공 연구진의 인증을 받았지만, 혹자는 그녀가 나이를 속였다고 비난했다. 그녀의 나이는 여전히 《기네스북》에 등재되어 있어 그녀 나이에 이의를 제기하는 것은 터무니없다고 여겨진다.

매일 포트와인 한 잔을 마시고 담배 한 개비를 피웠다. 또 총을 가지고 놀고, 과도한 양의 당과 붉은 고기를 먹으며, 아침에 밥 대신 커피 한두 잔을 마셨다. 그녀는 16세에 담배를 피우기 시작해서 116세에 끊었다. 100년을 줄기차게 흡연했다. 115년 252일을 산 크리스티안 모르텐센과 114년 205일을 산 월터 브로이닝 역시 100세 넘어서까지 매일 시가를 피웠다. (그리고 우리는 모두 배우 조지 번스의 유명한 시가 흡연을 기억한다. 그는 100세까지 살았다.)

물론 잔 루이즈 칼망은 예외일 뿐 공식이 아니다. 하지만 그녀의 이야기에서 두 가지 중요한 시사점을 발견할 수 있다. 아침에 커피 외에는 음식을 먹지 않았다는 점에 주목하라. 즉 그녀는 매일 밤 단식을 하고 자가포식을 유도하는 음료로 하루를 시작했다는 뜻이다. (그렇다. 커피의 폴리페놀이 자가포식을 자극한다. 폴리페놀은 500개 이상의 파이토케미컬로 이루어져 있는데, 파이토케미컬은 다양한 위험으로부터 식물을 보호하는 데 도움을 줄 수 있는 천연의 미세 영양소다.)

자, 매일 피운 담배도 그녀를 도왔을 가능성이 있을까? 분명히 말하지만, 나는 어떤 종류의 흡연도 옹호하지 않는다. 이를 못 박아 두자. 하지만 당신이 다음번에 산소와 경쟁하는 무언가를 흡입할 때 두려워하지 않도록 여기서 흥미로운 화학 작용을 알려 주고 싶다.

담배는 소량의 일산화탄소를 생산한다. 이 가스는 헤모글로빈의 산소 결합 주머니(인체 적혈구에 있는 산소 운반 단백질)에 꼭 들어맞아 다시 방출될 수 없다. 산소와 일산화탄소가 경쟁하면 일산화탄소가 확실히 이긴다. 일부 가스히터는 이산화탄소를 흡수해 일산화탄소로 바꾸는 데 매우 효율적이어서 거주자가 질식하는 것을 방지하기 위해 높은 일산화탄소 수치를 경고하는 일산화탄소 센서 경보기를 설치해야 한다는 조항이 건물 법규에 있다. 따라서 흡연으로 일산화탄소를 흡입하면 일시적으로 가벼운 저산소증이 발생할 수 있다. 그런데 적절한 조건에서 세포에 산소가 공급되지 않으면 이점이 발생한다고 한다. 북극고래와 벌거숭이두더지쥐 모두 저산소증을 자주 견뎌 내는데, 이를 자가포식의 활성화가 증가한 것으로 설명할 수 있다.

하루에 담배 한 개비를 피우거나 하루에 한 번 시가 연기를 즐길 때 발생하는 일시적인 저산소증이 실제로 자가포식을 일으켜 손상된 단백질, 손상된 폐포, 외부에서 유입된 먼지, 고장 난 소기관 등을 제거하는 데 도움이 될 수도 있다. 하지만 슈퍼센티네리언들이 단순히 흡연의 해로운 효과를 적절히 방어하는 하나 이상의 보호 유전자를 가지고 있을 수도 있다. 이 유전자는 같은 습관을 실천하려는 다른 사람들에게는 없을 가능성이 크다.

그래서 다시 말하지만, 나는 흡연을 지지하지 않지만, 이 이야기는 종을 막론하고 자가포식을 완전히 이해하려고 한다면 그냥 넘어가기에는 너무나 흥미롭다. 또한 이참에 호르메시스라는 주제로 넘어가기에도 좋다. 양이 많을 때 독이 되는 물질이라면 어느 정도 양일 때 약이 되는 걸까?

독의 힘

미트라다테스는 페르시아 이름으로, 일반적으로 현재 터키의 북동부에

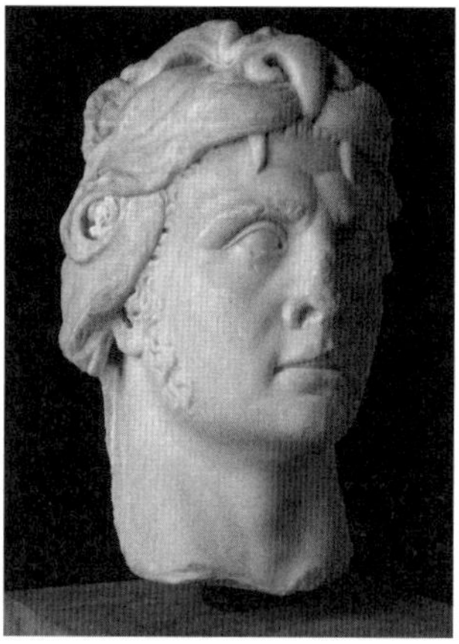

프랑스 파리 루브르 박물관에 있는 미트라다테스 6세의 흉상

서 고대 폰투스 왕국을 통치한 왕족을 가리킨다. 미트라다테스 5세는 그리스(알렉산더 대왕의 혈통이라고 주장하는)와 페르시아(폰투스의 파르나케스 1세의 아들) 혈통의 혼혈이다. 로마의 우방이던 그는 로마와 카르타고인들이 싸운 제3차 포에니 전쟁에 군함과 군인을 지원했다. 재위 30년경 미트라다테스 왕은 독극물에 암살당했는데, 아마 그의 아내인 여왕이 명령한 일일 것이다.

왕과 여왕의 장남인 미트라다테스 6세는 편애하는 아들에게 왕위를 물려주려는 어머니에게 독살당할 것을 우려해 치명적이지 않은 양으로 독을 섭취하기 시작했고, 이후 수백 번의 실험 끝에 알려진 모든 독에 면역력을 발휘할 것으로 생각되는 독 혼합물을 만들었다.

로마의 친구가 아니던 미트라다테스 6세는 평생 로마 공화국과 치열한 전투를 벌였다. (자살로) 그가 죽은 후 왕과 여왕, 왕족, 그리고 중국처럼 멀리 떨어진 곳의 사람들이 '독극물 왕'의 비밀 혼합물을 미트리다티즘, 즉 독살을 피하고자 소량의 독을 복용하는 관행으로 받아들였다.

지난 수십 년 동안 과학자들은 호르메시스라고 불리는 미트라다테스의 해독제와 비슷한 성질을 지닌 '믿기 어려운' 과정을 발견하기 시작했다. (이를 동종 요법과 혼동해서는 안 된다. 호르메시스 현상을 일반화해 동종 요법을 지지할 근거가 없다.)

호르메시스는 저용량 자극과 고용량 억제가 특징인 용량-반응 연관 현상으로 설명된다. 즉 문제의 이 동인은 저용량이 무용량 효과보다 30~60%의 효과를 자극하고 훨씬 더 높은 용량은 반응을 억제하는 양상(두 가지 다른 양상) 곡선(U 곡선)을 그린다.[6] 헷갈리는가? 이해를 돕기 위해 예를 하나 들겠다.

특정 화학 요법 약물은 저용량에서 종양 성장을 촉진할 수 있지만, 용량이 높아지면 종양 성장을 억제할 수 있다. 따라서 종양 세포의 관점에서 볼 때, 이 화학 요법 독소를 소량 흡수하면 건강에 좋고 성장을 자극하지만 많은 양을 흡수하면 죽을 것이다. 과학자들이 이 새로운 개념을 미트라다테스가 착안한 가설과 놀랍도록 유사하게 설명하듯이, 소량의 독소 물질은 백신과 유사하게 유익할 수 있다. 다른 예로, 알코올(포도주뿐만 아니라 모든 알코올음료)을 적당량 마시면 심장병 위험이 낮아지지만, 많이 마시면 심장과 간 질환, 신경 질환, 암 발병 위험이 커진다는 사실이 잘 알려져 있다.[7] 다른 연구들은 스모그, 카드뮴, 살충제, 다이옥신 등 많은 화학 독소의 저용량 섭취가 호르몬 효과를 지니는 것 같다고 설명한다.[8] 하지만, 다시 말하지만, 관건은 섭취량이다. (그리고 오해하지 말기 바란다. 모닝커피에 살충제를 첨가하자는 얘기가 아니다.)

이 개념의 이해를 돕기 위해 한 가지 더 쉬운 예를 들어 보자. 과학자들은 유산소 운동을 활발히 하면 동물의 수명이 연장되고 인간의 수많은 노화성 질병이 감소한다는 것을 오랫동안 입증해 왔다(이익을 얻기 위해 이 운동은 항상 활발하게 할 필요는 없다). 하지만 여기에 역설이 존재하는 이유는 유산소 운동을 하면 몸에 어느 정도 독성이 생기기 때문이다. 유산소란 산소가 많은 양으로 처리된다는 의미로, 몸이 휴식을 취할 때보다 최대

열 배까지 산소가 증가할 수 있다. 이러한 운동에 반응하여 세포는 산소를 방어하고 세포를 회복시키는 유전자를 더 많이 발현함으로써 스스로 강화한다. 이것이 호르메시스의 본질이다.

소량의 독소가 건강에 유익하다는 과학적 견해를 부활시키는 데 가장 큰 역할을 한 미국의 연구자는 매사추세츠 애머스트 대학교 공중보건과학대 독성학자 겸 교수인 에드워드 칼라브레세다. 그가 이 주제에 흥미를 느낀 것은 1966년 브리지워터 스테이트 칼리지 학부생일 때 참여한 실험 때문이었다. 이 실험에서 그와 과 친구들은 페퍼민트 식물에 포스폰(염화염소)이라는 일반적인 제초제를 뿌려 식물의 성장을 방해하는 정도를 측정하기로 계획했다. 그런데 놀랍게도 이 식물은 제초제를 뿌리지 않은 식물보다 약 40% 더 크고 잎이 더 무성해졌다. 나중에 그들은 실수로 제초제가 과하게 희석되었다는 사실을 발견했다. 이 사건은 칼라브레세의 호기심을 자극했고, 그는 오랫동안 존재해 왔지만 빛을 별로 보지 못하던 독성학의 역설을 계속 연구했다. 즉 소량의 독이 실제로 유익할 수 있는가를 연구한 것이다.

1998년, 10년 가까이 수천 건의 연구 자료를 수집한 칼라브레세는 그가 평가한 4000여 개의 연구 중 350개에서 화학적 호르메시스가 발생했을 가능성이 있다는 논문을 발표했다.[9] 수많은 생물학적 변수를 평가했는데, 성장 반응이 가장 많았고, 그다음으로 대사 효과, 장수, 생식 반응, 생존이 뒤따랐다. 그는 미세한 항생제 투여로 박테리아가 번성하는 사례도 발견했다. 납과 같은 중금속을 아주 적게 투여한 식물이 폭발적으로 성장했다. 살충제인 DDT에 약간 노출된 쥐는 그렇지 않은 쥐보다 간 종양이 적었다. 그가 내린 결론은 화학적 호르메시스는 반복해서 입증될 수 있고 비교적 흔한 생물학적 현상이라는 것이었다.

이 이론을 비판하는 사람들이 분명히 있으며 현재 전 세계적으로 연구되고 있지만, 근본적인 메커니즘은 논리적으로 보인다. 유기체가 잠재적인 생존 위협에 직면하면 생물학적 과정과 분자 복구를 촉발하는 것으로 반응할 것이다. 그 반응은 사실상 어떤 식으로든 유기체에 도움이 될 수 있다.* 그리고 여기서 자가포식이 작용할 수 있다.

제노파지 : '초대받지 않은 손님' 먹기

먼저, 생물학을 좀 더 알면 도움이 될 것이다. 백혈구는 인체 골수 세포에서 줄기세포가 만든 면역 체계 세포다. 백혈구는 혈액과 림프계를 포함하

---

* 오늘날 호르메시스의 잠재력에 관한 가장 흥미로운 연구 분야 중 하나는 축구공을 닮은 구형의 탄소 분자 나노 입자인 '버키볼buckyball' 사용을 중심으로 전개된다. 버키볼은 궁극적으로 자가포식을 촉진하고 수명을 연장할 수 있는 항산화 특성이 있다고 밝혀졌다. 또한 호르메시스를 통해 세포에 스트레스를 주어 작용할 수도 있다. 인터넷에 널리 퍼진 2017년 연구는 프랑스에서 나왔다. 연구자들이 쥐의 위장에 올리브유로 녹인 버키볼을 주입했더니 쥐들이 두 배나 오래 살았다. 이런 종류의 연구에는 회의론자들이 있기 마련이지만, 연구가 아직 걸음마 단계이기 때문에 우리가 실질적으로 귀 기울일 만한 주요 시사점은 없다. 언젠가는 우리 모두 모닝커피에 버키볼을 넣어 마실지도 모른다. 1985년 휴스턴의 라이스 대학교 로버트 컬과 리처드 스몰리, 영국 서식스 대학교 해럴드 크로토는 속이 빈 구형 탄소 덩이를 만들었다. 이것은 이와 구조가 매우 비슷해 보이는 측지선 돔을 설계한 유명한 미래학자이자 발명가인 버크민스터 풀러를 기리기 위해 버크민스터풀러렌(나중에는 '풀러렌' 또는 '버키볼'로 불렸다)이라고 명명되었다. 1996년, 이 세 과학자는 이 연구로 노벨 화학상을 받았다.

여 몸 전체에서 발견된다. 혈중 백혈구 수치의 폭증은 일반적으로 질병의 지표다.

대식 세포(그리스어의 '대식가'에서 유래)는 세포 밖의 세포 찌꺼기를 집어삼켜 소화하는 백혈구의 일종이다. 이 세포의 목표물에는 세포가 죽어서 분해될 때 생기는 세포 찌꺼기와 이물질, 미생물, 암세포와 같은 불량 세포가 포함된다. 이 세포는 산화 질소를 방출해 염증을 일으키거나 성장 호르몬 분자인 오르니틴을 방출해서 회복시킬 수 있다.

또 하나의 세포 밖 보호자는 포식 세포이다. 이 세포는 해로운 이물질과 박테리아, 죽거나 죽어 가는 세포를 섭취하여 신체를 보호한다. 포식 세포는 감염 중에 방출되는 화학적 신호 때문에 침입자에게 접근한다. 예를 들어, 나쁜 박테리아와 접촉하게 되면 이 세포는 그것을 삼켜서 산화제나 산화 질소로 죽인다. 세포막은 세포에 흡수된 입자 주위에 소포를 형성할 것이다. 이 소포를 파고좀이라고 하며, 그 후 리소좀과 융합하여 외부 침입자를 소화한다. 이 용어들이 친숙하게 들리는 이유는 챕터 2에서 설명한 자가포식 과정에서 파고좀과 리소좀이 생물학적 성분을 소화하거나 재활용하는 데 핵심적인 역할을 하기 때문이다.

우리 같은 다세포 생명체에게는 애석하게도 박테리아는 오랫동안 이러한 체계를 피해 세포로 만드는 기술을 얻었는데, 세포에서 박테리아는 숙주를 감염시키고 증식하기 위해 세포 장비를 납치하려고 한다. 제노파지(genophagy : 그리스어로 '이방인' 또는 '외부자'와 '먹다'를 합친 의미다)라고도 알려진 항균성 자가포식은 면역 반응의 속성으로, 바이러스나 박테리아와 같은 세포 내 병원균이 대상이다.

1975년에 처음 발견된 유비퀴틴은 핵을 가진 거의 모든 세포[그래서 이름을 '유비쿼터스(어디에나 있는)'에서 따옴]에 존재하는 작은 조절 단백질이다(적혈구에서는 발견되지 않는다). 이 단백질은 자가포식을 통해 소화되어야 하는 다른 단백질들과 결합한다. 표적 단백질은 다른 단백질에 결합하는 단일체이거나 박테리아나 바이러스 일부일 수 있다. 물론 일부 박테리아 역시 제노파지를 피하고자 진화했다. 예를 들어, 살모넬라는 전염 주기의 후기 단계에서 자가포식 방어를 차단할 수 있고, HIV는 자가포식 소체의 성숙을 막는 것으로 보이는 네프라는 단백질을 포함한다. 네프가 차단되면 HIV 바이러스는 제노파지 과정에 의해 퇴화한다.

이제 독소가 자가포식의 자극제라는 개념으로 다시 돌아가 보자. 청소 과정은 세포와 미토콘드리아 내의 독소가 감지되어 촉발될 수 있다. 특정 바이러스와 박테리아, 기생충의 자가포식은 적어도 부분적으로는 화학적 구조 또는 대사의 산물에 대한 반응이라기보다는 이들 물질의 물리적 특성에 대한 반응으로 여길 수 있다고 생각되지만, 이 과정들이 정확히 어떻게 발견되었는지는 아직 모른다.

돌연변이 또는 손상된 미토콘드리아는 건강한 미토콘드리아보다 더 높은 수준의 자유 라디칼(전문적으로는 활성 산소종, 즉 ROS라고도 함)을 방출할 수 있으며, 이러한 기능 장애 발전소들은 자가포식에 의해 제거되도록 꼬리표가 붙을 수도 있다. 항산화 보충제를 복용하면 미토콘드리아를 재활용하라고 신호를 보내는 자유 라디칼이 감소하여 기능 장애 미토콘드리아를 제거하는 데 지장을 줄 수 있다. 신체에 항산화제 공급을 증가시켜 건강 문제를 해결하려던 연구자들이 골머리를 앓은 것도 이러한 역설 때문이다(체내에서 자연적으로 생산되는 항산화제 중에는 알파리포산과 글루타티온이 있다).

역호르메시스

우리는 항산화제가 유익하다는 말을 끊임없이 듣는다. 미디어는 얼굴에 바르는 제품부터 섭취하는 식품에 이르기까지 하루가 멀다고 항산화제를 최고의 항노화 물질로 선전한다. 엄밀히 말하면 항산화제에는 비타민과 카로틴, 파이토케미컬, 음식과 식물에서 발견되는 미네랄이 해당된다. 이것은 단백질과 세포막, 인체 DNA를 손상할 수 있는 자유 라디칼을 진정시키는 전자 공여체 역할을 한다. 결과적으로 항산화제는 잠재적으로 염증을 일으켜 암과 많은 만성 질환의 발병 위험을 증가시킬 수 있다. 하지만 미디어에 계속 주목해 왔다면 몇 년 전 '암을 유발하는 항산화제!' 같은 머리기사가 파문을 일으킨 일을 알았을 것이다. 수십 년 동안 항산화제를 섭취하거나 피부에 바르면 이로울 수 있는지 연구한 끝에 이 놀라운 뉴스가 나온 이유는 무엇일까?

전 세계적으로 항산화 보충제와 암 예방에 대한 몇몇 임상 시험이 이루어졌다. 그러나 그 결과는 명확하지 않다. 보충제는 대부분 다양한 암의 위험에 영향을 미치지 않는 것으로 나타났다. 그러나 우리는 암 위험이 증가했다고 입증한 연구를 무시해서는 안 된다. 이들 연구 중 가장 주목할 만한 것으로 카로틴과 레티놀 효능 임상 시험CARET[10]과 알파-토코페롤, 베타-카로틴 암 예방ATBC 연구[11]가 있다. 이 연구들에서 베타-카로틴이나 베타-카로틴과 비타민 A의 조합을 매일 복용한 결과 폐암 발생률과 흡연자의 전체 원인 사망률이 증가했다. 두 연구 모두 1985년에 시작되었다. CARET 연구는 이 놀라운 결과 때문에 예정보다 앞서 1996년 초에 중단되었다. ATBC 연구에서 피험자들은 1993년까지 보충제를 복용했지만, 추적 관찰은 2013년까지 계속되었다. 또한 셀레늄과 비타민 E 암 예방 임상 시험SELECT이 있었는데, 2008년에[12] 결과를, 2011년에[13] 후속 결과를 발표했다. SELECT 결과 비타민 E 보충제를 매일 복용하면 노인 남성의 전립선암이 무려 17% 증가하는 것으로 밝혀졌다.

스웨덴의 예테보리 대학교 과학자들은 2015년 연구에서 비타민 E와 항산화제 N-아세틸시스테인이라는 일반 약물을 폐암 초기 단계의 쥐에게 투여했다.[14] 비타민 E 투여량은 보충제의 양과 비슷했다. 점액 생성을 줄이기 위해 만성 폐쇄성 폐 질환에 처방되는 아세틸시스테인은 비교적 적은 양을 투여했다. 연구 결과는 놀라웠다. 항산화제를 투여한 쥐에서 투여하지 않은 쥐에서보다 폐종양이 2.8배 증가했기 때문이다. 게다가 항산화제는 종양을 더 침습적이고 공격적으로 만들었고, 이로 인해 이 쥐들은 항산화제를 투여하지 않은 쥐보다 두 배나 빨리 죽었다. 그리고 실험실 접시 위의 인체 폐종양 세포에 항산화제를 첨가하자 종양의 성장 속도가 빨라졌다.

이 결과는 "항산화제는 건강한 사람을 암으로부터 보호하기는커녕 암을 증가시킬 수 있다"거나 이미 암에 걸린 사람들의 암을 촉진한다는 많은 연구 결과와 일치했다. 2015년 연구를 이끈 마르틴 베레에 따르면 그렇다. 베레는 항산화제가 피부암(흑색종)의 전이 위험을 증가시킨다고 밝힌 2015년 연구에도 참여했다.[15]

베레의 폐 연구에서 중요한 발견은 믿기 힘들게도 항산화제가 암은 유발할 수 있다는 점을 정확히 지적한 것이었다. 실제로 항산화제는 예상대로 산화 스트레스와 DNA 손상을 감소시킨다. 그 손상은 세포가 감지할 수 없을 정도로 미미해진다. 그렇게 되면 세포는 p53이라는, 단백질에 기반을 둔 암 방어 시스템을 배치하지 못한다.

이 항암 분자와 그것을 암호화하는 종양 억제 유전자인 TP53은 지난 30여 년 동안 많은 관심을 받았는데, 특히 1993년 12월《사이언스》가 '올해의 분자'라고 선언한 이후 더욱 그러했다.* 이는 오늘날 가장 인기 있는 유전자다(TP53의 기본 작용에 대한 새로운 세부 사항을 설명하는 논문이 평균적으로 매일 2개 정도 발표된다). 문제는 인체 암의 절반 정도가 변이된다는 것이다. 우리 인간은 염색체 한 세트당 이 유전자(TP53)를 한 부 지니는데, 계산하면 세포당 2개의 사본이다. 하나는 엄마, 다른 하나는 아빠에게서 온다. 암이 전혀 발생하지 않는 많은 다른 동물은 TP53의 사본이 더 많다. 자주 인용되는 예인 코끼리는 적어도 20부 이상 가지고 있으며, 암이 없는 이유는 TP53의 장점 때문이다(과학자들은 2015년에 이 사실을 발견했고, 그 후 새로운 조사와 암 연구에 박차를 가했다).[16] 우리는 돌연변이뿐만 아니라 TP53의 체내 작용을 방해하는 조건으로부터 TP53을 보호해야 한다. 그래서 나는 항산화제를 다시 생각한다. 항산화제는 p53과 다른 분자 과정이 해결해야 하는 신체의 손상을 은폐할 수 있을까? 그리고 항산화제가 자가포식도 방해할 수 있을까? 물론이다.

많은 항산화제가 자가포식을 억제한다. 항산화 화합물은 자가포식을 차단함으로써 신경 퇴행성 질환을 일으키는, 결합하기 쉬운 단백질의 수준을 증가시킬 수 있다. 예를 들어, 헌팅턴병의 파리와 얼룩말 물고기 모

---

* 분자 p53은 '게놈의 수호자'로 불린다. 앞서 나는 DNA 손상과 염색체 불안정성을 제한할 수 있는 자가포식(오토파지)을 수호자라고 불렀다. 둘 다 이 별명을 가질 자격이 있다. 그리고 나는 미래의 연구에서 TP53 외에 다른 종양을 억제하는 유전자가 발견될 것으로 생각한다.

델에서 항산화제는 질병을 악화하고 자가포식 유도제의 이점을 상쇄한다. 따라서 신경 퇴행성 질환에서 일부 항산화제의 잠재적인 장점이 자가포식을 차단하는 특성으로 손상될 수 있다. 이는 앞서 설명한 대로 신경 퇴행성 질환뿐만 아니라 다른 질병에도 해당할 수 있다. 그렇다. 삶의 거의 모든 일이 그렇듯이 좋은 것(항산화제)이 과할 수 있다.

균형 찾기

항산화제 연구는 계속될 것이다. 전체적으로 보면 항산화제가 암을 예방하고 다른 건강 증진 효과를 제공한다고 밝히는 연구 역시 많이 있을 것이다. 이는 미래의 연구자들이 검토해야 할 매우 복잡한 의학 분야다. 우리는 항산화제가 각기 다르게 작용하며 덜 해롭거나 유익할 수도 있다는 점을 잊어서는 안 된다. 게다가 실험용 접시 연구나 쥐와 같은 실험용 동물 연구는 인간에게 적용되지 않을 수도 있다. 우리 각자가 독특하다는 사실도 간과해서는 안 된다. 나의 근본적인 DNA와 특정 질병이 발생할 위험은 당신의 그것과 다르다. 다시 말하지만, 미래의 연구자들이 이를 알아내 정말로 개개인에게 맞는 맞춤형 약을 시장에 내놓을 것이다.

나는 과유불급이라는 말에 우리 모두 동의할 수 있다고 생각한다. 우리가 내부와 외부 항산화제 사이에 미세한 균형을 맞춰야 한다는 건 당연하다. 다음에는 실행 프로그램을 제공해서 당신이 균형을 찾도록 도울 것이다. 우리가 아는 바에 따르면, 음식을 먹는(근 성장) 동안에는 항산화제를 섭취하고, 이화 작용(단식) 상태에서는 자가포식이 작동하는 것이 올바른 균형이다.

그러나 이 챕터에서 이런 이야기들을 전하는 중요한 이유는 우리의 삶 그리고 노화가 조금 달라질 수 있다는 것을 강조하기 위해서다. 아직은 모든 답을 알지 못하지만, 북극고래 같은 큰 포유류부터 벌거숭이두더지쥐 같은 작은 포유류, 심지어 잔 루이즈 칼망과 같은 초자연적으로 보이는 사람들에 이르기까지 자연의 다른 대상들로부터 우리는 배울 수 있다. 나는 필멸의 존재로서 젊음의 샘을 계속 찾을 우리의 앞날이 밝다고 믿는다. 한편, 우리는 간헐적 단식과 단백질 순환, 케토시스의 힘을 어느 정도 믿을 수 있다. 또한 운동하고 스트레스를 줄여 균형을 찾기를 권한다.

균형을 찾아보자!

CHAPTER 9

혈액검사와 장보기 목록

주스 해독과 디톡스 다이어트, 차, 묘약은 잊어버려라. 저지방 식생활과 해설식 광고(광고처럼 보이지 않도록 어떤 주제에 대해 길게 정보를 제공하는 방식의 텔레비전 광고-옮긴이)를 끊어라. 당신은 더 오래, 더 건강하게 살 수 있는 비법을 알고 있다. 지금까지 읽은 내용을 바탕으로 몇 가지 습관을 아직 바꾸지 않았다면 지금이 기회다. 나는 이 계획을 최대한 간단하고 따라 하기 쉽게 만들고 싶다. 그래서 이 챕터에서 당신이 자기 생활에 맞게 조정할 수 있는 여러 지침을 소개할 것이다. 목표는 내가 이 책에서 다룬 여러 전략을 최대한 많이 실행하는 것이다.

1년 중 8개월 동안에는 조직과 세포를 대사 작용으로 분해하여 자가포식을 일으켜 몸을 대청소하고, 나머지 4개월 동안에는 각자에게 맞는 일정으로 엠토르를 작동해 조직을 대사 작용으로 합성(합치거나 구성)해 세포를 재생시킬 것이다. 자가포식을 두 달 작동하고 한 달 중단한 후 되풀이하거나, 넉 달 작동한 다음 두 달 중단한 뒤 다시 하는 방식, 혹은 여덟 달 연속 작동하고 나서 넉 달 연속 중단할 수도 있다.

대사의 완벽한 분해-합성 방식이 무엇인지에 대해서는 합의가 이루어지지 않았지만, 새로운 연구보다 나는 8 : 4의 비율이 건강에 최선이라고 생각한다. 누구나 쉽게 따라 할 수 있는 일반적인 원칙을 알려 주고 더 빨리 많은 결과를 얻을 수 있는 아이디어를 소개할 것이다.

당신은 이제 오늘날의 많은 의사를 포함한 대부분의 사람보다 세포 대사에 관해 더 많은 것을 배웠다. 이런 식으로 생활을 바꾸면 결과를 빠르게 볼 것이다(그리고 몸으로 느낄 것이다). 만일 저탄수화물이나 케토제닉 식단이 처음이라면 독감에 걸린 것 같고, 진이 빠지고, 전반적으로 건강이 좋지 않을 수 있는 과도기를 경험할 수도 있다. 챕터 5에서 이야기했듯이, 이는 지극히 정상적이고 예상할 수 있는 일이다.

우리는 오랫동안 잊고 있던 대사 과정을 몸에 다시 알려 줄 것이다. 그 과정에서 잡동사니를 치우고 먼지를 털어 내리라. 당신의 몸은 효과가 있는 모종의 개혁을 겪는다고 느낄 것이다. 곧바로 무엇을 느끼는가에 집중하라. 기운이 샘솟고, 정신이 맑으며, 활력이 넘칠 것이다. 내내 낫지 않던 만성 증상이 줄어들거나 심지어 사라질 것이다. 잠을 더 잘 자고, 직상에서 더 생산적일 수 있으며, 운동할 의욕이 생겨날 것이다. 혈당과 염증 수준, 체중, 만성 질환을 더 잘 통제할 뿐만 아니라 동시에 삶의 다른 영역에서도 변화가 일어날 것이다. 그 결과 자신감이 충만해져 스트레스가 많은 시기를 더 쉽게 헤쳐 나갈 수 있을 것이다.

재차 강조하자면, 현재 임신이나 수유 중이거나 특정 질환을 예방하거나 치료하려고 약을 먹고 있다면 이 챕터에서 제시하는 아이디어와 제안을 실행해도 되는지 의사와 상의해야 한다. 이 지침은 누구에게나 들어맞는 치료법이 아니다. 나는 당신이 이러한 전략의 장점을 파악해 이를 자신에게 맞게 적용해 최대한 더 건강하고 오래 살 수 있는 적절한 방법을 찾기를 바란다.

당신이 대부분 사람과 같다면 당신의 몸은 탄수화물에 중독되어 인슐린이 너무 많을 것이다. 애석하게도 식단 권장안은 여전히 칼로리를 탄수화물에서 섭취해야 한다는 생각을 주입한다. 1980년 미국 농무부에서 발표한 최초의 '음식 피라미드'(그리고 계속된 시행)는 우리의 몸과 허리둘레에 파괴적이었다(현재는 마이플레이트MyPlate라고 한다). 이 권장안의 부조리와 아이러니는 필수 지방이나 필수 아미노산과 달리 필수 탄수화물 따위는 없는데도 탄수화물만 강조한다는 점이다!

음식을 통해 탄수화물이 몸 안으로 전혀 들어오지 않더라도 포도당 신생 합성 과정을 통해 포도당을 만들 수 있다. 간이 지방에서 온 글리세롤을 포도당으로 바꾸는 것이다. 수많은 연구에 따르면, 저탄수화물 식단으로 먹으며 총칼로리량을 줄이지 않는 사람들이 저지방 식단으로 먹으며 총칼로리량을 줄이는 사람들보다 체중을 더 많이 감량한다. 이 사실에서도 많은 것을 알 수 있다.

이런 일을 할 수 있는 인체의 능력을 의심하지 마라. 우리는 그렇게 진화해 왔다. 그리고 칼로리를 제한하고 단백질을 줄이고 좋아하는 베이글과 아이스크림을 먹지 못할까 봐 걱정하지 마라. 많은 사람이 설탕과 페이스트리, 팬케이크, 피자와 같은 탄수화물을 끊기가 힘들 수 있다는 것을 안다. 힘들어도 열심히 도전해 보상을 받는다면 엄청난 변화가 생겨날 것이다. 이 계획을 실행하는 동안 당신은 박탈감이나 참을 수 없는 갈망을 느끼지 않을 것이다. 일단 뛰어들어 보라.

먼저, 새로운 생활 습관이 제대로 작동하는지 아는 데 도움이 될 몇 가지 검사를 알아보자. 이 검사들이 시작할 때의 기준선이 될 것이다.

혈액검사

평생 자가포식 브레이크를 당기면서 엠토르용 가속 페달을 밟은 결과는 무엇인가? 당신이 제1세계에 살고 있다면 비만이 되거나 당뇨병, 심장병, 암, 알츠하이머병에 걸릴 위험(그리고 많은 사람이 한 번에 하나 이상의 병을 앓는데, 이를 동반 질병이라고 한다)은 놀라 자빠질 만하다. 하지만 앞서 살펴봤듯이 오키나와와 로마 린다, 아토스산과 같은 건강 오아시스에서 더 '원시적인' 식단을 따르는 사람들은 문명의 질병을 앓을 위험이 훨씬 낮다. 스위치를 켜고 구석기 시대 조상들 수준으로 자가포식을 회복하는 것이 우리의 목표다. 이 방법으로 우리는 몸의 체계를 미세하게 조정하고 질병의 경로를 되돌리거나 뿌리를 내리지 못하게 할 수 있다.

새로운 건강 요법을 시작할 때 나는 내 몸을 측정하는 것을 아주 좋아해서 체중과 체질량 지수, 근육량, 혈관 지방 조직, 골밀도, 다양한 혈액 화학 지표를 포함한 건강 요인들을 추적한다. 몸을 측정하면 위험 요인(고혈당,

고혈압, 고중성 지방 혈증, 고콜레스테롤 혈증 등)을 꾸준히 관찰하는 데 도움이 될 것이다. 또한 내가 간략히 설명한 방식, 예컨대 식물을 더 많이 먹고 육류와 유제품(모든 동물 지방을 줄여야 하는 것은 아니다)을 덜 먹으며 단식을 하는 방법 등을 따라가다 보면 건강 지표를 개선하고 질병 위험을 낮추는 데 어떻게 도움이 되는지 알게 될 것이다. 검사 결과는 기준선이 되고 더 나아가 계속 행동을 바꾸고 건강을 관리하고 싶은 욕구를 북돋울 수 있다.

이제 의학은 비만과 당뇨병부터 알츠하이머병과 암에 이르기까지 특정 질병이 발생할 위험을 판단할 능력이 있다. 이번 챕터에서 열거하는 실험실 검사는 대부분 보험이 적용되어 경제적이다. 의원을 포함해 약국에서도 많은 검사를 할 수 있고 간호사도 시행할 수 있다. 하지만 현재 특정 질환을 관리하고 있다면 모든 진단 검사를 의사가 평가할 수 있도록 내원 일정을 잡기를 권한다. 임신을 포함해 무슨 질환이 있든 생활을 바꾸어도 되는지 상담하면 좋을 것이다. 특히 현재 약을 먹고 있다면 더욱 그렇다. 또한 의사가 추천하는 다른 검사들 외에도 종합 신체검사를 반드시 받기를 권한다. 치매나 당뇨병 같은 특정 질병의 가족력이 있다면 이 문제를 의사와 상의하고 추가적인 검사나 이러한 질환을 예방하는 방법이 있는지 물어보기 바란다.

DNA 염기 서열 분석이 시중에 나와 있고 다양한 생명공학 회사를 통해 널리 보급되고 있으니 개인의 게놈과 위험 상태를 알아볼 것을 추천한다. 약국이나 온라인 검색을 통해 DNA 검사 키트를 살 수 있다. 튜브에 침을 뱉은 후 생명공학 회사에 보내기만 하면 된다. 귀지가 어떤 종류인지 또는 유전적 조상이 누구인지 등 유익하기보다는 재미있는 자료도 있지만, 특정 질환에 더 취약하게 만드는 유전적 변이를 알려 주는 자료도 있다. 하지만 DNA 염기 서열은 퍼즐 일부에 불과하다는 것을 기억하라. DNA는 당신의 운명보다 위험에 관해 더 많은 것을 말해 준다. DNA 염기 서열은 가능성을 말해 주므로 당신의 운명이 꼭 그렇다는 뜻은 아니다. 그리고 DNA가 발현되는 방식은 타고난 유전 성향보다 생활 습관 선택이 더 많은 영향을 끼친다. 간단히 말해서 먹고, 자고, 움직이고, 숨 쉬는 방식이 몸의 운명을 바꿀 수 있다는 것이다.

자, 이제 연간 정기 검진 시 항상 빠트리지 말아야 하는 검사들을 자세히 알아보자.

- **공복 혈당 :** 나는 저렴한 혈당 측정기를 사라고 권한다(그리고 하루에 1달러 미만이 드는 스트립을 사라). 이런 제품들은 온라인이나 동네 약국에서 살 수 있다. 매일 아침에 잠에서 깨자마자 측정기를 사용해 결과를 달력에 표시하라. 나는 온라인 달력에다 온종일 무엇을 얼마나 먹는지 매일 기록해 다시 보면서 내가 원하는 아침 혈당 수치가 개선되거나 악화하는 이유를 판단한다. 아침 결과는 보통 전날 먹은 음식에 영향을 받는다. 전당뇨병과 당뇨병을 확인하는 데 흔히 사용하는 혈당 모니터는 최소 8시간 동안 금식한 후 혈당(포도당)의 양을 측정한다. 70~100mg/dL의 공복 혈당 수치를 정상으로 간주한다. 이보다 높다면 몸이 인슐린 저항성과 당뇨병의 징후가 있고 뇌 질환의 위험이 커지는 중이라고 신호를 보내는 것이다. 이상적으로는 95mg/dL 미만이 바람직하다. 나는 75~85mg/dL을 유지하려고 노력한다. 그렇지 않으면 자가포식 스위치를 계속 끄게 될 것이다. 식사나 간식을 먹고 1시간 후에도 수치를 확인할 수 있다. 120mg/dL이 넘는다면 너무 많이 먹었거나 다음 식사에

서 당지수가 높은 탄수화물이 덜 필요한 것이다.

- **당화 혈색소 :** 앞서 설명했듯이 이 검사는 90일 동안의 '평균' 혈당 수치를 나타낸다. 따라서 혈당 조절의 전반적인 징후를 훨씬 더 잘 보여 준다. 병원에서 정기 신체검사를 받을 때 흔히 하는 검사다. 정상 범위는 4.8~5.4%다. 5.7~6.4%는 전당뇨병을 나타내며, 6.5% 이상은 완연한 당뇨병의 징후이다. 이 수치를 개선하려면 시간이 걸릴 수 있어 일반적으로 3~4개월에 한 번(또는 매년 반복하는 신체검사에서)만 측정한다. 이 수치가 만성적으로 높으면 자가포식 스위치를 켤 수 없다.

- **호모시스테인 :** 몸이 생산하는 이 아미노산의 수치가 높으면 죽상 경화증(동맥의 협착과 경화), 심장병, 뇌졸중, 신장병, 우울증, 치매 등 많은 질환이 생길 수 있다. 육류와 유제품을 많이 섭취하는 사람들은 이 음식들이 체내에서 호모시스테인으로 전환되는 아미노산인 메티오닌을 함유하는 까닭에 수치가 높은 경향이 있다. 호모시스테인 수치는 10μmol/L 이하여야 한다. 이 수치가 높으면 텔로미어 단축 속도가 세 배로 증가한다는 점에 유의하라. 텔로미어는 염색체의 끝에 있는 '뚜껑'으로 유전자를 보호한다. 텔로미어의 길이는 몸이 얼마나 빨리 늙어 가고 있는지를 생물학적으로 보여 주는 지표다. 고기와 유제품 소비를 줄이면 호모시스테인 수치를 자동으로 낮출 수 있다. 운동과 특정 비타민 B, 특히 엽산, B12, B6, B2도 이 수치를 낮추는 데 도움이 될 수 있다. 신체는 이러한 비타민에 의존해 호모시스테인을 대사하는데, 호모시스테인 수치가 높은 사람들이 비타민 B군이 낮은 경향이 있는 것도 이 때문이다.

- **C-반응 단백질 :** 염증 지표다. 0.00~3.0mg/L이 바람직하다. 이 수치가 개선되려면 몇 달이 걸릴 수도 있지만, 이 프로그램을 잘 따르면 한 달 후 긍정적인 변화를 볼 수 있을 것이다.

- **지질 수치(또는 지질 패널) :** 혈중 콜레스테롤(LDL과 HDL은 물론 총콜레스테롤)과 중성 지방의 양을 측정한다. 중성 지방은 혈중 지방의 일종이며, 높은 수치는 종종 간이나 췌장의 문제를 알려 준다. 이 수치가 높으면 당뇨병, 비만, 고혈압, HDL/LDL 콜레스테롤의 불균형 등 다른 문제들이 함께 나타나는 경향이 있다. 정제된 당과 알코올을 과하게 섭취하면 중성 지방 수치가 올라갈 것이다. 클리블랜드 클리닉에 따르면 다음이 목표 수치다.*

    - **총콜레스테롤 :** 100-199mg/dL(21세 이상)
    - **고밀도 지단백질**HDL **:** 40mg/dL 이상
    - **저밀도 지단백질**LDL **:** 심장 또는 혈관 질환을 앓거나 심장 질환 위험이 매우 높은 사람(대사 증후군이 있는 사람)의 경우 70mg/dL 미만이다. 고위험 환자(여러 가지 심장병 위험 요인을 지닌 일부 환자)는 100mg/dL 미만이며, 관상 동맥 질환 위험이 낮은 사람은 130mg/dL 미만이다.
    - **중성 지방 :** 150mg/dL 미만

---

* 어린이와 청소년의 목표치는 이와 다르다. 콜레스테롤 수치와 관련해 건강 위험을 평가하는 새로운 방법이 나타나기 시작하고 있다. 예를 들어, 마틴-홉킨스 방정식이라는 방식은 의사가 혈액을 뽑기 전에 환자가 금식하지 않아도 LDL 수치를 정확하게 계산하는 데 도움이 된다. 그러나 대부분 보건소는 여전히 앞에 열거한 기준치를 사용한다.

- **오메가-6와 오메가-3 비율 :** 앞서 언급했듯이 온라인에서 산 키트로 집에서 할 수 있는 간단한 혈액 검사를 통해 오메가-3의 수준을 확인할 수 있다. 이는 따로 요청하지 않는 한 의사가 요구하는 전형적인 검사는 아니다. 오메가-3 수치는 8~12%가 바람직하다. 오메가-6와 오메가-3의 비율은 2:1~1:1 범위가 좋다.

- **DEXA 스캔 :** 약 10분이 걸리는 이 저용량 X선 시술은 미국 전역에서 점점 인기를 끌고 있다. DEXA는 이중 에너지 X선 흡수계Dual-Energy X-ray Absorptiometry라는 뜻의 화려한 용어로, 비침습적으로 신체를 스캔하는 데 사용하는 기술이다. 골밀도 스캔뿐만 아니라 전신 영상도 제공하는 회사를 찾아라. 많은 회사가 체질량 지수, 근육량, 부위별로 골밀도를 측정하는 3-D 스캔을 제공한다. 이 스캔을 통해 식단이 어떻게 진행되고 있는지, 근육이 증가하고 있는지, 칼슘과 비타민 K2 보충제가 필요한지, 골밀도를 높이기 위해 체중을 지탱하는 운동을 해야 하는지 등에 대한 단기적인 피드백을 얻을 수 있다. 이 스캔은 의사를 통해 찍을 수 있으며, 지역에 따라 이 스캔을 제공하는 의료 영상 센터를 찾을 수 있다. 처방전이 필요하지 않으며(우리나라에서 DEXA 검사는 일반적으로 골다공증 진단을 목적으로 하며, 검사를 받기 위해서는 의사 처방이 필요하다-감수자), 45달러면 스캔을 찍을 수 있다.

이 프로그램을 3개월 실천한 후 이러한 검사를 다시 해서 개선 정도를 파악하는 것을 목표로 삼아라. 그러고 나서 연간 신체검사에서 의사에게 검사를 요청하라.

스위치 라이프스타일의 핵심 10가지

지금까지 배운 것을 다시 요약해 보자. 명심할 열 가지 핵심 사항은 다음과 같다.

1 동물, 효모균, 원생동물, 식물은 모두 포식(근 성장)과 기아(분해) 상태를 경험하며, 이들의 엠토르 스위치는 우리처럼 켜졌다 꺼졌다 하면서 성장(근 성장)에서 재순환(분해)으로 전환된다.

2 인류 초기의 조상들이 아프리카 사바나에서 수렵과 채집 생활을 시작한 후 대략 1만 2000년 전 농업이 시작될 때까지 약 400만 년이 흘렀다. 따라서 인간은 지구에서 보낸 시간 1%의 4분의 1이 채 안 되는 시간 동안 곡물과 유제품을 섭취한 셈이다. 다르게 말하면, 우리가 농부나 목장주로 보낸 시간보다 수렵-채집인으로 보낸 시간이 사백 배 정도 더 많다는 뜻이다.

3 혈거인 조상들은 당지수가 낮은 풀, 씨앗, 견과류, 덩이줄기와 최대한의 지방, 그리고 가능할 때 고기를 먹었을 가능성이 크다. 그들은 계절에 따라 꿀과 곡물을 섭취했지만, 둘 다 매일 섭취하는 칼로리에 의미 있게 이바지하지는 못했다.

4 문명병(당뇨병과 암, 심혈관 질환 그리고 알츠하이머병 등)은 사회가 수렵-채집

인 식단에서 곡물 위주의 식단으로 바뀔 때마다 훨씬 더 많은 인구의 비율에서 발생했다. 정제되고 대량 생산된 당과 밀가루가 출현한 후에는 특히 그러했다.

5 오키나와인과 로마 린다 채식주의자, 아토스산 수도사를 포함한 전 세계의 수많은 집단이 서구식 식단을 피하고, 식물을 더 먹고 고기와 유제품을 덜 먹는다. 이들은 정제된 곡물과 당류, 축산 제품이 많은 전형적인 서구 식단을 따르는 사람들보다 당뇨병과 암, 심혈관 질환, 알츠하이머병에 훨씬 덜 걸리고 더 오래 산다.

6 동물 단백질과 유제품을 적게 섭취하면 IGF-1 수치가 낮아진다(앞서 열거한 세 집단이 모두 경험한 바와 같이 기능이 상실된 IGF-1 수용체 유전자를 가진 라론 증후군 난쟁이와 유사함). 이 과정에서 자가포식이 작동하고 몸이 구조가 변형된 단백질과 기능 장애 소기관을 청소하는 이화 작용(분해) 상태로 들어간다.

7 당지수가 높은 탄수화물(당류, 밀가루, 쉽게 소화되는 전분, 많은 종류의 과일)을 적게 섭취하면 혈당 수치가 낮아져 최종 당화 산물이 생기지 않고 엠토르가 억제될 수 있다.

8 케톤을 지속해서 생산해 케톤 생성 상태에 있을 만큼 탄수화물(하루 20g 미만)을 적게 섭취하면 엠토르를 줄일 뿐만 아니라 뇌 기능을 개선하고, 단식을 더 쉽게 할 수 있으며, 지방 연소를 도와 건강을 개선하고, 체중

을 더 빨리 줄일 수 있다.

9 항염 식품을 선택하고 염증 식품을 피하도록 노력하라(예컨대 오메가-6 지방산이 많은 식품을 피하고 오메가-3 지방산 섭취를 늘린다).

10 장기적인 건강의 열쇠는 식단을 주기적으로 바꿔 1년 중 약 8개월은 분해 상태, 나머지 4개월은 근 성장 상태에 머물게 하는 것이다. 이 방식(8개월 연속 혹은 3개월마다 2개월씩 해도 된다)을 따르면 조상의 식이 주기를 가장 정확하게 모방하게 되어 신체에 근육과 지방을 보충하고 줄기세포가 새롭게 성장하고 면역 체계가 강해지면서 '대청소'가 확실히 진행되어 문명병 발생 위험이 크게 줄 것이다.

이제 스위치를 켜라

다음 목록은 1년에 8개월 동안 자가포식이 이끄는 분해(이화) 상태를 유도하기 위한 일반적인 지침이다. 나중에 당신이 모방할 라이프스타일군(오키나와인, 로마 린다 채식주의자, 아토스산 수도사)을 선택하라고 제안할 것이다. 이는 주제별(저칼로리, 저단백질, 빈번한 단식)로 식습관을 정리하는 데 도움이 될 것이다.

후에 설명하겠지만, 8개월 동안 분해 작용을 유도하기 위한 또 다른 선택은 케토제닉 식단을 따르는 것이다. 나는 개인적으로 이 식단이 다이어트와 이상적인 체질량 지수에 도달하는 데 더 강력한 효과를 발휘한다고 생각한다.

- **정제된 탄수화물을 제거하라.** 시리얼, 칩, 크래커, 쿠키, 파스타, 페이스트리, 머핀, 케이크, 도넛, 당이 든 간식, 사탕, 에너지바, 아이스크림, 케첩, 가공 치즈 스프레드, 주스, 스포츠음료, 청량음료/소다, 튀긴 음식, 특히 '무지방' 또는 '저지방'이라고 표시된 모든 포장 식품, 그리고 꿀, 당밀, 흑설탕, 아가베, 메이플 시럽, 설탕과 같은 '천연' 당도 모두 버려라. 모든 인공 감미료와 설탕 대체품, 이것들로 만든 제품들(스테비아와 나한과로 단맛을 낼 수 있다)을 거부해라.

- **자연 식물을 더 많이 먹어라.** 당지수가 낮은 채소와 콩과 식물에 초점을 맞춘다(미심쩍으면 온라인으로 많은 데이터베이스를 확인하라. 예를 들어 하버드 헬스는 목록을 계속 갱신한다). 냉동 및 통조림 제품은 설탕이나 방부제, 기타 성분이 첨가되지 않았다면 괜찮다.

  - **무제한 :** 버섯, 콜리플라워, 아루굴라, 녹두, 완두콩, 렌즈콩, 병아리콩, 얌(흰 감자가 아님), 양배추, 상추, 꽃상추, 방울양배추, 케일, 근대, 양파, 쌈케일, 청경채, 아티초크, 셀러리, 무, 아스파라거스, 마늘, 부추, 회향, 샬럿, 파, 생강, 히카마, 파슬리, 물밤.
  - **소량/낮은 빈도**(수산염* 함량이 높으므로) : 시금치, 브로콜리, 흰 감자/

----

* 수산염 결정은 대부분의 식물 식품에 다양한 양으로 들어 있다. 큰 미세 결정은 기계적 손상을 입힐 가능성이 있고, 이온성과 용해성, 나노 결정 형태의 수산염 결정은 쉽게 흡수되

고구마, 가지.

- **달걀과 유제품을 포함한 동물 단백질을 훨씬 적게 먹는다(오메가-3가 풍부한 물고기는 제외).** 매주 육류 섭취량을 227g 이하로 제한하고, 가끔 염소나 양의 우유 및 치즈를 즐기는 것을 제외하고는 우유 섭취를 중단하도록 노력하라(일주일에 한 번 이상은 안 되는데, 뒤에서 자세히 설명함). 목초 달걀을 사서 적당히 먹는다(주당 2개 이하).

- **밀, 보리, 호밀 등 통곡물이 든 음식(빵, 파스타)을 훨씬 더 적게 먹고 정제된 밀가루 제품을 완전히 끊어라.** 빵과 파스타를 일주일에 한 번 이하로 제한하도록 노력하라. 단백질과 섬유질이 높고 순 탄수화물(전체 탄수화물에서 섬유질을 뺀 것)이 낮은 저당지수 루핀은 예외다. 아직 들어 보지 못했을 수도 있지만, 현재 인기를 끌고 있어 온라인이나 대부분 식료품점에서 쉽게 구할 수 있다. 루핀은 사실 콩과 식물이며 밀가루를 대체하는 식품이다. 루핀 '가루'를 사서 일반 밀가루 대신 쿠키와 팬케이크를 구워도 된다. 루핀 플레이크를 사서 샐러드에 넣어 버무리거나 생선에 묻혀 팬에 기름을 두르고 구워도 된다. 다른 곡물을 완전히 끊으면 더 건강해질 것이다.

어 몸 전체에 큰 피해를 준다. 수산염 결정은 통증과 기능 장애, 만성 장애를 유발할 수 있다. 자세한 내용은 샐리 노턴이 쓴 〈사라진 제철 식물과 식물의 과다 섭취: 수산염 독성의 위험〉(《진화와 건강 저널 2》 3호)(2018년 5월) : 기사 4, https://jevohealth.com/journal/vol2/iss3/4/ 또는 https://sallyknorton.com/downloads/lost-seasonality-risking-oxalate-toxicity/를 보라.

- **마카다미아너트를 더 많이 먹고**(하루 최대 110g, 또는 48개), 아몬드, 캐슈, 땅콩, 잣, 그리고 대부분의 씨앗과 같은 다른 견과류를 적당히 섭취하도록 노력하라. 견과류를 과식하기는 어려우니 가공식품보다는 견과류를 먹도록 하자. 하지만 견과류를 선택할 때는 무엇보다 마카다미아너트를 먼저 집어 들어라.

- **샐러드드레싱에 넣는 것을 포함해 단불포화 지방**(아보카도, 마카다미아너트, 엑스트라 버진 올리브유 등)**이 높은 기름을 섭취하라.**

- **아침을 최대한 걸러 밤새 공복 시간을 늘려라.** 12시간 야간 금식(즉 오후 6시부터 아침 6시까지 칼로리 섭취 없음)으로 시작하며, 아침을 거르면 일주일에 적어도 3일(즉 오후 6시부터 정오까지 칼로리 섭취 없음)은 18시간 단식을 할 수 있다.

- **단백질 순환을 통해 자가포식을 활성화하라.** 저단백질의 날을 비연속적으로 3일 선택한다(예를 들어 월, 수, 금). 밤새 단식하고 다음 날 아침 단식(총 18시간 이상)을 한 후 하루의 남은 시간 동안 단백질 섭취를 25g(중간 새우 8마리, 연어 125g, 구운 칠면조나 닭가슴살 85g) 이하로 제한한다. 나머지 4일 동안은 정상적인 단백질 섭취를 할 수 있다(체중 453g당 0.37g이므로 70kg이 나가는 사람은 55g의 단백질을 섭취할 수 있다).

- **1개월 혹은 3개월에 한 번 1~5일 동안 단식을 하고, 그다음엔 2~5일 동안, 다시 그다음엔 3~5일 동안 단식하는 방식을 익혀라**(건강과 체중 목

표에 따라 달라짐). 많은 사람이 신뢰하는 한 가지 전략은 한 달 안에 케토시스에 들어가고, 그다음에 5일간 단식하는 것이다. 체중과 대사 질환을 개선하고자 하는 사람들에게 이 방법은 두 가지 목표의 해결책이 될 수 있다.

- **자연의 신호를 따라 제철 음식을 먹어라.** 바깥에서 햇볕을 더 많이 쬐어야 하는(비타민 D) 늦여름과 초가을에는 탄수화물과 과일, 고기 등을 더 많이 먹기 시작하라. 겨울로 들어가면서 체중을 조금 더 늘린 다음 겨울에는 더 자주 단식을 하거나 케토제닉 식단으로 먹는다(곧 케토제닉 식단에 관해 자세히 설명한다).

라이프스타일

방금 제시한 일반적인 지침을 준수하면서 다음 식습관 중 하나를 선택한다.

- **오키나와인처럼 먹어라.** 자신에게 알맞은 이상적인 체중을 선택하고 그것을 유지하기에 충분한 칼로리만 섭취해 칼로리 섭취량을 낮춘다(이상적인 체중에 도달하려고 노력하는 동안 기초 대사율의 칼로리를 섭취하는 것을 목표로 삼는다). 여러 온라인 웹사이트에서 이를 계산해 줄 것이다. 칼로리를 하루에 얼마나 섭취해야 할지 잘 모르겠으면 먹은 것을 모두 기록하고 온라인 계산기로 이를 더해 섭취량을 추적하면 된다. 매주 동물 단백질

을 훨씬 적게 먹어 식물 위주의 식사에 초점을 맞추도록 한다. 가공육(베이컨이나 핫도그 금지)을 끊는다. 가능하면 오메가-6가 많은 가금류와 가축 대신 연어와 넙치, 정어리, 검은 대구와 같은 지방이 많은 생선을 먹도록 한다.

- **수도사처럼 먹어라.** 칼로리를 제한하고 절반 기간에는 저당지수 채식주의로 먹는다(1년에 180일로, 격주 또는 이상적으로는 격월이 될 수 있다). 나머지 절반 기간에는 칼로리를 제한하는 날보다 동물 단백질(특히 생선)과 탄수화물을 더 많이 먹어도 된다.

- **로마 린다의 채식주의자처럼 먹어라.** 모든 동물 단백질을 제한하지만, 비타민 B군과 질감 있는 채소 단백질TVP과 같은 여분의 채소 단백질을 보충한다. TVP는 육류 대체품으로 많은 자연식품점의 대용량 식품 구역과 식료품점의 베이킹 통로에서 찾을 수 있다. 요리할 때 간 고기와 질감이 비슷해 수프와 스튜, 채식주의 타코, 캐서롤, 채소 버거에 넣을 수 있다. 나는 많은 요리에 넣는다.

- **케토제닉 식단으로 먹어라.** 3개월에 두 번 또는 2개월에 한 번 지방을 먼저 태우는 몸으로 바꿔라. 탄수화물을 줄이면 자가포식을 일으키는 데 도움이 되며, 단식을 훨씬 쉽게 할 수 있을 것이다. 몸이 지방을 계속 사용하므로(먹는 지방보다는 체내 지방을 사용함으로써) 탄수화물을 끊을 때 느끼는 배고픔을 겪지 않기 때문이다. 케토제닉 식단으로 섭취하면서 자가포식을 유도하면 전신 대사에 모두 좋다.

1년 일정의 본보기

1월 : 자가포식

2월 : 자가포식(케토제닉 식단 병행)

3월 : 근 성장(스위치 내림)

4월 : 자가포식

5월 : 자가포식(케토제닉 식단 병행)

6월 : 근 성장(스위치 내림)

7월 : 자가포식

8월 : 자가포식(케토제닉 식단 병행)

9월 : 근 성장에 집중하되 많이 먹는 날을 유연하게 조절(스위치 내림)

10월 : 자가포식

11월 : 자가포식(케토제닉 식단 병행)

12월 : 근 성장(스위치 내림)

잠깐! : 1년을 어떻게 계획할지 각자 선택할 수 있다. 8개월 동안 자가포식을 켜고 4개월 동안 스위치를 내려 세포와 조직을 재건하는 것을 목표로 삼아라. 일부 자가포식 달 동안에는 케토제닉 식단으로 먹어라. 가을의 한 달 동안 더 많이 먹어 다가올 겨울을 준비한다.

장보기 목록

잠깐! : 가능한 한 유기농 식품을 사라. 모든 식사를 채식 위주로 만드는 것이 목표임을 기억하라. '곁들임 샐러드'가 포함된 단백질과 탄수화물 위주의 식사를 더는 궁리하지 마라. 그 반대로 식물이 중심이 되며, 동물 단백질을 일주일에 최대 227g까지 첨가할 수 있다. 자가포식 달 동안에 동물 단백질은 기본적으로 일주일에 두 끼 '곁들임' 요리가 될 것이다. 하지만 한 달에 하루는 맘껏 먹자. 이날은 원하는 것은 무엇이든 먹을 수 있다. 자가포식 달에 하루 쉰다고 해서 이 프로그램이 망가지지는 않는다.

- 저당지수 식품(상추, 버섯, 콜리플라워, 오이, 녹두, 방울양배추, 근대, 양파, 쌈케일, 서양부추, 골파, 아티초크, 무, 아스파라거스, 주키니호박, 도토리호박, 노란 스쿼시, 마늘, 생강, 토마토, 아보카도, 블루베리, 래즈베리, 블랙베리, 케일, 얌, 레몬 등)
- 허브와 향신료(오레가노, 파슬리, 백리향, 민트, 바질, 심황, 계피 등)
- 마카다미아너트와 마카다미아너트 버터
- DHA 강화 목초 달걀
- 지방이 많은 야생 냉수어(연어, 넙치, 정어리, 고등어, 멸치 등)
- 참치 통조림(극지에서 잡힌)
- 새우
- 헴프씨
- 아마씨
- 치아씨

- 루핀 플레이크 또는 가루
- 엑스트라 버진 올리브유
- 코코넛 또는 MCT유
- 아보카도유와 마요네즈
- 디종 머스터드
- 타프나드(무설탕)
- 살사(무설탕)
- 양젖 전지 플레인 요구르트
- 후무스
- 렌틸콩
- 병아리콩
- 검은콩
- 바다 소금 또는 히말라야 핑크 소금
- 발사믹식초
- 다크초콜릿(최소 70% 카카오)
- 단맛을 위해 스테비아나 나한과
- 커피, 차

케토제닉 식단으로 먹는 법

케토제닉 식단에서 가장 중요한 전략은 탄수화물 섭취를 대폭 줄이는 것이다. 대부분 사람에게 이는 소화 가능한 탄수화물(섬유질을 뺀 전체 탄수화물)로 정의되는 순 탄수화물을 하루에 50g 미만, 이상적으로는 20g 미만으로 유지하는 것을 의미한다. 포장 음식이라면 성분표를 보고 직접 계산할 수 있다. 성분표가 없는 자연식품은 온라인에서 찾아보라. 지금은 어디에서나 함유량을 찾을 수 있다.

탄수화물이 적을수록 좋다. 지방이 식단 대부분을 차지하게 되더라도 탄수화물 칼로리를 건강한 지방과 단백질로 대체한다. (다시 말하지만, 베이컨이나 소시지 같은 가공육은 안 된다. 많은 케토제닉 식단에서 허용하지만, 이 식품들은 건강한 영양 공급원이 아니다.) 단백질은 체내에서 혈당으로 전환될 수 있어 너무 많은 단백질은 몸에 좋지 않다는 것을 기억하라. 탄수화물은 상추, 오이, 버섯, 콜리플라워, 아스파라거스, 양배추와 같은 지상 채소를 통해 섭취해야 한다(감자, 당근, 얌, 고구마는 안 됨). 또한 완두콩, 렌즈콩, 콩과 같은 탄수화물이 많은 콩과 식물을 피하라. 당 함량이 많은 과일을 먹으면 케토제닉 식단을 유지하기가 힘들다(달콤한 과일 한 조각에 탄수화물이 20g 이상 들어 있을 수 있다). 가끔 베리류를 먹어도 되지만, 바나나, 복숭아, 파인애플은 먹을 수 없다. 케토제닉 식단으로 섭취하는 동안 비타민 B군과 어유 보충제를 이용하라.

나는 마이피트니스팰MyFitnessPal 앱을 사용하지만, 초보자가 탄수화물을 계산하고 단백질과 지방 섭취를 추적하는 데 도움을 주는 온라인 자료와 앱이 많이 있어 건강한 케토제닉 식단의 범위 안에서 먹는 법을 배울 수 있다. 내가 사용하는 앱은 바코드를 스캔하는 게 아주 편리해서 음식의 영양소가 얼마인지 정확히 알고 칼로리를 추적할 수 있다(이제는 포장 음식을 많이 사지 않겠지만, 예를 들어 냉동 야채나 통조림 채소의 바코드는 유용하다). 마이피트니스팰 앱은 외식을 포함하여 식사에 무엇이 포함되는지 알려 주는 웹사이트도 운영하고 있다.

우유보다 양젖

소 우유는 많은 사람의 식단에서 지배적이다. 아침부터 저녁 식사까지, 그리고 간식으로 유제품을 먹는 것이 우리 문화에 만연해 있다. 커피에 우유를 넣어 마시고, 아이스크림, 요구르트, 치즈 형태로도 먹는다. 훨씬 더 좋은 대안은 양젖이다. 양젖은 소젖보다 인간의 소화 기관에 더 적합하다. 염소 우유보다 소화가 훨씬 잘된다. 게다가 보너스까지 있다. 양의 우유는 염소 우유에서 흔한 강한 향이나 맛이 없다. 스위치 식이 요법의 일부로 양젖과 양젖으로 만든 치즈를 먹을 수 있다(양젖은 사실 소나 염소 우유보다 고형물이 두 배나 많아 치즈 생산에 이상적이다). 그런데 자가포식이 목적이라면 소의 우유보다 류신이 훨씬 적더라도 8개월의 분해 단계에서 양젖을 섭취하는 것은 부적절하다. 양젖은 근 성장 단계에 있을 때만 섭취해야 한다. 1년에 한두 번 특별한 경우가 아니라면 소와 염소의 우유는 피하도록 노력하라.

건강한 기름으로 요리하라

나는 코코넛유, 아보카도유, 엑스트라 버진 올리브유로 요리하는 것을 좋아한다. 고열에서는 고품질 카놀라유 요리 스프레이도 사용한다. 그리고 건강한 오메가-3 지방이 많은 올리브유를 맘껏 사용한다.

마셔라

매일 체중의 절반에 해당하는 물을 온스 단위로 마시도록 노력하라. 만약 체중이 150파운드(68kg)라면 하루에 적어도 75온스(2l)의 물을 마시라는 의미다. 커피를 마신다면 모닝커피를 추천하지만, 설탕이나 우유는 첨가하지 마라. 차를 선택할 수도 있다. 명절이나 기념일과 같은 축제일에는 (한 달에 한 번 정도) 저녁 식사와 함께 포도주 한 잔을 마실 수 있다. 케토제닉 식단으로 먹고 있다면 술은 삼가라.

간식

식사 사이에 배가 고프지는 않겠지만, 만약 그렇다면, 마카다미아너트 한

줌이나 타프나드(양각초의 꽃봉오리, 검은 올리브, 으깬 멸치 따위로 만드는 프로방스의 샐러드용 소스-옮긴이)나 신선한 살사, 후무스, 과카몰리에 살짝 담근 셀러리, 무와 같은 생으로 잘게 썬 저당지수 채소 등을 먹는다. 올리브유를 뿌린 아보카도 반쪽에 소금과 후추를 뿌려 먹어도 좋다. 아니면 아티초크를 익혀 잎을 아보카도 마요네즈에 살짝 담가 먹는다.

외식

식생활을 바꾸고 처음 몇 주 동안은 외식을 피할 것을 권한다. 알다시피 밖에는 유혹이 너무 많다. 하지만 결국 당신은 어디에 있든 이 라이프스타일을 유지하는 방법을 알아내야 할 것이다.

모든 식사와 간식을 계획하고 준비하는 것이 사실상 불가능하다는 점을 잘 안다. 아마도 자주 유혹과 마주칠 것이다(뷔페, 구내매점, 점심 모임, 생일 파티, 추수 감사절 등). 이 식단을 따르는 동안 가장 좋아하는 레스토랑을 다시 찾아 주문할 만한 메뉴가 있는지 확인하라. 그리고 이 식습관에 익숙해지면 예전의 요리법으로 돌아가서 지침에 맞게 수정할 수 있다. 선택만 잘한다면 자신에게 맞는 메뉴나 요리법을 만들기가 그리 어렵지 않을 것이다.

의심스러울 때 나는 아보카도를 넣은 아루굴라 샐러드에 오일과 식초를 뿌려 먹는다. 케토제닉 식단을 따르는 동안 나는 이 샐러드에 해산물(튀김옷을 입히지 않은)을 첨가하기도 한다.

요약

전체 식단 계획을 한눈에 파악할 수 있도록 다음 표를 만들었다. 독자들이 자로 잰 듯 정확히 실천하기를 기대하지는 않지만, 최선을 다하기 바란다. 마카다미아너트는 건강한 지방과 단백질의 공급원임을 명심하라. 그래서 나는 마카다미아너트를 매우 좋아한다.

스위치 식품 계획

(섭취하는 칼로리순)

건강한 지방 : 일주일에 7일
(칼로리의 65~75%, 마카다미아너트, 아보카도, MCT유, 올리브유나 카놀라유)

저당지수 채소 : 일주일에 7일
(칼로리의 10~25%, 방울양배추, 콜리플라워, 시금치, 브로콜리, 케일, 노란 스쿼시, 양파)

채소 단백질(콩 제외) : 일주일에 7일
(칼로리의 10%를 초과하지 않음, 헴프 단백질, 완두 단백질, 마카다미아너트)

완전 채식주의만 : 일주일에 3~7일 (위 음식들)	**고지방 생선 : 일주일에 0~3일** (연어, 정어리, 새우)	**유제품과 육류 : 일주일에 0~1일** (풀을 먹고 자란 동물의 제품이 바람직하며, 적당량)

단것, 곡물, 콩과 식물, 녹말, 견과류
(가을 또는 축제일에만, 칼로리의 25% 미만)

알코올 : 1~2잔 / 축제일에만
(적포도주가 바람직하나 모든 알코올 허용. 케토제닉 식단을 따르는 중이라면 과일과 [illegible] 금지)

단식
(3일 연속, 분기별)

고려할 만한 보충제

현재 처방 약을 먹고 있다면 보충제 프로그램을 시작하기 전에 의사와 상담하는 것이 필요하다. 앓고 있는 질환을 고려해 보충제의 이해득실과 미칠 영향 등을 상의하라. 처방전 없이 살 수 있는 약과 보충제도 잊지 말고 포함하라.

다음은 식단에 추가하면 좋을 상위 네 가지 약품과 보충제 목록이다. 자가포식과 직접 관련되어 선택했다.

- **아스피린 :** 오랫동안 확고하게 자리 잡은 이 진통제는 강력한 항염 효과를 지닌다. 이 '놀라운 약'은 활성 대사 물질인 살리실레이트가 엠토르를 억제해 자가포식을 유발하기도 하는데, 칼로리 제한을 모방한 약으로 불리는 이유도 그 때문이다. 매일 저용량 '베이비 아스피린 81mg(원래 아기들을 위해 나온 아스피린이지만 현재는 부작용 때문에 아기나 어린이들에게는 금기이다-감수자)'을 복용하는 것은 건강 이력, 나이, 개인적인 위험을 고려해 의사와 함께 결정해야 한다. 아스피린은 자연 출혈을 촉진해 특정 사람들의 적절한 혈액 응고를 막을 수 있다. 모든 사람에게 추천할 만한 약은 아니다.

- **비타민 D :** 비타민 D는 실제로 지용성 스테로이드 호르몬이며 체내에서 생산되기 때문에 비타민 D라는 이름은 사실 잘못된 표현이다. 몸은 태양 자외선에 노출된 피부의 콜레스테롤에서 비타민 D를 자연스럽게 만

든다. 대부분의 사람은 비타민 D를 뼈 건강 및 칼슘 수치와 연관시키지만(그래서 식품과 음료에 강화한다), 비타민 D는 몸에 광범위한 영향을 미치고 자가포식을 자극한다. 자가포식은 사실 비타민 D가 제공하는 건강 증진 효과의 기본이라 할 수 있다. 몸이 자가포식을 실행하려면 비타민 D가 필요하다(그래서 전신에 비타민 D 수용체가 있을 것이다). 비타민 D가 결핍되면 뼈가 약해지고 부드러워진다. 그로 인해 골다공증과 구루병, 당뇨병, 우울증, 치매, 심혈관 질환에 이르는 다양한 건강 문제가 발생할 위험이 커진다. 오늘날 많은 사람에게 이 비타민이 부족하다. 우리가 햇빛을 피하거나 1년 중 오랜 기간을 적정량의 햇빛에 노출되기 어려운 북방 위도에 살기 때문이다. 비타민 D 수치 검사를 권장하지 않는 이유는 그 결과가 의미가 있는지 의문스럽기 때문이다. 비타민 D 수준은 얼마든지 충분히 높일 수 있으며, 매일 2000IU로 보충해도 나쁘지 않다. 자외선 차단제를 바르지 않고 햇볕을 많이 쬐더라도 이 정도 수준은 과다 복용이 될 수 없다.

- **어유(DHA와 EPA) :** 이 오메가-3 스타들은 종종 음식에 함께 섞여 있다. 채식주의자라면 해조류로 만든 기름을 살 수 있다(어유에 오메가-3가 매우 많은 이유는 물고기가 주로 조류를 먹기 때문이다).

- **글루코사민 :** 골관절염과 같은 관절 문제를 치료하는 데 일반적으로 사용되는 이 보충제는 엠토르 경로와는 무관한 강력한 자가포식 유도제다(다른 엠토르 억제와는 별도로 작동하며, 이화기에 병행해서 사용하면 자가포식을 더욱 활성화할 수 있다는 의미).

다음은 분해 단계에서만 고려할 수 있는 자가포식을 유도하는 다른 보충제 목록이다. 명시된 권장 복용량을 따르라.

- **황기**
- **아슈와간다**, 아슈와간다잎의 액체 추출물
- **카페인**, 커피를 더 마신다(하지만 잠을 방해할 정도로 마시지는 마라)
- **카르노산과 카르노솔(로즈마리의 폴리페놀)**
- **강황 또는 쿠르쿠민**
- **에피갈로카테킨 갈레이트**, 녹차의 주요 성분
- **피세틴**, 여러 과일과 채소에서 발견되는 자연 발생 플라보노이드
- **생강**, 저미거나 간 것(설탕에 재우지 마라)
- **인돌-3-카르비놀**, 브로콜리, 양배추, 콜리플라워, 방울양배추, 콜라드, 케일과 같은 십자화 채소에서 추출한 것
- **멜라토닌**, 체내에서 생산되며 비처방 보충제로 살 수 있는 호르몬
- **니코틴산(니아신)**, 비타민 B3
- **프테로스틸벤**, 레스베라트롤과 관련이 있지만, 더 강력한 식물
- **파크노제놀(프랑스 해안가 소나무껍질 추출물)**, 표준화한 나무껍질 추출물
- **케르세틴**, 과일, 채소, 잎, 곡물, 붉은 양파, 케일에서 발견되는 폴리페놀의 플라보노이드군의 식물 플라보놀
- **레스베라트롤**, 스틸베노이드, 식물들이 다치거나 박테리아 혹은 곰팡이와 같은 병원균의 공격을 받을 때 생산되는 천연 페놀의 일종

다음은 자가포식을 유도하는 약품이다.

◆ **메트포르민 :** 미토콘드리아의 전기 전달계를 방해해 생산된 세포 에너지ATP 양을 줄이는 약물로, AMPK(챕터 3 참조)에 신호를 보내 엠토르를 억제하여 세포 분열과 단백질 생산을 중단하게 한다. 반드시 의사의 감독 아래 분해 단계에서만 복용해야 한다.

◆ **라파마이신 :** 이 약은 책의 초반에 설명한 박테리아에서 유래한 것으로, 엠토르의 발견을 이끌었다. 특정 종류의 이식 후 면역 체계를 억제하는 데 처방된다. 엠토르를 강하게 억제하는데, 반드시 의사의 감독 아래 분해 단계에서만 복용해야 한다.

운동으로 자가포식을 강화하라

운동이 좋다는 건 누구나 알고 있다. 많은 사람이 운동을 충분히 하지 않지만 말이다. 운동이 유익한 주된 이유가 자가포식을 유발하기 때문일까? 운동은 근육 조직과 뇌의 자가포식을 자극한다고 알려져 있다.

2012년 텍사스 대학교 사우스웨스턴 의료센터에서 진행한 눈에 띄는 연구에서 연구자들은 쥐의 녹색 자가포식 소체에서 빛이 나도록 조작했다. 자가포식 소체는 신체가 재활용하기로 한 세포 찌꺼기 주위에 형성된다.[1] 이 쥐들이 러닝머신에서 30분 동안 달린 후 체내 세포를 건강하게 파괴하는 속도가 급격히 증가했다. 30분간의 달리기가 자가포식을 40~50% 증가시킨 것이다. 그리고 이 속도가 계속 늘어 80분이 되는 시점에서 자가포식이 100%로 증가했다.(기겁하지 마라. 하루에 80분간 운동하지 않아도 된다). 명망 있는《네이처》에 실린 이 연구는 이미 자가포식 연구로 이름을 날린 베스 러바인 박사가 주도했다. 1999년에 그녀는 최초의 포유류 자가포식 유전자를 발견했고, 이 유전자의 결함과 유방암의 상관관계를 발견했다.[2] 또한 선충류 C. 연구를 이용하여 자가포식이 수명 연장에 일조한다고 밝힌 연구를 도왔다.[3]

그녀가《네이처》에 발표하기 전 쥐에게 자가포식을 유도하는 가장 잘 알려진 방법은 48시간 동안 굶겨 스트레스를 주는 것이었다. 운동은 자가포식을 자극하는 또 다른 형태의 신체 스트레스일 뿐 아니라, 굶주림보다 속도가 훨씬 빠르다. 러바인 박사의 연구에서 정말 흥미로운 점은 그녀와 동료들이 쥐들에게 고지방 식단으로 먹여 비만으로 인한 당뇨병을 일으킨 다음 8주간 매일 러닝머신에서 운동을 시켰다는 것이다(분명히 말하지만, 쥐가 먹은 고지방 식단은 케토제닉 식단이 전혀 아니어서 몸이 포도당만 태우고 섭취한 추가 지방을 모두 저장할 만큼 탄수화물이 충분했다). 결과는 어땠을까? 운동으로 자가포식이 더 증가하지 않는 돌연변이 쥐와 비교해 정상 쥐는 당뇨병이 회복되었다. 그녀는 이 결과에 크게 감동해 러닝머신을 샀다.

인체 연구가 진행 중이므로 자가포식을 확실히 유발하는 이상적인 운동 수준이나 유형을 우리는 아직 알지 못한다. 하지만 규칙적인 운동 프로그램을 유지하는 일이 양호한 건강에 필수적이라고 해도 무방할 것 같다. 그리고 이렇게 말하는 사람이 내가 처음이 아니라는 것도 안다. 운동은 몸에 시너지 효과를 준다. 운동은 혈당 수치를 조절하고 염증 수준을 낮추며 에너지를 태워 체내 연료 공급원을 지방으로 갈아타게 함으로써 자가포식을 강화하는 발판을 마련하는 데 도움을 준다. 의료계의 다른 많은 주장과 달리, 운동은 돌팔이 의학이 아니다.

하루에 최소 20분간 유산소 운동을 하지 않는다면 유산소 운동을 목표로 삼아라. 심장 박동수를 최소 50%까지 올려라. 땀 흘리는 것을 두려워하지 마라. 폐와 심장이 더 열심히 일하게 밀어붙여라. 주로 의자 생활을 했다면 습관이 들 때까지 매일 20분씩 산책을 하고 시간을 늘려라. 속도를 높이고 경사를 찾으면 걷기에 강도를 더할 수 있다. 아니면 양손에 2kg짜리 아령을 들고 걸으면서 이두박근 운동을 한다.

이미 운동 요법을 시행하고 있다면 운동 시간을 적어도 주 5일, 하루 30분으로 늘려라. 운동할 의욕이 없으면 친구와 함께 하거나 단체 운동 수업에 참가해 보라. 전통적인 체육관에 등록할 필요는 없다. 요즘은 운동할 기회가 널려 있어서 비용을 들이지 않아도 된다. 심지어 동영상을 보며 집에서 편하게 할 수도 있다.

이상적인 전체 운동에는 심혈관 운동, 체력 훈련, 스트레칭이 균형 있게 섞여 있어야 한다. 하지만 운동 초보라면 먼저 심장 강화 운동을 한 후 시간이 지나면서 체력 훈련과 스트레칭을 추가하는 게 좋다. 우선 정규 운동 계획을 적은 후 다양한 운동을 포함하는 매일의 운동 일정을 짜면 된다. 생활 속 다른 약속처럼 운동을 미리 계획하라. 바빠서 한 주 동안 정규 운동을 하기 어려울 것 같으면 온종일 몸을 더 움직일 방법을 생각해 보라. 모든 연구에서 10분씩 세 번 나누어 운동하든 30분간 지속해서 운동하든 건강상 이점이 유사하다고 밝혀졌다.

또한 신체 활동과 다른 과제를 결합하는 방법을 생각해 보라. 예를 들어 밖에서 걸으며 회의를 하거나 스트레칭을 하면서 텔레비전을 보는 것이다. 가능하다면 앉는 시간을 제한하라. 이는 운동에 관한 최근의 연구에서 가장 중요한 핵심이다. '의자병'이란 용어가 웃자고 생긴 게 아니다.

수면과 스트레스 줄이기

수면에 관해서는 말을 많이 하지 않으려고 한다. 이 주제를 논하려면 책을 한 권 써야 하기 때문이다. 수면은 신체와 정신은 물론 정서적으로도 인체에 심오한 영향을 미친다는 연구가 폭발적으로 증가한 덕분에 마침내 의학계에서 주목을 받고 있다.

우리는 생존하기 위해 잠이 필요하다. 무슨 말이 더 필요할까. 자가포식을 돕기 위해서도 잠이 필요하다. 수면 부족은 대사에 해를 끼치고, 그 결과 자가포식을 향상하는 능력이 손상된다. 연구 결과에 따르면 수면 부족, 특히 편안하지 않은 쪽잠은 인체의 자가포식 스위치를 끈다.[4] 실제로 자가포식이 수면 중에 일어날 수 있다. 매일 푹 자지 않으면 인체의 24시간 생체 리듬이 사라질 것이다. 중요한 생물학적 기능과 호르몬을 조절하는 것은 인체의 시간 감각(낮과 밤)이다. 다음이 중요하다. 24시간 생체 리듬은 수면 주기를 조절하는 데 도움이 될 뿐만 아니라 자가포식과도 연관된다. 인체 시계는 자가포식 리듬에 영향을 끼친다. 따라서 수면량이 적절하다면 자가포식에 도움이 되어 필요할 때 자가포식이 자극될 것이다. 2016년 과학자들은 쥐의 수면이 중단되면 자가포식에 부정적인 영향을 미친다는 점을 발견했다.

미국 성인의 3분의 1이 하룻밤 권장 수면 시간인 7시간을 채우지 못한다. 수면의 질이 좋지 않다는 사실조차 모를 수 있다.[5] 특히 남성이거나 과체중이거나 혈압이 높거나 코를 고는 경우, 충분히 잤는데도 낮에 꾸벅꾸벅 존다면 수면 보조 기구를 사용하기 전 의사와 상의하라. 의사가 당신의 수면에 영향을 미치는 질환을 찾아낼 수 있다. 예를 들어, 수면 무호흡증후군은 밤에 호흡이 중지해 수면 주기를 방해하는 특징이 있는데, 흔하지만 치료 가능한 질병이다.

다음은 잠을 최대한 푹 자기 위한 몇 가지 팁이다.

- **수면 시간을 반드시 지켜라.** 수면 의학 전문가들은 이 방법을 '수면 위생'이라고 부른다. 매일 밤 상쾌한 수면을 보장하는 방식이다. 따라야 할 가장 큰 규칙 중 하나는 일주일에 7일, 1년 365일 같은 시간에 잠자리에 들고 일어나는 것이다. 취침 시간을 매일 일관성 있게 유지하라.

- **수면 신호를 보내라.** 적어도 1시간 전에는 긴장을 푸는 활동을 해라. 자극적인 블루라이트를 방출하는 전자 제품과 스크린을 피하라(또는 이 빛을 차단하는 데 도움이 되는 안경을 사용하라). 따뜻한 물에 목욕하고, 허브차를 마시고, 책을 집어 든다.

- **침실을 청정한 성역으로 만들어라.** 침실에 자극을 주는 하드웨어(텔레비전, 컴퓨터, 전화 등)와 잡동사니를 없애 조용하고 평화로운 장소가 되도록 하라. 편안한 침대와 고급 시트에 투자하라. 조명을 어둡게 하라.

일반적으로 스트레스는 우리 몸에 엄청나게 유독할 수 있다. 전반적인 스트레스를 줄이고 삶의 어려움을 더 잘 해결하는 데 도움이 되는 편안한 수면을 즐기는 것 외에도 스트레스를 조절하는 방법을 찾아라. 친구들과 즐겁게 보낼 시간을 계획하는 일, 힐링 요가를 시작하거나 감사 일기를 쓰는 일 등 여러 가지가 있다. 스트레스를 줄이는 활동은 많다. 자신에게 효과가 있는 활동을 찾아 그것을 더 많이 하면 된다.

◆ ◆ ◆

우리는 매일 수천 가지 결정을 내리는데, 그중 많은 수가 몸에 밴 습관에 따라 무의식적으로 이루어진다. 새로운 이 라이프스타일로 바꿀 때 자신에게 인내심을 가져라. 이 책의 핵심은 결국 당신이 더 나은 결정을 해서 오래오래 그리고 활기차게 살도록 용기를 북돋는 것이다. 전 세계 사람들과 협력해 이 일을 하면서 나는 매일 건강의 중요성을 깨닫는다. 그리고 갑작스러운 질병과 만성 질환이 어떤 결과를 가져오는지도 안다. 건강을 얻지 못한다면 무엇도 소용이 없다. 하지만 건강하다면, 그래서 당신과 당신의 미래를 기분 좋게 기대한다면, 무엇이든 가능하다.

결 론

삶을 건강하게 사랑하자

슈퍼센티네리언들의 조언

정신과 몸을 바쁘게 유지하면
오래 살 거예요.
아침 산책을 하고 초콜릿을 먹지요.
날달걀을 먹고 남편은 없답니다.
셰익스피어를 읽고 낭송해요.
매일 오후 《타임스》 낱말 맞추기 퍼즐을 완성해요.
매일 유연체조를 하고 시가를 피워요.
일주일에 초콜릿을 500g 정도 먹어요.
매일 위스키 한 잔을 마셔요.
친구들과 어울리고, 좋은 물을 많이 마시며,
긍정적으로 생각하고, 노래도 많이 부르죠.

앞의 내용은 내가 세계를 여행하면서 혈액 표본을 수집한 슈퍼센티네리언들이 들려준 이야기다. 그들 중 많은 수가 우리가 건강에 유익하다고 생각하는 장수 규칙을 어겼다. 하지만 그들에게는 우리 모두 눈여겨볼 만한 공통점이 하나 있었다. 그들은 삶을 충만하게 살았으며 무엇이든 과하게 하지 않았다. 그들은 분명히 유전적으로 이점이 있었지만(몇 가지는 이미 입증되었다), 우리가 이 행성에서 얼마나 오래 살든 잘 늙어 가는 것이 무엇인지에 대해 새로운 실마리를 준다. 비유하자면 우리는 캐딜락 유전자를 가질 수는 있지만, 오일을 제때 갈아 주며 자신을 관리하지 않는다면 정비가 잘된 쉐보레를 타는 사람만큼 오래가지 않을 것이다.

나는 죽음을 혐오하지 않는다. 말하자면 나는 삶을 건강하게 사랑한다. 그리고 나는 더 오래 사는 것이 인간을 더 인간적으로 만들 것이라는 진정하고 깊은 확신이 있다. 이는 어느 때보다도 이 시점에서 필요한 것이다. 내가 설립한 베터휴먼스 비영리 의료 연구 단체에서 우리는 가능한 한 오랫동안 건강을 유지하는 비결을 찾으려고 노력한다. 보스턴 대학교의 노인병학자인 토머스 펄스 박사는 초고령자들을 연구한다. 그는 뉴잉글랜드 백세인 연구의 설립자이자 책임자이다. 내 생각에 그는 1999년 《랜싯》에 실린 논문에서 다음과 같이 현실을 완벽하게 표현했다.

"우리는 나이 들수록 더 아픈 것이 아니라 더 건강해진다."

이것이 바로 우리가 지금 가져야 할 태도이다.

인체는 자연 선택과 진화의 놀라운 산물이다. 그러나 진화는 21세기를 사는 사람에게는 너무 느리게 작동한다. 나의 목표는 지금까지 자연이 제공한 것 이상으로 인간의 능력을 확장하는 것이다. 인체의 질병을 종식하고, 사람의 인지력과 행복을 증진하며, 우리에게 중요한 생물학적 특징을

한 단계 끌어올릴 능력을 지닌다면 정말 멋지지 않을까?

내가 이 책을 쓰기 시작할 때부터 독자가 읽고 있는 이 순간까지 수천 건의 연구가 발표되어 건강과 질병에 대한 새로운 통찰력을 보여 주고 있다. 새로운 노화 이론들이 제기되었고, 그중 일부는 우리가 알고 있다고 생각한 특정 의학 분야의 지식을 송두리째 바꿀 수 있다. 도그마가 뒤집히기 어려운 건 사실이지만, 과학의 흥미로운 점은 끊임없이 진실을 찾으려고 노력한다는 것이다. 새로운 사실이나 연구 결과를 살펴봐야 한다면, 우리는 그렇게 한다.

미래에 우리가 질병을 예방하고 수명을 연장하는 기본적인 라이프스타일 방식보다 훨씬 더 나은 방법을 알게 될 것임을 나는 믿어 의심치 않는다. 예를 들어, 다양한 항노화 약물과 줄기세포 기술을 이용한 치료 방법을 다루는 연구들이 현재 빠르게 진행되고 있다. 20년 전 우리는 인체 안팎에 살면서 인체 건강에 이바지하는 미생물군에 대해 전혀 알지 못했다. 앞으로 20년 후에는 아마도 아직은 존재하지 않는 또 다른 새로운 의학 분야가 존재할 것이다. 가슴 설레는 시기다. 우리의 진보 속도는 인류가 지금껏 경험하지 못한 것이다.

자가포식 연구가 이제 막 시작되고 있지만, 자가포식 과정은 수십억 년 동안 작동하고 있었다. 우리 인간이 등장하기 전부터 말이다. 그 과학적 타당성은 이미 이 책에 소개한 사람들과 다른 동물들의 개체군에서 밝혀졌다. 향후 연구들은 의학의 모든 분야에 영향을 미치는 이 중요한 주제를 더욱 많이 다룰 것이다.

자가포식은 차별을 모른다. 우리가 누구든, 어떤 유전자를 갖고 태어났든 우리 모두의 몸에서 이 중요한 과정이 일어난다. 지금 이 순간에도 당신 안에서 자가포식이 활성화할 준비를 하고 있다. 그런데 자가포식은 몸이 그 스위치를 켜고자 하는지 또는 끄고자 하는지 알 수 있다. 이 책에서 배운 전략은 누구나 사용할 수 있으므로 일상에서 실행할 의지만 있으면 된다. 당신이 반드시 그렇게 하기를 바란다.

그리고 https://betterhumans.org 사이트를 방문하면 우리가 무슨 일을 하는지 알 수 있다. 이 사이트에서 Supercentenarian Study로 들어가면 내가 기쁘게도 젊음의 샘의 비밀을 찾는 과정에서 만난(그리고 혈액을 수집한) 몇몇 놀라운 사람을 볼 수 있다. 그들의 가장 큰 유산은 모든 인류에게 유익한, 그들이 주는 교훈일지 모른다.

아마도 이것이 최고의 비결일까? 110세 생일 직후에 나를 만난 고 클래런스 매슈스 옹이 만고불변의 진리를 말했다.

"계속 숨을 쉬게나."

감사의 글

명석하고 열정적인 사람이 다수 참여한 이 책이 완성되는 데는 오랜 시간이 걸리고 에피소드도 많았다. 자료를 조사하고 원고를 쓰는 12개월 동안 호수 오두막을 제공하는 등 격려와 지원을 아끼지 않은 폴 카펜터에게 먼저 감사하고 싶다. 그리고 친구이자 동료인 파리자타 매키에게 감사를 전한다. 그는 도그마를 버리고 세포생물학과 의학에 관한 모든 지식에 의문을 제기하도록 나를 자극했다.

책을 써 본 적이 있는 사람이라면 기획하는 단계부터 독자들의 손에 들어갈 때까지 많은 사람이 바삐 움직이며 수고한다는 사실을 잘 알 것이다. 20여 년 전 뉴욕 이서커에서 내가 인기 있는 맥주펍을 운영할 때 크리스틴 로버그와 나는 길에서 여러 번 스치고 지나갔을 것이다. 당시 그녀는 코넬 대학교 의과대학 예과 학생이었다. 우리 둘 다 하던 일을 접고 이서커를 떠난 지 수년 후 이 책에 관해 이야기하고, 책의 모든 내용을 정리하고, 확실한 제안서를 작성하고, 마침내 원고를 완성할 때까지 시간이 꽤 걸렸다. 이 책의 공저자가 되어 주고 뛰어난 에이전트 보니 솔로에게 소개해 줘서 감사하다. 보니의 인내심과 아량, 재치, 출판 실력 덕에 나는 모든 출간 과정을 견딜 수 있었다. 보니의 창의성과 편집의 천재성, 그리고 지도력이 없었다면 이 책은 나오지 못했을 것이다.

편집자 제러미 루비-스트라우스와 항상 세심하게 주의를 기울여 준 그의 비서 브리타 런드버그에게 감사한 마음을 전한다. 우리가 이 책을 이야기하며 함께 흥분해 마지않던 첫날부터, 당신들이 이 중요한 메시지를 책으로 옮길 수 있는 최고 적임자임을 알았다. 당신들과 함께 일하게 되어 정말 기뻤다. 그리고 사이먼 앤 슈스터Simon & Schuster의 나머지 출판팀원인 캐럴린 레이디, 존 카프, 젠 버그스트롬, 에메 벨, 젠 롱, 엘리자 핸슨, 샐리 마빈, 애비 지들, 앤 자코넷, 아나벨 지메이너스, 리사 리트백, 존 바이로, 다비나 모크, 캐럴라인 팔러타, 앨리슨 그린, 크리스틴 매스터스, 케이틀린 스노든에게 감사하다. 미친 소가 쫓아오지 않도록 내 언어를 부드럽게 다듬도록 해 준 셀레스트 필립스에게도 감사하다.

마지막으로, 이 책을 써서 내가 배운 것을 다른 사람들과 나누라고 설득한 하버드 의과대학 유전학과의 두 거인 조지 처치와 데이비드 싱클레어에게 특별한 감사를 전한다. 이제 건강한 노화와 100세 인생이 선택일 수 있음을 친구와 가족, 의사들에게 널리 알리자!

주석

다음은 이 책에서 소개한 아이디어와 개념에 관해 더 많이 배울 수 있는 과학 논문 및 기타 참고 문헌의 일부 목록이다. 내가 언급한 특정 연구들을 이 자료들에서 인용했다. 자가포식과 수명 연장에 관한 모든 논문을 인용하고 싶지만, 수천 개가 될 그 목록을 모두 싣기는 불가능할 것이다. 적어도 이 주석들이 더 많은 연구와 조사를 위한 문을 열 수 있다.

머리말

1 GBD 2017 Diet Collaborators, "Health Effects of Dietary Risks in 195 Countries, 1990–2017: A Systematic Analysis for the Global Burden of Disease Study 2017," The Lancet 393, no. 10184 (April 3, 2019): 1958–72.

2 Joana Araújo, Jianwen Cai, and June Stevens, "Prevalence of Optimal Metabolic Health in American Adults: National Health and Nutrition Examination Survey 2009–2016," Metabolic Syndrome and Related Disorders 17, no. 1 (February 2019): 46–52.

3 J. Graham Ruby, Kevin M. Wright, Kristin A. Rand, et al., "Estimates of the Heritability of Human Longevity Are Substantially Inflated Due to Assortative Mating," Genetics 210, no. 1 (November, 2018): 1109–24.

CHAPTER 1 | 이스터섬과 이식 환자

1 Shelley X. Cao, Joseph M. Dhahbi, Patricia L. Mote, and Stephen R. Spindler, "Genomic Profiling of Short- and LongTerm Caloric Restriction Effects in the Liver of Aging Mice," Proceedings of the National Academy of Sciences of the United States of America 98, no. 19 (2001). You can access all of Spindler's research on his lab's website at https://biochemistry .ucr.edu/faculty/spindler/spindler_research_group.html.

2 For an overview of the story of rapamycin's discovery, see V. Koneti Rao, "Serendipity in Splendid Isolation: Rapamycin," Blood 127 (January 7, 2016): 5–6.
3 David M. Sabatini, Hediye Erdjument-Bromage, Mary Lui, et al., "RAFT1: A Mammalian Protein That Binds to FKBP12 in a Rapamycin-Dependent Fashion and Is Homologous to Yeast TORs," Cell 78, no. 1 (July 15, 1994): 35–43.
4 Anne N. Conner, "Could Rapamycin Help Humans Live Longer?," The Scientist, March 1, 2018.
5 Nicholas C. Barbet, Ulrich F. Schneider, Stephen B. Halliwell, et al., "TOR Controls Translation Initiation and Early G1 Progression in Yeast," Molecular Biology of the Cell 7, no. 1 (January 2017): 25–42.
6 For a review, see Charlotte Harrison, "Secrets of a Long Life," Nature Reviews Drug Discovery 8 (September 2009): 698–99.
7 David E. Harrison, Randy Strong, Zelton Dave Sharp, et al., "Rapamycin Fed Late in Life Extends Lifespan in Genetically Heterogeneous Mice," Nature 460, no. 7253 (July 16, 2009): 392–95.
8 Lan Ye, Anne L. Widlund, Carrie A. Sims, et al., "Rapamycin Doses Sufficient to Extend Lifespan Do Not Compromise Muscle Mitochondrial Content or Endurance," Aging 5, no. 7 (July 2013): 539–50.
9 John E. Wilkinson, Lisa Burmeister, Susan V. Brooks, et al., "Rapamycin Slows Aging in Mice," Aging Cell 11, no. 4 (August 2012): 675–82.
10 Chong Chen, Yu Liu, Yang Liu, and Pan Zheng, "mTOR Regulation and Therapeutic Rejuvenation of Aging Hematopoietic Stem Cells," Science Signaling 2, no. 98 (November 24, 2009): ra75.
11 Richard A. Miller, David E. Harrison, Clinton M. Astle, et al., "Rapamycin-Mediated Lifespan Increase in Mice Is Dose and Sex Dependent and Metabolically Distinct from Dietary Restriction," Aging Cell 13, no. 3 (June 2014): 468–77.
12 For a review of some of these dog studies, see Neil Savage, "New Tricks from Old Dogs Join the Fight Against Ageing," Nature 552 (December 13, 2017): S57–S59.
13 Learn more about the Dog Aging Project at https://www.dogagingproject.org.
14 Mikhail V. Blagosklonny, "Aging and Immortality: Quasiprogrammed Senescence and its Pharmacologic Inhibition," Cell Cycle 5, no. 18 (September 5, 2006): 2087–102.

CHAPTER 2 | 쓰레기 트럭과 재활용 공장

1 Vivien Marx, "Autophagy: Eat Thyself, Sustain Thyself," Nature Methods 12, no. 12 (December 2015): 1121–25.
2 For a great review of autophagy, see Susana Castro-Obregon, "The Discovery of Lysosomes and Autophagy," Nature Education 3, no. 9 (2010): 49.
3 Xiao Huan Liang, Saadiya Jackson, Matthew Seaman, et al., "Induction of Autophagy and Inhibition of Tumorigenesis by Beclin 1," Nature 402, no. 6762 (December 9, 1999): 672–76.
4 Robin Mathew, Vassiliki Karantza-Wadsworth, and Eileen White, "Role of Autophagy in Cancer," Nature Reviews Cancer 7, no. 12 (December 2007): 961–67.

CHAPTER 3 | 난쟁이와 돌연변이

1 J. Graham Ruby, Kevin M. Wright, Kristin A. Rand, et al., "Estimates of the Heritability of Human Longevity Are Substantially Inflated Due to Assortative Mating," Genetics 210, no. 3 (November 2018): 1109–24.
2 Z. Laron, A. Pertzelan, and S. Mannheimer, "Genetic Pituitary Dwarfism with High Serum Concentration of Growth Hormone—A New Inborn Error of Metabolism?," Israel Journal of Medical Sciences 2, no. 2 (March–April 1966): 152–55. See also Zvi Laron, "Lessons from 50 Years of Study of Laron Syndrome," Endocrine Practice 21, no. 12 (December 2015): 1395–402.
3 Fernanda T. Gonçalves, Cintia Fridman, Emilia M. Pinto, et al., "The E180splice Mutation in the GHR Gene Causing Laron Syndrome: Witness of a Sephardic Jewish Exodus from the Iberian Peninsula to the New World?," American Journal of Medical Genetics Part A 164A, no. 5 (May 2014) 1204–08.
4 Jaime Guevara-Aguirre, Priya Balasubramanian, Marco Guevara-Aguirre, et al., "Growth Hormone Receptor Deficiency Is Associated with a Major Reduction in Pro-Aging Signaling, Cancer, and Diabetes in Humans," Science Translational Medicine 16, no. 3 (February 16, 2011): 70ra13.
5 O. Shevah and Z. Laron, "Patients with Congenital Deficiency of IGF-I Seem Protected from the Development of Malignancies: A Preliminary Report," Growth Hormone & IGF Research 17, no. 1 (February 2007): 54–57.
6 Kevin Flurkey, John Papacostantinou, Richard A. Miller, and David E. Harrison, "Lifespan Extension and Delayed Immune and Collagen Aging in Mutant Mice with Defects in Growth Hormone Production," Proceedings of the National Academy of Sciences of the United States of America 98, no. 12 (June 5, 2001):

6736–41.
7 Julie A. Mattison, Caradee Yael Wright, Roderick Terry Bronson, et al., "Studies of Aging in Ames Dwarf Mice: Effects of Caloric Restriction," Journal of the American Aging Association 23, no. 1 (January 2000): 9–16. See also Andrzej Bartke and Reyhan Westbrook, "Metabolic Characteristics of LongLived Mice," Frontiers in Genetics 3 (December 13, 2012): 288.
8 Adam Gesing, Denise Wiesenborn, Andrew Do, et al., "A Long-Lived Mouse Lacking Both Growth Hormone and Growth Hormone Receptor: A New Animal Model for Aging Studies," The Journals of Gerontology, Series A 72, no. 8 (August 2017): 1054–61.
9 Gráinne S. Gorman, Patrick F. Chinnery, Salvatore DiMauro, et al., "Mitochondrial Diseases," Nature Reviews Disease Primers 2, article no. 16081 (October 20, 2016).
10 Alessandro Bitto, Chad Lerner, Claudio Torres, et al., "LongTerm IGF-1 Exposure Decreases Autophagy and Cell Viability," PLoS ONE 5, no. 9 (September 2010): e12592.

CHAPTER 4 | 오키나와인과 수도사

1 Donald Craig Willcox, Bradley J. Willcox, Hidemi Todoriki, and Makoto Suzuki, "The Okinawan Diet: Health Implications of a Low-Calorie, Nutrient-Dense, Antioxidant-Rich Dietary Pattern Low in Glycemic Load," Journal of the American College of Clinical Nutrition 28 (suppl.) (August 2009): 500S–516S.
2 For more about the Okinawa Centenarian Study, see the Okinawa Research Center for Longevity Science, http://www.orcls.org.
3 C. M. McKay, Mary F. Crowell, and L. A. Maynard, "The Effect of Retarded Growth upon the Length of Life Span and upon the Ultimate Body Size: One Figure," The Journal of Nutrition 10, no. 1 (July 1935): 63–79.
4 Richard Weindruch, Roy L. Walford, Suzanne Fligiel, and Donald Guthrie, "The Retardation of Aging in Mice by Dietary Restriction: Longevity, Cancer, Immunity, and Lifetime Energy Intake," The Journal of Nutrition 116, no. 4 (April 1986): 641–54.
5 Julie A. Mattison, Ricki J. Colman, T. Mark Beasley, et al., "Caloric Restriction Improves Health and Survival of Rhesus Monkeys," Nature Communications 8, article no. 14063 (January 17, 2017). See also Richard Conniff, "The Hunger Gains:

Extreme Calorie-Restriction Diet Shows Anti-Aging Results," Scientific American, February 16, 2017, https://www.scientificamerican.com/article/the-hunger-gains-extreme-calorie-restriction-diet-shows-anti-aging-results/.

6 Min Wei, Sebastian Brandhorst, Mahshid Shelehchi, et al., "Fasting-mimicking Diet and Markers/Risk Factors for Aging, Diabetes, Cancer, and Cardiovascular Disease," Science Translational Medicine 9, no. 377 (February 15, 2017): 9.

7 See Calerie, https://calerie.duke.edu.

8 Emilie Leclerc, Allison Paulino Trevizol, Ruth B. Grigolon, et al., "The Effect of Caloric Restriction on Working Memory in Healthy Non-obese Adults," CNS Spectrums 10 (April 2017): 1-7.

9 James Rochon, Connie W. Bales, Eric Ravussin, et al., "Design and Conduct of the CALERIE Study: Comprehensive Assessment of the Long-Term Effects of Reducing Intake of Energy," The Journals of Gerontology, Series A 66 (January 2011): 97-108. See also Robert Roy Britt, "Live Longer: The One Anti-Aging Trick That Works," Live Science, July 8, 2008, https://www.livescience.com/2666-live-longer-anti-aging-trick-works.html.

10 Edward P. Weiss, Dennis T. Villareal, Susan B. Racette, et al., "Caloric Restriction but Not Exercise-Induced Reductions in Fat Mass Decrease Plasma Triiodothyronine Concentrations: A Randomized Controlled Trial," Rejuvenation Research 11, no. 3 (June 2011): 605-09.

11 Edward P. Weiss, Stewart G. Albert, Dominic N. Reeds, et al., "Calorie Restriction and Matched Weight Loss from Exercise: Independent and Additive Effects on Glucoregulation and the Incretin System in Overweight Women and Men," Diabetes Care 38, no. 7 (July 2015): 1253-62.

12 Ana M. Andrade, Geoffrey W. Greene, and Kathleen J. Melanson, "Eating Slowly Led to Decreases in Energy Intake Within Meals in Healthy Women," Journal of the American Dietetic Association 108, no. 7 (July 2008): 1186-91.

13 Kaito Iwayama, Reiko Kurihara, Yoshiharu Nabekura, et al., "Exercise Increases 24-H Fat Oxidation Only When It Is Performed Before Breakfast," EBioMedicine 2, no. 12 (December 2012): 2003-09.

14 James D. LeCheminant, Ed Christenson, Bruce W. Bailey, and Larry A. Tucker, "Restricting Night-time Eating Reduces Daily Energy Intake in Healthy Young Men: A Short-Term Cross-over Study," British Journal of Nutrition 110, no. 11 (December 14, 2013): 2108-13.

15 Eric Robinson, Paul Aveyard, Amanda Daley, et al., "Eating Attentively: A Systematic Review and Meta-analysis of the Effect of Food Intake Memory and Awareness on Eating," The American Journal of Clinical Nutrition 97, no. 4 (April 2013): 728–42.

16 Katerina O. Sarri, Nikolaos E. Tzanakis, Manolis K. Linardakis, et al., "Effects of Greek Orthodox Christian Church Fasting on Serum Lipids and Obesity," BMC Public Health 3 (May 16, 2003): 16.

17 Valter D. Longo and Mark P. Mattson, "Fasting: Molecular Mechanisms and Clinical Applications," Cell Metabolism 19, no. 2 (February 4, 2014): 181–92.

18 See Mark Mattson, "STEM-Talk Episode 7: Mark Mattson Talks About Benefits of Intermittent Fasting," Florida Institute for Human & Machine Cognition, April 12, 2016, https://www.ihmc.us/stemtalk/episode007/.

19 For Dr. Mattson's library of work, see his academic site at http://neuroscience.jhu.edu/research/faculty/57.

20 Stephen D. Anton, Keelin Moehl, William T. Donahoo, et al., "Flipping the Metabolic Switch: Understanding and Applying the Health Benefits of Fasting," Obesity 26, no. 2 (February 2016): 254–68.

21 Kelsey Gabel, Kristin K. Hoddy, Nicole Haggerty, et al., "Effects of 8-Hour Time Restricted Feeding on Body Weight and Metabolic Disease Risk Factors in Obese Adults: A Pilot Study," Nutrition and Healthy Aging, 4, no. 4 (June 15, 2018): 345–53.

22 Humaira Jamshed, Robbie A. Beyl, Deborah L. Della Manna, et al., "Early Time-Restricted Feeding Improves 24-Hour Glucose Levels and Affects Markers of the Circadian Clock, Aging, and Autophagy in Humans," Nutrients 11, no. 6 (June 2019): 1234.

23 For a general review, see Ioannis Delimaris, "Adverse Effects Associated with Protein Intake Above the Recommended Dietary Allowance for Adults," ISRN Nutrition (July 2013), article ID 126929.

24 Zeneng Wang, Nathalie Bergeron, Bruce S. Levison, et al., "Impact of Chronic Dietary Red Meat, White Meat, or Nonmeat Protein on Trimethylamine N-Oxide Metabolism and Renal Excretion in Healthy Men and Women," European Heart Journal 40, no. 7 (February 14, 2019): 583–94.

25 Morgan E. Levine, Jorge A. Suarez, Sebastian Brandhorst, et al., "Low Protein Intake Is Associated with a Major Reduction in IGF-1, Cancer, and Overall Mortality

in the 65 and Younger but Not Older Population," Cell Metabolism 19, no. 3 (March 4, 2014): 407–17.

26 Renata Micha, Jose E. Peñalvo, Frederick Cudhea, et al., "Association Between Dietary Factors and Mortality from Heart Disease, Stroke, and Type 2 Diabetes in the United States," The Journal of the American Medical Association 317, no. 9 (March 7, 2017): 912–24.

27 Yan Zheng, Yanping Li, Ambika Satija, et al., "Association of Changes in Red Meat Consumption with Total and Cause Specific Mortality Among US Women and Men: Two Prospective Cohort Studies," The British Medical Journal 365 (June 12, 2019), I2110. See also An Pan, Qi Sun, Adam M. Bernstein, et al., "Red Meat Consumption and Mortality: Results from 2 Prospective Cohort Studies," Archives of Internal Medicine 172, no. 7 (April 9, 2012): 555–63.

28 Heli E. K. Virtanen, Timo T. Koskinen, Sari Voutilainen, et al., "Intake of Different Dietary Proteins and Risk of Type 2 Diabetes in Men: The Kuopio Ischaemic Heart Disease Risk Factor Study," British Journal of Nutrition 117, no. 6 (March 2017): 882–93.

29 Alicja Wolk, Christos S. Mantzoros, Swen-Olof Andersson, et al., "Insulin-like Growth Factor 1 and Prostate Cancer Risk: A Population-Based, Case-Control Study," Journal of the National Cancer Institute 90, no. 12 (June 17, 1998): 911–15.

30 Simon Brooke-Taylor, Karen Dwyer, Keith Woodford, and Natalya Kost, "Systematic Review of the Gastrointestinal Effects of A1 Compared with A2 β-Casein," Advances in Nutrition 8, no. 5 (September 15, 2017): 739–48.

31 Yasuhiro Saito, Lewyn Li, Etienne Coyaud, et al., "LLGL2 Rescues Nutrient Stress by Promoting Leucine Uptake in ER+ Breast Cancer," Nature 569, no. 7775 (May 2019): 275–79.

CHAPTER 5 | 뇌전증 아이와 세계적인 사이클리스트

1 Emory University Health Sciences Center, "Ketogenic Diet Prevents Seizures by Enhancing Brain Energy Production, Increasing Neuron Stability," ScienceDaily, November 15, 2005, www.sciencedaily.com/releases/2005/11/051114220938.htm.

2 Abbi R. Hernandez, Caesar M. Hernandez, Haila Campos, et al., "A Ketogenic Diet Improves Cognition and Has Biochemical Effects in Prefrontal Cortex That Are Dissociable from Hippocampus," Frontiers in Aging Neuroscience 10 (De-

cember 3, 2018): 391.

3 S. D. Phinney, B. R. Bistrian, W. J. Evans, et al., "The Human Metabolic Response to Chronic Ketosis without Caloric Restriction: Preservation of Submaximal Exercise Capability with Reduced Carbohydrate Oxidation," Metabolism 32, no. 8 (August 1983): 769–76.

4 Brent C. Creighton, Parker Neil Hyde, Carl M. Maresh, et al., "Paradox of Hypercholesterolaemia in Highly Trained, KetoAdapted Athletes," BMJ Open Sport & Exercise Medicine 4, no. 1 (October 2018).

5 Eric C. Westman, Justin Tondt, Emily Maguire, and William S. Yancy, Jr., "Implementing a Low-Carbohydrate, Ketogenic Diet to Manage Type 2 Diabetes Mellitus," Expert Review of Endocrinology & Metabolism 13, no. 5 (September 2018): 263–72. See also L. R. Saslow, S. Kim, J. J. Daubenmier, et al., "A Randomized Pilot Trial of a Moderate Carbohydrate Diet Compared to a Very Low Carbohydrate Diet in Overweight or Obese Individuals with Type 2 Diabetes Mellitus or Prediabetes," PLoS ONE 9, no. 4 (April 2014): e91027.

6 Gary Taubes, Why We Get Fat: And What to Do About It (New York: Knopf, 2010), 178.

7 Mahshid Dehghan, Andrew Mente, Xiaohe Zhang, et al., "Associations of Fats and Carbohydrate Intake with Cardiovascular Disease and Mortality in 18 Countries from Five Continents (PURE): A Prospective Cohort Study," The Lancet 390, no. 10107 (November 4, 2017): 2050–62.

8 Sarah J. Hallberg, Amy L. McKenzie, Paul T. Williams, et al., "Effectiveness and Safety of a Novel Care Model for the Management of Type 2 Diabetes at 1 Year: An Open-Label, Non-randomized, Controlled Study," Diabetes Therapy 9, no. 2 (April 2018): 583–612.

9 This quote is attributed to Eric Verdin, the president and CEO of the Buck Institute for Research on Aging and a coauthor of a prominent paper on the ketogenic diet: John C. Newman, Anthony J. Covarrubias, Minghao Zhao, et al., "Ketogenic Diet Reduces Midlife Mortality and Improves Memory in Aging Mice," Cell Metabolism 26, no. 3 (September 5, 2017): 547–57.

10 Matthew K. Taylor, Debra K. Sullivan, Jonathan D. Mahnken, et al., "Feasibility and Efficacy Data from a Ketogenic Diet Intervention in Alzheimer's Disease," Alzheimer's & Dementia 4 (December 6, 2018): 28–36.

11 Michele G. Sullivan, "Fueling the Alzheimer's Brain with Fat," Clinical Neurology

News, August 23, 2017, https://www.mdedge.com/clinicalneurologynews/article/145220/alzheimers-cognition/fueling-alzheimers-brain-fat.
12 Cinta Valls-Pedret, Aleix Sala-Vila, Mercè Serra-Mir, et al., "Mediterranean Diet and Age-Related Cognitive Decline: A Randomized Clinical Trial," JAMA Internal Medicine 175, no.7 (July 2015): 1094–103.
13 John C. Newman, Anthony J. Covarrubias, Minghao Zhao, et al., "Ketogenic Diet Reduces Midlife Mortality and Improves Memory in Aging Mice," Cell Metabolism 26, no. 3 (September 5, 2017): 547–57. See also Megan N. Roberts, Marita A. Wallace, Alexey A. Tomilov, et al., "A Ketogenic Diet Extends Longevity and Healthspan in Adult Mice," Cell Metabolism 26, no. 3 (September 5, 2017): 539–46.
14 Roberts et al., "A Ketogenic Diet Extends Longevity and Healthspan in Adult Mice."
15 John C. Newman and Eric Verdin, "β-Hydroxybutyrate: A Signaling Metabolite," Annual Review of Nutrition 37 (August 2017): 51–76.

CHAPTER 6 | 혈거인과 기업가

1 James V. Neel, Alan B. Weder, and Stevo Julius, "Type II Diabetes, Essential Hypertension, and Obesity as 'Syndromes of Impaired Genetic Homeostasis': The 'Thrifty Genotype' Hypothesis Enters the 21st Century," Perspectives in Biology and Medicine 42, no. 1 (Autumn 1998): 44–74.
2 This timeline is adapted from John Pickrell, "Timeline: Human Evolution," New Scientist, September 4, 2006, https://www.newscientist.com/article/dn9989-timeline-human-evolution/.
3 Vincent Balter, José Braga, Philippe Télouk and J. Francis Thackeray, "Evidence for Dietary Change but Not Landscape Use in South African Early Hominins," Nature 489, no. 7417 (September 27, 2012): 558–60.
4 Laure Schnabel, Emmanuelle Kesse-Guyot, Benjamin Allès, et al., "Association Between Ultraprocessed Food Consumption and Risk of Mortality Among Middle-Aged Adults in France," JAMA Internal Medicine 179, no. 4 (February 11, 2019): 490–98.
5 GBD 2017 Diet Collaborators, "Health Effects of Dietary Risks in 195 Countries, 1990–2017: A Systematic Analysis for the Global Burden of Disease Study 2017," The Lancet 393, no. 10184 (May 11, 2019): 1958–72.
6 Wolfgang Haak, Peter Forster, Barbara Bramanti, et al., "Ancient DNA from the

first European Farmers in 7500-Year-Old Neolithic Sites," Science 310, no. 5750 (November 11, 2005): 1016–18.

7 Michael Gurven and Hillard Kaplan, "Longevity Among Hunter-Gatherers: A Cross-Cultural Examination," Population and Development Review 33, no. 2 (June 2007): 321–65.

8 Michael P. Richards and Erik Trinkaus, "Isotopic Evidence for the Diets of European Neanderthals and Early Modern Humans," Proceedings of the National Academy of Sciences of the United States of America 106, no. 38 (September 22, 2009): 16034–39.

9 S. Boyd Eaton and Melvin Konner, "Paleolithic Nutrition—A Consideration of Its Nature and Current Implications," The New England Journal of Medicine 213, no. 5 (January 31, 1985): 283–89.

10 See "The Sugar Timeline," Hippocrates Health Institute, September 9, 2016, https://hippocratesinst.org/the-sugartimeline. See also T. L. Cleave, The Saccharine Disease: Conditions Caused by the Taking of Refined Carbohydrates, Such as Sugar and White Flour (Bristol: John Wright & Sons, 1974).

11 See all of Loren Cordain's work at https://thepaleodiet.com/. See also Loren Cordain, S. Boyd Eaton, Anthony Sebastian, et al., "Origins and Evolution of the Western Diet: Health Implications for the 21st Century," The American Journal of Clinical Nutrition 81, no. 2 (February 2005): 341–54.

12 Da Li, Wu-Ping Sun, Shi-Sheng Zhou, et al., "Chronic Niacin Overload May Be Involved in the Increased Prevalence of Obesity in US Children," World Journal of Gastroenterology 16, no. 19 (May 21, 2010): 2378–87. See also Shi-Sheng Zhou, Da Li, Wu-Ping Sun, et al., "Nicotinamide Overload May Play a Role in the Development of Type 2 Diabetes," World Journal of Gastroenterology 15, no. 45 (December 7, 2009): 5674–84.

13 Ibid.

14 Jared Diamond, "The Worst Mistake in the History of the Human Race," Discover, May 1, 1987, 64–66.

15 Ibid.

16 Yuval Noah Harari, Sapiens: A Brief History of Humankind (New York: Harper, 2015), 91–92.

17 Yujin Lee, Dariush Mozaffarian, Stephen Sy, et al., "CostEffectiveness of Financial Incentives for Improving Diet and Health Through Medicare and Medicaid: A Mi-

crosimulation Study," PLOS Medicine 16, no. 3 (March 19, 2019): e1002761.
18 Gary Taubes, "Is Sugar Toxic?," New York Times, April 13, 2011.
19 Gary Taubes, The Case Against Sugar (New York: Knopf, 2016).
20 Robert Lustig, Fat Chance: Beating the Odds Against Sugar, Processed Food, Obesity, and Disease (New York: Hudson Street Press, 2012).
21 United States Department of Agriculture Economic Research Service, "Food Availability and Consumption," https://www.ers.usda.gov/data-products/ag-and-food-statistics-chartingthe-essentials/food-availability-and-consumption/.
22 Emily E. Ventura, Jaimie N. Davis, and Michael I. Goran, "Sugar Content of Popular Sweetened Beverages Based on Objective Laboratory Analysis: Focus on Fructose Content," Obesity 19, no. 4 (April 2011): 868 –74.
23 For a stunning review of chemicals that may cause obesity, see Bruce Blumberg, The Obesogen Effect: Why We Eat Less and Exercise More but Still Struggle to Lose Weight (New York: Grand Central, 2018).

CHAPTER 7 | 호두와 옥수수 먹인 소

1 Penny M. Kris-Etherton, Thomas A. Pearson, Ying Wan, et al., "High-Monounsaturated Fatty Acid Diets Lower Both Plasma Cholesterol and Triacylglycerol Concentrations," The American Journal of Clinical Nutrition 70, no. 6 (December 1999): 1009 –15.
2 Fumiaki Imamura, Renata Micha, Jason H. Y. Yu, et al., "Effects of Saturated Fat, Polyunsaturated Fat, Monounsaturated Fat, and Carbohydrate on Glucose-Insulin Homeostasis: A Systematic Review and Meta-analysis of Randomised Controlled Feeding Trials," PLOS Medicine 13, no. 7 (July 19, 2016): e1002087.
3 Maria Luz Fernandez and Kristy L. West, "Mechanisms by Which Dietary Fatty Acids Modulate Plasma Lipids," The Journal of Nutrition 135, no. 9 (September 2005): 2075 –78. See also Olivia Gonçalves Leão Coelho, Bárbara Pereira da Silva, Daniela Mayumi Usuda Prado Rocha, et al., "Polyunsaturated Fatty Acids and Type 2 Diabetes: Impact on the Glycemic Control Mechanism," Critical Reviews in Food Science and Nutrition 57, no. 17 (November 22, 2017): 3614 – 19.
4 James V. Pottala, Kristine Yaffe, Jennifer G. Robinson, et al., "Higher RBC EPA + DHA Corresponds with Larger Total Brain and Hippocampal Volumes," Neurology 82, no. 5 (February 4, 2014): 435 –42.
5 Z. S. Tan, W. S. Harris, A. S. Beiser, et al., "Red Blood Cell ω-3 Fatty Acid Levels

and Markers of Accelerated Brain Aging," Neurology 78, no. 9 (February 28, 2012): 658–64.

6 See Framingham Heart Study, https://www.framinghamheartstudy.org.

7 Éric Dewailly, Carole Blanchet, Simone Lemieux, et al., "n-3 Fatty Acids and Cardiovascular Disease Risk Factors among the Inuit of Nunavik," The American Journal of Clinical Nutrition 74, no. 4 (October 2001): 464–73.

8 See Patricia Gadsby and Leon Steele, "The Inuit Paradox," Discover, October 1, 2004.

9 Cynthia A. Daley, Amber Abbott, Patrick S. Doyle, et al., "A Review of Fatty Acid Profiles and Antioxidant Content in Grass-Fed and Grain-Fed Beef," Nutrition Journal 9, no. 10 (March 2010).

10 Éric Dewailly was a Canadian epidemiologist who studied the Inuit paradox throughout his career, as well as the effects of contaminants on the environment in the Arctic. He is credited for calling omega-3 polyunsaturated fats a "natural aspirin" to dampen inflammatory processes.

11 See Bodil Schmidt-Nielsen, August and Marie Krogh: Lives in Science (New York: Springer, 1995).

12 Hans Olaf Bang and Jørn Dyerberg, "Lipid Metabolism and Ischemic Heart Disease in Greenland Eskimos," in Advances in Nutritional Research, edited by H. H. Draper (New York: Springer Science+Business Media, 1980), 1–22.

13 Cynthia A. Daley, Amber Abbott, Patrick S. Doyle, et al., "A Review of Fatty Acid Profiles and Antioxidant Content in Grass-Fed and Grain-Fed Beef," Nutrition Journal 9, no. 10 (March 2010).

14 Christopher E. Ramsden, Daisy Zamora, Boonseng Leelarthaepin, et al., "Use of Dietary Linoleic Acid for Secondary Prevention of Coronary Heart Disease and Death: Evaluation of Recovered Data from the Sydney Diet Heart Study and Updated Meta-analysis," The British Medical Journal 346 (February 4, 2013): e8707.

15 Michel de Lorgeril, Patricia Salen, Jean-Louis Martin, et al., "Mediterranean Diet, Traditional Risk Factors, and the Rate of Cardiovascular Complications After Myocardial Infarction: Final Report of the Lyon Diet Heart Study," Circulation 99, no. 6 (February 16, 1999): 779–85.

16 Frank M. Sacks, Alice H. Lichtenstein, Jason H. Y. Yu, et al., "Dietary Fats and Cardiovascular Disease: A Presidential Advisory from the American Heart Association," Circulation 136, no. 3 (2017): e1–e23.

17 Artemis P. Simopoulos, "The Mediterranean Diets: What Is So Special About the Diet of Greece? The Scientific Evidence," The Journal of Nutrition 131, no. 11 (suppl.) (November 2001): 3065S –73S.

18 Ramón Estruch, Emilio Ros, Jordi Salas-Salvadó, et al., "Primary Prevention of Cardiovascular Disease with a Mediterranean Diet," The New England Journal of Medicine 368, no. 14 (April 4, 2013): 1279 –90.

19 Ramón Estruch, Emilio Ros, Jordi Salas-Salvadó, et al., "Primary Prevention of Cardiovascular Disease with a Mediterranean Diet Supplemented with Extra-Virgin Olive Oil or Nuts," The New England Journal of Medicine 378, no. 25 (June 21, 2018): e34.

20 Michelle Luciano, Janie Corley, Simon R. Cox, et al., "Mediterranean-Type Diet and Brain Structural Change from 73 to 76 Years in a Scottish Cohort," Neurology 88, no. 5 (January 31, 2017): 449 –55.

21 Gretchen Benson, Raquel Franzini Pereira, and Jackie L. Boucher, "Rationale for the Use of a Mediterranean Diet in Diabetes Management," Diabetes Spectrum 24, no. 1 (February 2011): 36 –40.

22 Shusuke Yagi, Daiju Fukuda, Ken-ichi Aihara, et al., "n-3 Polyunsaturated Fatty Acids: Promising Nutrients for Preventing Cardiovascular Disease," Journal of Atherosclerosis and Thrombosis 24, no. 10 (October 1, 2017): 999 –1010.

23 Narinder Kaur, Vishal Chugh, and Anil K. Gupta, "Essential Fatty Acids as Functional Components of Foods—A Review," Journal of Food Science and Technology 51, no. 10 (October 2014): 2289 –303.

24 Asmaa S. Abdelhamid, Tracey J. Brown, Julii S. Brainard, et al., "Omega-3 Fatty Acids for the Primary and Secondary Prevention of Cardiovascular Disease," Cochran Database of Systematic Reviews, November 30, 2018.

CHAPTER 8 | 고래와 설치류, 흡연자

1 For more, see https://www.afsc.noaa.gov/nmml/library/.

2 John C. George, Jeffrey Bada, Judith Zeh, et al., "Age and Growth Estimates of Bowhead Whales (Balaena mysticetus) via Aspartic Acid Racemization," Canadian Journal of Zoology 77, no. 4 (September 1999): 571 –80. See also Cheryl Rosa, J. Craig George, Judith Zeh, et al., "Update on Age Estimation of Bowhead Whales (Balaena mysticetus) Using Aspartic Acid Racemization," n.d., http://www.north-slope.org/assets/images/uploads/SC-56-BRG6_ROSA.pdf.

3 Arkadi F. Prokopov, "Theoretical Paper: Exploring Overlooked Natural Mitochondria-Rejuvenative Intervention: The Puzzle of Bowhead Whales and Naked Mole Rats," Rejuvenation Research 10, no. 4 (December 2007): 543-60. See also L. Michael Philo, Emmett B. Shotts Jr., and John C. George, "Morbidity and Mortality," in The Bowhead Whale, edited by John J. Burns, J. Jerome Montague, and Cleveland J. Cowles (Lawrence, KS: Society for Marine Mammalogy, 1993), 275-312.

4 For a review of her work and that of others, see J. Graham Ruby, Megan Smith, and Rochelle Buffenstein, "Naked MoleRat Mortality Rates Defy Gompertzian Laws by Not Increasing with Age," eLife 7 (January 24, 2018): e31157.

5 S. Zhao, L. Lin, G. Kan, et al., "High Autophagy in the Naked Mole Rat May Play a Significant Role in Maintaining Good Health," Cellular Physiology and Biochemistry 33, no. 2 (2014): 321-32.

6 Edward J. Calabrese and Linda A. Baldwin, "Hormesis: U-shaped Dose Responses and Their Centrality in Toxicology," Trends in Pharmacological Science 22, no. 6 (June 2001): 285-91.

7 Michael Roerecke and Jürgen Rehm, "The Cardioprotective Association of Average Alcohol Consumption and Ischaemic Heart Disease: A Systematic Review and Meta-analysis," Addiction 107, no. 7 (July 2012): 1246-60.

8 Edward J. Calabrese and Mark P. Mattson, "How Does Hormesis Impact Biology, Toxicology, and Medicine?," NPJ Aging and Mechanisms of Disease 3, article no. 13 (2017).

9 Edward J. Calabrese and Linda A. Baldwin, "Hormesis as a Biological Hypothesis," Environmental Health Perspectives 106 (suppl. 1) (February 1998): 357-62.

10 Gary E. Goodman, Mark D. Thornquist, John Balmes, et al., "The Beta-Carotene and Retinol Efficacy Trial: Incidence of Lung Cancer and Cardiovascular Disease Mortality During 6-year Follow-up After Stopping β-carotene and Retinol Supplements," Journal of the National Cancer Institute 96, no. 23 (December 2004): 1743-50.

11 See "Welcome to the ATBA Study Web Site," National Cancer Institute, https://atbcstudy.cancer.gov.

12 Scott M. Lippman, Eric A. Klein, Phyllis J. Goodman, et al., "Effect of Selenium and Vitamin E on Risk of Prostate Cancer and Other Cancers: The Selenium and Vitamin E Cancer Prevention Trial (SELECT)," The Journal of the American Medical Association 30, no. 1 (January 7, 2009): 39-51.

13 Eric A. Klein, Ian M. Thompson, Catherine M. Tangen, et al., "Vitamin E and the Risk of Prostate Cancer: The Selenium and Vitamin E Cancer Prevention Trial (SELECT)," The Journal of the American Medical Association 306, no. 14 (October 12, 2011): 1549–56.

14 Volkan I. Sayin, Mohamed X. Ibraham, Erik Larsson, et al., "Antioxidants Accelerate Lung Cancer Progression in Mice," Science Translational Medicine 6, no. 221 (January 29, 2014): 221ra15.

15 Kristell Le Gal, Mohamed X. Ibrahim, Clotilde Wiel, et al., "Antioxidants Can Increase Melanoma Metastasis in Mice," Science Translational Medicine 7, no. 308 (October 7, 2015): 308re8.

16 Ewen Callaway, "How Elephants Avoid Cancer," Nature, October 8, 2015, https://www.nature.com/news/how-elephants-avoid-cancer-1.18534. See also Lisa M. Abegglen, Aleah F. Caulin, Ashley Chan, et al., "Potential Mechanisms for Cancer Resistance in Elephants and Comparative Cellular Response to DNA Damage in Humans," The Journal of the American Medical Association 314, no. 17 (November 3, 2015): 1850–60.

CHAPTER 9 | 혈액검사와 장보기 목록

1 Congcong He, Michael E. Bassik, Viviana Moresi, et al., "Exercise-Induced BCL2-Regulated Autophagy Is Required for Muscle Glucose Homeostasis," Nature 481, no. 7382 (January 26, 2012): 511–15.

2 Xiao Huan Liang, Saadiya Jackson, Matthew Seaman, et al., "Induction of Autophagy and Inhibition of Tumorigenesis by Beclin 1," Nature 402, no. 6762 (December 9, 1999): 672–76.

3 Alicia Meléndez and Beth Levine and A. Meléndez, "Autophagy in C. elegans," WormBook, August 24, 2009, http://www.wormbook.org/chapters/www_autophagy/autophagy.html.

4 Y. He, Germaine G. Cornelissen-Guillaume, Junyun He, et al., "Circadian Rhythm of Autophagy Proteins in Hippocampus Is Blunted by Sleep Fragmentation," Chronobiology International 33, no. 5 (2016): 553–60.

5 See National Sleep Foundation, https://www.sleepfoundation.org.

이미지 크레디트

33쪽 위키미디어 코먼스Wikimedia Commons에 실린 이언 슈얼의 작품

47쪽 위키미디어 코먼스에 실린 에마 파머의 작품

50쪽 《Elsevier Science》, 23/6, 에바 대저트와 마이클 N. 홀, 〈질병에서의 엠토르 신호mTOR signaling in disease〉, 746, 2011 저작권, 엘스비어의 허가를 받음

62쪽 국가 인간 게놈 연구소genome.gov가 제공함

64쪽 위키미디어 코먼스에 실린 도메이너 이전 작품에 기초한 캐슈미리의 작품

73쪽 iStock.com/Eriklam

133쪽 CartoonStock.com

149쪽 위키미디어 코먼스에 실린 방사능 기계 사진

193쪽 위키미디어 코먼스에 실린 크리스 허의 작품(King of Hearts가 바꿈)

197쪽 저자가 제공함

204쪽 위키미디어 코먼스에 실린 에릭 가바의 사진(User:Sting)

감수의 글

살기 위해 먹던 시대에서
오래 살기 위해 덜 먹는 시대로

젊음의 묘약을 찾는 시도가 진시황 때만 있던 것은 아니다. 척수가 손상되면 손상된 쪽은 경직성 마비가 오고 반대쪽은 온도나 통증 감각을 느끼지 못하게 되는 '브라운 세카르 증후군'을 최초로 기술한 샤를 에두아르 브라운 세카르는 파리에서 의과대학을 졸업한 후 생리학 실험으로 명성을 얻고 있었다. 19세기 후반, 그는 72세의 나이에 기니피그와 개의 고환 추출물 용액을 실험했고, 파리에서 열린 생물학 학회에서 자신이 이 주사를 맞고 젊어졌다고 주장했다.

사실 지금도 남성 갱년기 치료를 위해 남성 호르몬을 주사하긴 하지만, 갑상샘과 달리 고환은 남성 호르몬을 저장하는 기관이 아니기 때문에 고환 추출물 속에 남아 있을 남성 호르몬이 특효가 있었다고 보기는 어렵다. 대부분의 과학자는 이를 위약 효과로 생각하고 '브라운 세카르의 묘약'이라고 조롱했지만, 사실 그가 죽은 뒤에도 이런 치료는 한동안 유행했다. 미국에서도 브라운 세카르 방식으로 추출한 동물 고환 추출물이 한때 유행했는데 젊음을 유지하고자 하는 것은 모두의 바람이기 때문이다.

20세기 들어서 폴 니한이라는 외과 의사가 개발한 새로운 형태의 세포 이식 치료법이 나타났다. 몽트뢰에 위치한 클리니크 라 프레리. 유명 화장품 이름으로 알려진 바로 그 병원에서 폴 니한은 뉴질랜드 흑산양의 배아 세포를 주사하는 치료 방법을 개발했다. 배아는 정자와 난자가 만나 수정된 다음 태아가 되기 전까지 단계이다. 사람으로 따지자면 수정 후부터 임신 8주 이전까지의 기간에 해당한다.

이런 잔인한 치료를 받은 사람 중에는 교황 비오 12세가 있었다. 물론 니한이 의도한 바는 아니었겠지만, 이는 내가 알고 있는 범위에서 최초이자 가장 효과적이며, 이해될 수 없는 셀럽 마케팅이다. 늘 기운이 없던 교황님이 발코니에 씩씩하게 서 있는 모습을 보고 사람들은 폴 니한의 치료 덕분이라고 생각했다. 교황뿐 아니라 이 병원을 거쳐 간 서머싯 몸은 90세 넘게 살았는데, 그는 70세 이후의 삶은 이곳에서의 치료 덕분이라고 생각했다. 찰리 채플린이 80세 넘어 득남한 것을 두고도 사람들은 이곳에서의 치료 덕분이라고 생각했다. 아데나워, 메릴린 먼로, 오드리 헵번, 히로히토, 처칠, 피카소, 샤를 드골, 아이젠하워 등이 이 병원을 거쳐 갔다고 한다. 다만 이 치료법 역시 과학적으로 입증된 근거가 부족한 것은 마찬가지다.

21세기 사정도 크게 다르지 않다. 1993년에 미국항노화의학학회라는 비영리 단체가 만들어져 항노화의학에 대한 연구를 하고 의사들을 교육시켰지만, 미국의사협회나 미국전문의상임위원회는 이를 의학 단체로 인정하지 않았으며, 이 단체의 상업성을 공개적으로 비난하는 목소리도 많았다. '헤이플릭 분열 한계Hayflick limit' 현상을 제시한 레너드 헤이플릭도 그중 하나였다. 그가 주장한 헤이플릭 분열 한계란 세포가 일정 횟수까지만 분열할 수 있다는 개념으로 애초에 이 학회와는 의견이 달랐다. 결국 지금까지도 노화와 관련해서는 의견만 무성할 뿐 세월을 거슬러 젊어지게 만드는 묘약 같은 것은 없다. 애초에 그런 치료법은 이 세상에 없는 진시황의 불로초 같은 것이었는지도 모르겠다.

항노화는 과학적으로 입증이 어려운 것도 사실이다. 혈압이나 혈당은 약을 먹으면 얼마만큼 떨어지는지가 명확하지만, 항노화는 그 정도를 측정하는 검사 결과가 없다. 골밀도나 호르몬 수치 따위는 치료를 통해 몇 살 더 어린 사람의 평균값에 가까워졌다는 것이지, 그것이 노화를 되돌렸다고 보기는 어렵다. 텔로미어도 마찬가지다. 텔로미어가 길어지면 우리가 젊어지는 것일까? 어쩌면 그것은 다른 방식으로 수은주를 올리고 나서 세상이 따뜻해졌다고 하는 것과 마찬가지일 수 있다. 그저 겉보기에 피부가 좋아지거나 본인이 느끼기에 기운이 나면 젊어진 느낌을 받을 수 있겠지만, 그것 역시 주관적인 기준일 뿐이다.

사실 수학이나 물리학에 나오는 법칙들과 달리, 의학적 진실은 절대 불변이라기보다는 다소 탄력적이다. 말하자면 의학적인 진실에는 일종의 유통 기한이 있는 셈인데 실제 진료 현장에서 이런 '진실의 유통 기한'을 맞이하면 매우 곤혹스럽다. 실제로 당뇨병의 진단 기준은 1980년에는 WHO가 정한 공복 혈당 144mg/dL 이상이었으나, 1997년에 미국당뇨병학회는 126mg/dL 이상으로 변경했다. 각각은 당시 연구 데이터를 기준으로 한 것이다. 이는 어떤 사람이 1996년에 혈당이 130mg/dL이었다면 정상이지만, 1년 뒤에 같은 혈당이 나오면 당뇨병으로 진단될 수 있다는 뜻이다.

의사만 그런 것이 아니다. 일반적으로 따라야 하는 지침들도 바뀌는 경우가 많다. 1970년대 후반 안셀 키스의 기념비적 연구인 '7개 국가 연구The Seven Countries Study'는 세계 최초의 국제적 역학 연구였는데 이 연구에서 콜레스테롤이 높을수록 심장 마비와 뇌졸중이 잘 발생하는 것으로 나타났다. 그보다 1년 전에 나온 〈맥거번 리포트〉에서는 심장 질환, 암, 뇌졸중 등을 예방하기 위해 지방 섭취를 줄여야 한다고 주장했다. 하루에 필요한 열량을 생각하면 지방을 줄인 만큼 무엇인가를 먹어야 하는데, 그것은 탄수화물이었다. 미국 농무부는 〈맥거번 리포트〉를 바탕으로 '음식 피라미드'를 만들고, 일일 칼로리의 55~60%를 탄수화물로 섭취할 것을 제안했다. 그런데 건강에 도움이 될 것처럼 보이던 이런 식단 변화에도 불구하고 미국의 비만과 당뇨병 증가 속도는 점점 빨라졌고, 심장 마비나 뇌졸중도 감소하지 않았다.

1863년에 발표돼 흔히 '최초의 다이어트 서적'으로 불리는 윌리엄 밴팅의 《대중들에게 전달하는 뚱뚱함에 대한 편지Letter on Corpulence, Addressed to the Public》에서는 탄수화물 섭취 제한의 중요성을 강조하고 있다. 런던의 장의사이던 그는 30대 때부터 살이 찌기 시작해서 62세에 키 165cm에 92kg이 되어 체중을 줄이기 위해 여러 의사를 만난다. 굶어야 한다는 의사도 있고, 템스강에서 노 젓기를 해야 한다는 의사도 있었다. 그 외에 여러 가지 치료를 받았으나 그의 노력은 모두 실패로 돌아갔다. 그러나 탄수화물을 줄이는 식사 조절로 다이어트에 성공해 그는 2년 만에 22kg을 감량했다. 탄수화물을 근간으로 한 음식 피라미드로 상황이 악화되자 밴팅의 다이어트 방법이 구원 투수로 다시 등장했다. '저탄고지'라는 이름으로. 그러고 보면 패션처럼 의학도 돌고 도는 것 같다.

굶어야 오래 사는 쥐의 이야기는 20세기 초에 시작된다. 성장을 지연시킨 쥐의 수명이 길더라는 연구 결과가 《사이언스》에 실렸다. 1935년 코넬 대학교에서 젖을 뗀 쥐에게 식이 제한을 했더니 수명이 두 배로 늘더라는 연구 결과를 발표했다. 비슷한 연구 결과가 효모, 꼬마 선충, 초파리, 물고기, 햄스터, 개 등에게서도 재현되었다. 노화 연구의 대가이던 UCLA의 병리학 교수 로이 월퍼드도 쥐 실험으로 식이 제한의 효과에 대해 연구했다.

그즈음 바이오스피어2라는 프로젝트가 진행되었는데, 사막에 우주 기지 같은 것을 지어 놓고 외부와 단절해서 생활하는 계획이었다. 실제로 우주에 기지를 지어서 생존이 가능한지 입증하려는 연구였다. 2년간 외부와 단절된 생활을 해야 하는 이 프로젝트에 로이 월퍼드가 참여했다. 67세에 이 연구에 참여한 월퍼드는 과연 노화에 대한 연구를 하는 사람답게 근육질에다 또래에 비해 젊은 얼굴이었으나 69세에는 미라처럼 비쩍 마르고 신경질적인 모습이 되었다. 약간의 칼로리 제한이 있었지만, 식이 제한을 통한 건강 증진 혹은 노화 방지의 효과는 볼 수 없었다. 바이오스피어2에서 나오고 몇 년 뒤 그는 루게릭병에 걸리는데, 사람들은 그 이유가 바이오스피어2 프로젝트 참가 때문이라고 생각했다. 바이오스피어2에서 걸어 나오는 순간을 지켜보던 한 제자는 지속적인 식이 제한 외에 다른 방법을 찾아봐야겠다고 결심한다. 그렇게 해서 만들어진 것이 '단식 모방 다이어트'이고, 그 제자가 바로 발터 롱고였다.

식이 제한을 한다고 다 살이 빠지기만 하는 것도 아니다. 미국의 다이어트 텔레비전 쇼인 〈도전! 팻Fat 제로The Biggest Loser〉 시즌8 우승자인 대니 케이힐. 195kg이던 그는 이 프로그램에서 86kg의 몸무게로 우승했다. 하지만 6년 뒤 그의 체중은 133kg이 된다. 방송이 종료된 후 나태해졌기 때문이 아니다. 그는 하루 800Cal만 먹고 있었다. 이는 보통 한 끼 정도에 해당하는 칼로리인데, 발터 롱고는 하루에 이 정도 칼로리만 먹더라도 단식과 유사하게 건강에 도움이 되는 효과가 나타난다고 주장했다. 저렇게 조금 먹는데도 요요가 온다고? 바로 대사 적응 때문이다. 이 쇼에 참가한 사람 중 14명을 6년 동안 추적한 연구에서 이들의 기초 대사량이 500Cal 정도 감소되어 있음이 확인되었다. 줄어든 기초 대사량을 감안하면 평상시처럼 식사하게 될 때 매일 500Cal를 더 먹는 효과가 발생한다는 것이다. 아니 왜 〈바이오스피어2〉의 로이 월퍼드는 살이 빠지고, 〈도전! 팻 제로〉의 대니 케이힐은 살이 쪘을까?

사실 우리는 얼마만큼 굶어야 할지 아직 잘 모른다. 얼마나 열량을 줄여야 하는지, 얼마나 오랫동안 그것을 유지해야 하는지 알지 못할 뿐 아니라 그것이 모든 사람에게 똑같이 적용될 수 있는지도 의문이다. 다만 지금 알려지고 있는 엠토르라든지 자가포식 등을 근거로 여러 가지 모델이 제시되고 있다. 하루에 12~16시간 동안 금식하는 시간제한 식이, 먹는 날과 굶는 날을 나눠서 굶는 날에는 500~600Cal만 먹는 간헐적 단식, 하루씩 교대로 먹는 날과 굶는 날을 반복하는 전사 식이Warrior Diet, 일주일에 2일씩 단식하는 5 : 2 단식법, 1~3개월에 한 번씩 3일 연속으로 굶는 단식법, 5일 연속 800~1000Cal를 먹는 단식 모방 다이어트 등이 그것이다. 단기간 성과는 대부분 비슷하고, 연속으로 길게 할수록 자가포식에 더 이득이 있지만 수행이 어렵다는 단점이 있다. 장기적인 결과를 보기 위해서는 적어도 몇 년이 더 걸릴 것이다. 그때 나온 결과에 따라 이들 중 몇 가지 방식은 진실의 유통 기한을 끝내게 될 것이다.

일본 오이타현에서 고속버스를 탄 적이 있는데, 이 도로는 계속 커브가 나타난다. 일정한 리듬으로 버스가 계속 방향을 바꾸었는데 내 생각에는 졸음운전을 막기 위해 의도적으로 그렇게 만든 것 같았다. 일직선으로 쭉 뻗은 길에 일정한 리듬으로 나무와 차선이 지나가면 우리의 뇌는 여기에 무뎌지게 된다. 악취가 나는 곳이나 시끄러운 곳에 오래 있으면 냄새나 소음에 무뎌지는 것처럼. 흔히 이런 경우를 고속도로 최면이라고 하는데, 인슐린 저항성과 대사 적응도 비슷하다. 지속적으로 혈당이 높으면 과도하게 인슐린이 분비되고 인슐린에 무뎌져 인슐린 저항성이 오고, 열량 섭취가 지속적으로 부족하게 되면 기초 대사량을 낮추는 대사 적응이 와서 더 이상의 근손실을 줄이려고 한다.

앞서 언급한 간헐적 단식에서 중요한 것은 먹는 시간과 안 먹는 시간을 나누는 것이다. 인슐린이 분비될 때와 분비되지 않을 때를 나눠 무뎌지지 않게 하는 것이 식사 시간 조절의 가장 중요한 포인트이다. 각각의 모델은 그것을 나누는 비율에 차이를 둘 뿐이다. 단식하지 않는 기간에는 충분한 음식 섭취로 대사 적응에 빠지지 않도록 하는 것이 정말 중요하다!

제임스 클레멘트의 《자가포식》은 지금 가장 많이 유통되는 지식들을 누구나 따라 할 수 있도록 집대성한 것이다. 완전히 따라 하지 못하더라도 일상에서 우리가 실천할 수 있는 많은 부분을 때로는 너무 꼼꼼할 정도로 제시하고 있다. 아마 잘 실천하기만 하면 몇 살 더 젊어진 느낌을 받게 될 것이다. 다만 잊지 말아야 할 점은 '누군가에게는 음식이 다른 사람에게는 독'이 되는 경우가 있다는 것. 열심히 실천하는데도 효과가 없거나 건강이 더 나빠지는 느낌이 든다면 지체 없이 의사를 찾길 권한다. 현명한 의사를 만나게 된다면 아마 기성복처럼 만들어진 이 책의 생활 계획표를 맞춤 정장처럼 여러분에게 꼭 맞게 해 줄 것이다.

김기덕(가정의학과 전문의)
대전선병원 건강검진센터 소장
대한비만건강학회, 대한갱년기학회 학술이사

자가포식

초판 1쇄 발행 2021년 4월 15일
개정판 1쇄 발행 2023년 5월 25일

지은이 | 제임스 클레멘트 · 크리스틴 로버그
옮긴이 | 이문영
감수 | 김기덕

펴낸이 | 정상우
편집주간 | 주정림
교정·교열 | 신윤덕
디자인 | 석운디자인
펴낸곳 | (주)라이팅하우스
출판신고 | 제2022-000174호(2012년 5월 23일)
주소 | 경기도 고양시 덕양구 으뜸로 130, 1131호
주문전화 | 070-7542-8070 팩스 | 0505-116-8965
이메일 | book@writinghouse.co.kr
홈페이지 | www.writinghouse.co.kr

ISBN 979-11-978743-8-3 (03510)